AVERTISSEMENT

Ce livre a pour vocation d'informer le lecteur sur les probiotiques et leurs utilisations, il n'est en aucun cas un manuel pratique que l'on peut utiliser seul sans se référer en premier lieu à un professionnel. Ce livre ne remplace en aucun cas l'avis d'un spécialiste de la santé qu'il faut consulter régulièrement.

Direction Hachette Pratique : Catherine Saunier-Talec
Responsable éditorial : Stéphane Rosa
Édition : Florine Marguin
Responsable artistique : Nicolas Beaujouan
Conception graphique de la couverture : Nicolas Gallois
Conception graphique de l'intérieur : La cédégraphe
Textes : Tetyana Fontenelle
Fabrication : Cécile Alexandre
Responsable communication : Johanna Rodrigue
Responsable partenariat : Sophie Morier (smorier@hachette-livre.fr)

58, rue Jean-Bleuzen 92178 Vanves Cedex

SOMMAIRE

Application de probiotiques naturels

AVANT-PROPOS

Le but de cet ouvrage est de montrer au monde occidental différents produits alimentaires contenant des probiotiques. Ceci pour que la diversité des produits aux probiotiques dans les pays de l'Ouest ne reste pas «figée» et ne se limite pas uniquement aux yaourts industriels, qui ne sont pourtant pas toujours une grande référence, ainsi qu'au petit choix de fromage frais et de choucroute.

Il existe différentes possibilités pour commencer à produire ces probiotiques naturels curatifs chez nous. Les États-Unis ont déjà compris leurs vertus : ils fabriquent et exportent un nombre de kéfirs de lait qui rencontre un très grand succès. À quand le tour de l'Europe?...

Il existe vraiment de nombreuses preuves des bienfaits des laitages et des produits végétaux fermentés, données par des scientifiques qualifiés. Ces recherches ont été faites par de grands spécialistes en microbiologie, en médecine, en biochimie, aux États-Unis, au Japon, en Suède, en Russie et dans d'autres pays. Il y existe des instituts de recherches très réputés, notamment dans les pays de l'Est, consacrées uniquement à la santé en lien direct avec les produits laitiers.

Par exemple, les Russes et les Japonais inventent de plus en plus de nouveaux produits laitiers fermentés, qui sont utilisés dans des stations balnéaires et des hôpitaux, pour soigner certaines pathologies, mais aussi dans la vie quotidienne. Des scientifiques japonais ont récemment élaboré un yaourt au lait avec des probiotiques très spécifiques qui sont capables (sans médicaments !) de prévenir les gastrites, les ulcères de l'estomac et du duodénum.

Les bienfaits des produits végétaux lacto-fermentés génèrent, eux aussi, de plus en plus d'intérêt chez les chercheurs, persuadés que ces produits sont aussi la solution à l'amélioration de la santé de la population mondiale et que c'est la nourriture du futur.

Ce que l'on constate aujourd'hui, c'est que la France et d'autres pays occidentaux sont encore au «Moyen Âge» dans le domaine de la connaissance sur les probiotiques naturels, leur diversité, ainsi que sur leur développement et leur production en comparaison avec les pays de l'Est, certains pays nordiques et asiatiques, comme le Japon.

Il reste à attendre que des chercheurs et des producteurs de laitage occidentaux prennent, eux aussi, ce sujet au sérieux, ce qui aidera à élargir la variété des laitages contenant des probiotiques. Tout en préférant la qualité à la quantité, bien sûr. Est-il possible que des artisans et des industriels occidentaux lancent la production avec une grande diversité de probiotiques à base de légumes, de fruits et de céréales dans nos pays? Tout est faisable, il faut simplement y penser et le faire!

Voulez-vous savoir de quoi je rêve? Je rêve qu'un jour, les étals des magasins européens, mais aussi à travers le monde, soient riches en choix de ces produits d'excellence, bénéfiques pour la santé. Et je serais fière si bientôt, nous pouvions voir des kéfirs de lait (des vrais!), des fromages frais gorgés de probiotiques, ainsi que d'autres produits laitiers fermentés par ces micro-organismes bienfaisants dans nos pays. Quelle perspective pour la santé de nos populations! Et quel impact économique pour nos pays occidentaux!

Mais quand j'évoque des «étals des magasins», je ne considère pas seulement les épiceries de luxe et bio, proposant des produits souvent à des prix exorbitants, ou pour que les industriels remplissent les supermarchés de laitages bourrés d'additifs, soi-disant «aux probiotiques»...

Certes, les produits laitiers fermentés, les produits végétaux lacto-fermentés, comme d'ailleurs absolument toute la nourriture, doivent être écologiquement propres, naturels et bons pour la santé! Mais à des prix abordables pour tout le monde!
On peut me répondre : «C'est impossible!». Mais tout est possible... Il n'est pas encore trop tard... Tous ensemble, nous devons agir!

Tout d'abord, si les Hommes pouvaient commencer vraiment à prendre en main la situation écologique de notre planète, en passant par la production du lait, de la viande, des fruits, des légumes uniquement bio et en utilisant de plus en plus d'énergie écologique, tout en respectant les animaux d'élevage.

Par exemple :
«Des salades, des fraises ou des concombres ayant poussé sans terre ni soleil, dans des bacs alignés dans un entrepôt [...], en utilisant des diodes électroluminescentes, les fameuses LED. Cette méthode de pratique agricole a été mise au point par des scientifiques japonais et américains. La France commence aussi à s'y mettre.»
Article «Ferme urbaine. Les LED révolutionnent les fruits et les légumes»; Sciences et Vie, juillet 2016.

Donc, réfléchissons, prenons notre vie, notre santé dans nos mains, elles sont directement liées à notre alimentation! Arrêtons donc de diaboliser les produits laitiers! Consommons plus de probiotiques et de prébiotiques naturels! Protégeons notre magnifique Terre et ses sols de la pollution, de l'exploitation inconsciente et destructive!

Ne nous laissons plus faire et allons de l'avant!

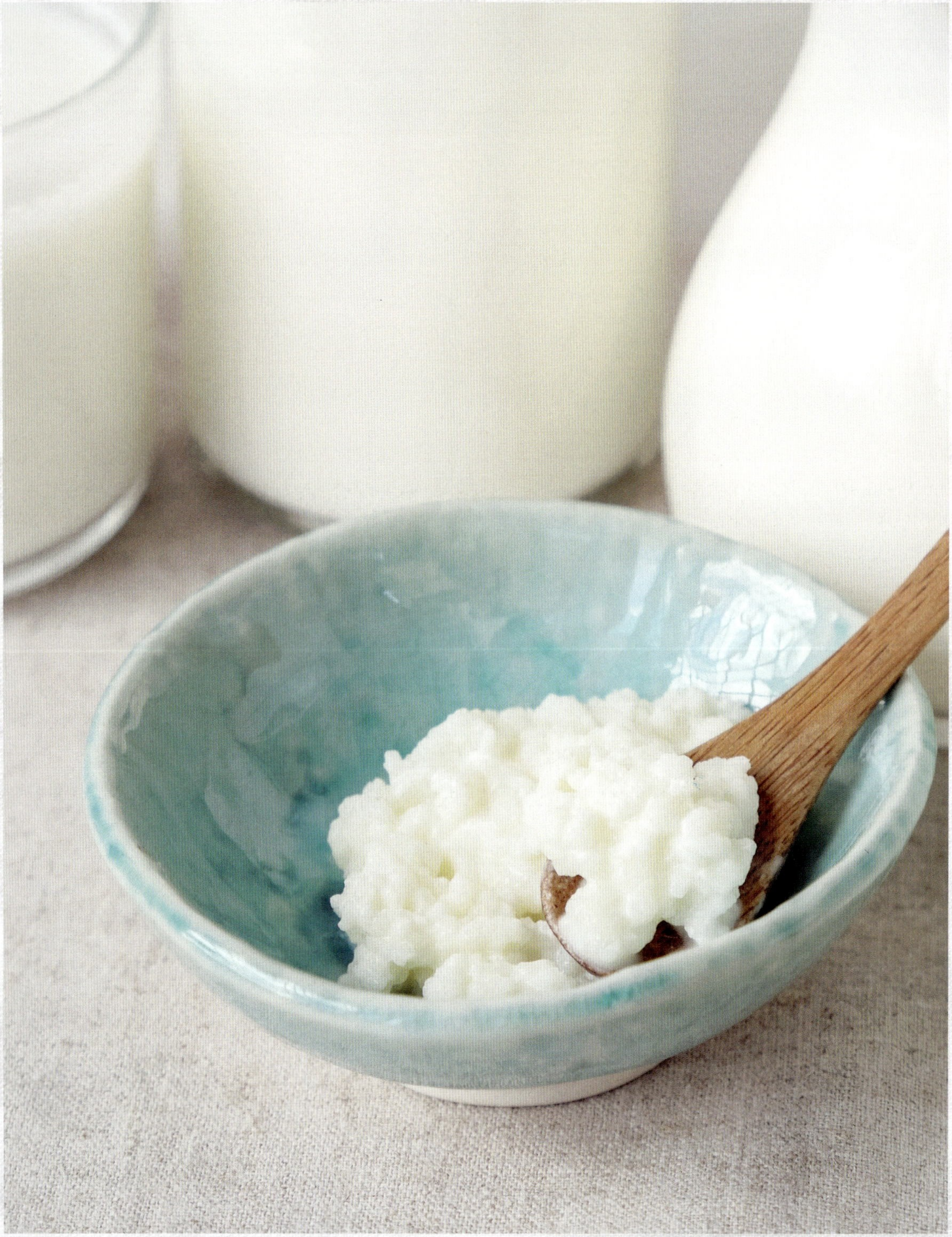

« Le bonheur est comme la santé, quand ils sont là, on ne les sent pas. »

Ivan Sergueïevitch Tourgueniev

Préambule

Cet ouvrage est dédié aux nombreux produits contenant des probiotiques, la plupart encore mal connus des Occidentaux. Les produits type kéfir (kéfirs de lait et kéfir de fruits) et certains probiotiques végétaux et laitiers sont considérés comme faisant partie des « rois » des probiotiques, c'est-à-dire ceux qui contiennent la plus large gamme de probiotiques. Je vous présenterai aussi des produits végétaux fermentés dont la teneur en probiotiques est considérable. Cependant, je ne développerai pas en profondeur le sujet du kéfir de lait « classique » et du kéfir de fruits dans cet ouvrage. Pour en apprendre plus sur le sujet, vous pouvez vous référer au titre *Lait fermenté, kéfir de lait et de fruits. Ces probiotiques naturels d'aujourd'hui, 90 recettes et leurs bienfaits*, que j'ai publié aux Éditions du Dauphin. De même, pour le fromage frais fermier, le petit lait et le babeurre, qui sont des probiotiques naturels et dont la popularité s'est malheureusement estompée au fil du temps, vous pourrez trouver toutes les informations nécessaires dans mon ouvrage consacré à ces produits bienfaisants : *Le fromage frais fermier, le petit lait et le babeurre. Ces probiotiques naturels oubliés, 90 recettes et leurs bienfaits*, aux Éditions du Dauphin.

Vous découvrirez des méthodes modernes et traditionnelles de détoxification de l'organisme basées sur les produits probiotiques. Vous vous familiariserez avec des soins paramédicaux et cosmétiques basés sur les probiotiques naturels. Je partagerai avec vous des recettes culinaires aux vertus curatives, mais aussi très savoureuses. Les probiotiques sont en effet largement utilisés dans l'alimentation des sportifs, des femmes enceintes et des enfants. Ces recettes marient d'ailleurs parfaitement les probiotiques et les prébiotiques.

L'organisme humain abrite des milliards de micro-organismes bienfaisants et pathogènes, la prépondérance desquels dépend tout d'abord de ce que l'on mange.

Il a été remarqué par des médecins que les personnes menant une hygiène de vie saine, c'est-à-dire, qui mangent équilibré, pratiquent du sport de façon modérée mais régulière, celles qui gèrent le stress, qui restent positives et bienveillantes envers elles-mêmes et les autres, sont rarement dérangées par la flore intestinale pathogène. En revanche, pour les personnes qui abusent de fast-food, de repas raffiné et industriel, d'alcool et de tabac, et pour celles qui mènent une vie sédentaire et restent stressées, dépressives et agressives, des études ont montré que leur intestin grouille littéralement de bactéries pathogènes. Il y a de quoi commencer à se poser des questions...

Mais existe-t-il une solution pour améliorer cette situation? Que faut-il faire dans ce cas? Les réponses sont dans ce livre.

Depuis des millénaires, les humains utilisent les probiotiques dans leur alimentation. Les peuples des pays de l'Est, du Moyen-Orient, d'Asie et des pays nordiques savent préparer les probiotiques naturels depuis bien longtemps. Une grande variété de produits contenant des probiotiques y sont vendus en grandes surfaces, sans parler des magasins bio. En France, et dans d'autres pays de l'Ouest, les yaourts représentent pratiquement à eux seuls les produits «probiotiques». Le lait fermenté «classique» est lui aussi vendu dans les commerces européens. Néanmoins, il est orienté de manière commerciale vers les personnes issues de pays orientaux.

Bien que l'intérêt pour les kéfirs, les produits fermentés et d'autres sources de probiotiques naturels augmente, l'industrie alimentaire occidentale ne produit pas encore de probiotiques en vue du «commerce de masse» comme elle le fait avec les yaourts. Ces derniers ne sont pas toujours très efficaces du point de vue probiotiques, car ils contiennent trop souvent un certain nombre d'additifs.

Ce livre est dédié à celles et à ceux qui s'intéressent aux probiotiques, aux personnes qui les connaissent déjà, ainsi qu'à celles qui cherchent de nouvelles sources de probiotiques, des remèdes et des moyens pour améliorer leur santé ou prévenir d'éventuelles maladies. Le but de ce livre est aussi de faire découvrir les probiotiques naturels mal connus, voire même inconnus, par une grande partie d'entre nous.

Nous espérons que vous prendrez du plaisir en lisant ce livre, que vous apprendrez différentes astuces et que vous trouverez les réponses à vos questions concernant les probiotiques naturels.

Bonne lecture !

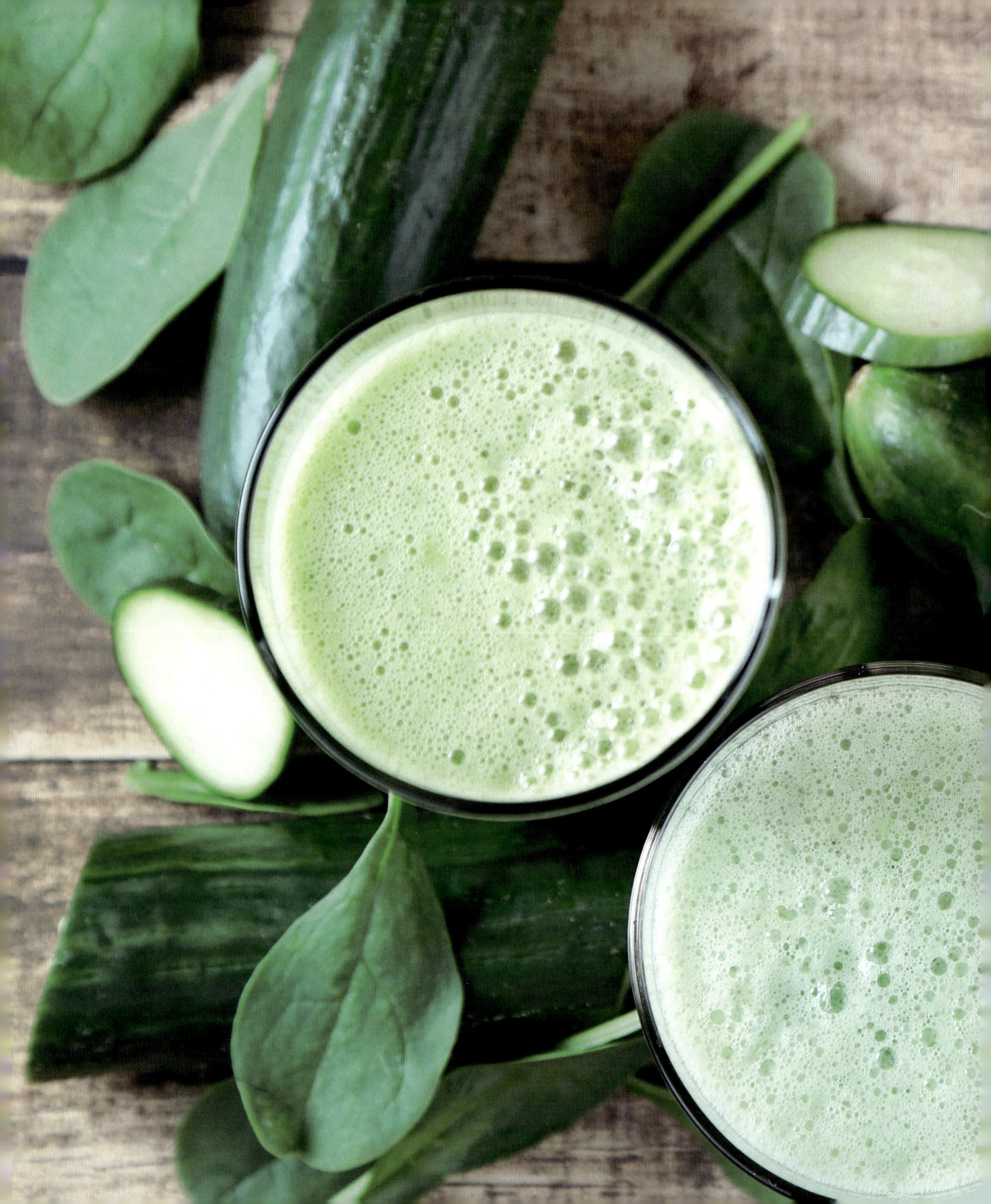

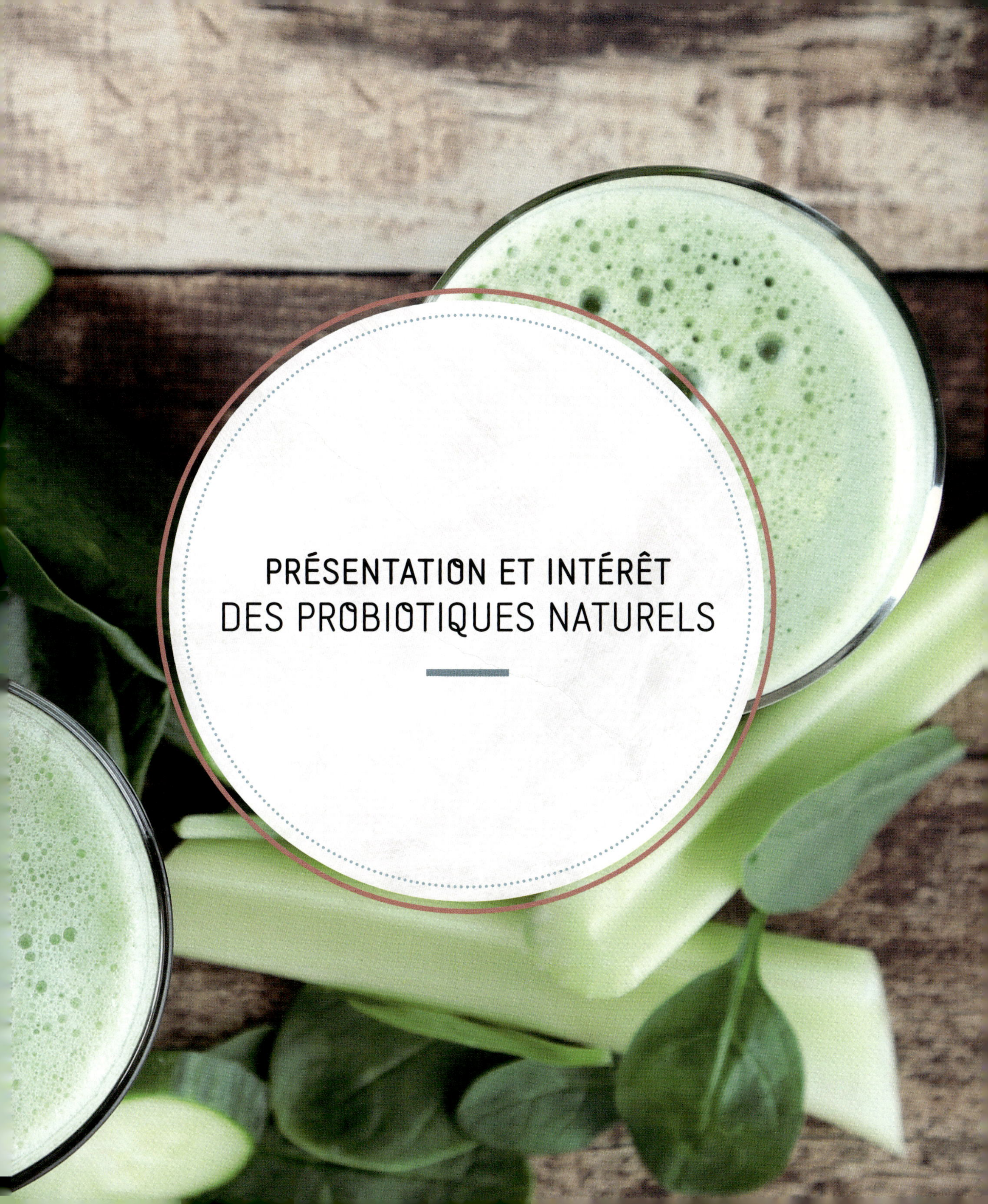

PRÉSENTATION ET INTÉRÊT DES PROBIOTIQUES NATURELS

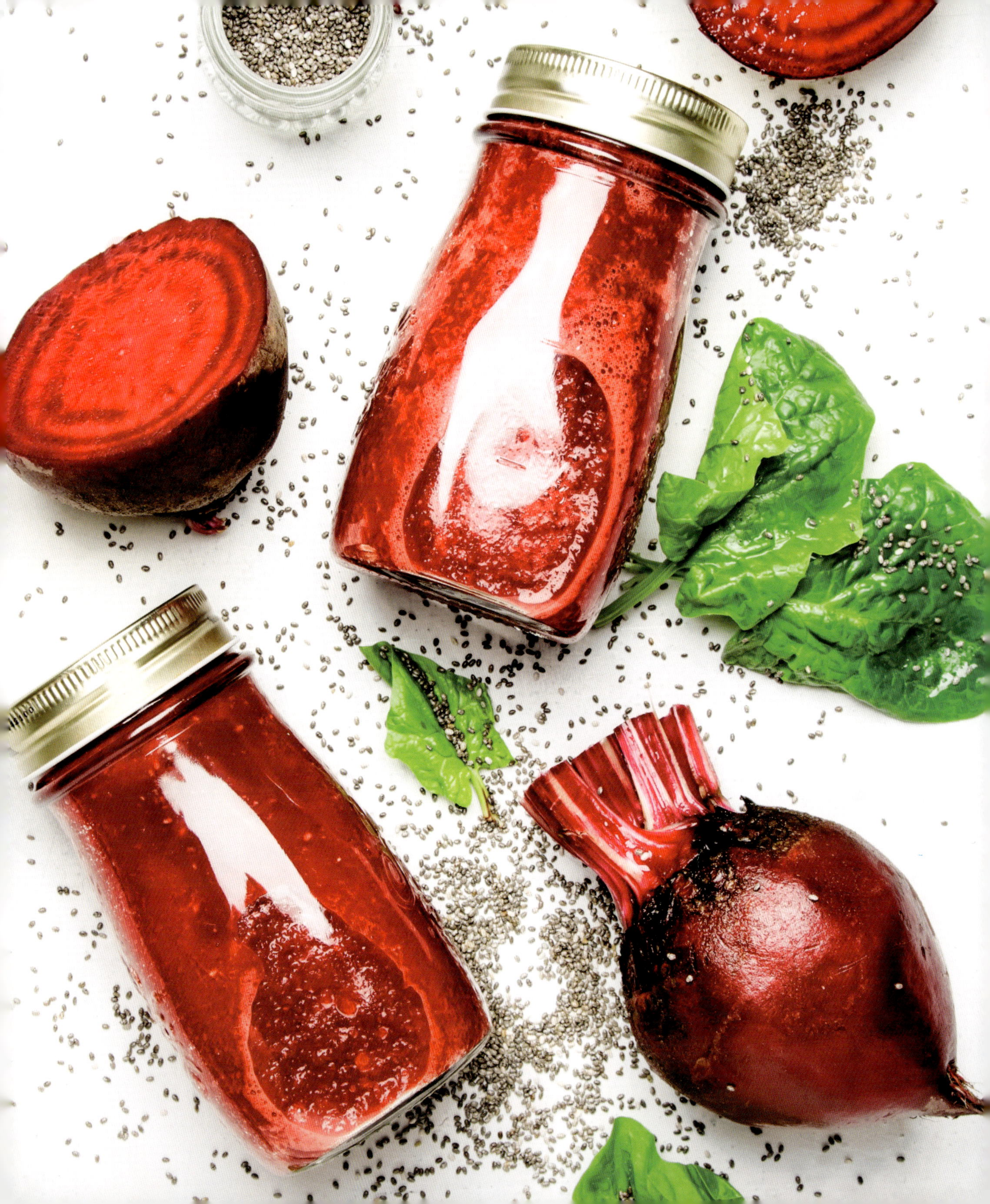

LES PROBIOTIQUES,
QUE SONT-ILS ?

LES PROBIOTIQUES, CES MICRO-ORGANISMES BIENFAISANTS

Selon plusieurs recherches scientifiques et médicales, les **probiotiques** sont des micro-organismes bienfaisants pour l'organisme humain. Le plus souvent, ce sont des bactéries lactiques, mais ils peuvent aussi être issus d'autres micro-organismes comme de levures spécifiques (Saccharomyces boulardii). Certains de ces micro-organismes sont similaires à ceux habitant dans l'organisme humain, notamment dans l'intestin.

Dans leur majorité, les bactéries probiotiques appartiennent à trois genres :

- Les lactobacilles *(Lactobacillus,* plus particulièrement *Lactobacillus casei, Lactobacillus reuteri, Lactobacillus acidophilus, Lactobacillus plantarum, Lactobacillus rhamnosus...*) ;
- Les bifidobactéries (*Bifidobacterium,* les espèces *Bifidobacterium bifidum* (bifidus), *Bifidobacterium lactis, Bifidobacterium* breve, *Bifidobacterium longum*) ;
- Les lactocoques lactiques (*Streptococcus thermophilus, Lactococcus faecium, Lactococcus lactis*).

Il existe 192 espèces de Lactobacillus, 32 espèces de Bifidobacterium et quelques espèces de *Lactococcus.*
Chaque espèce et souche de ces micro-organismes est bénéfique pour tel ou tel organe et système de notre organisme. Par exemple, la souche *Shirota* de l'espèce *Lactobacillus casei* maintient le système immunitaire et favorise le péristaltisme de l'intestin (contractions musculaires qui permettent de faire avancer un contenu dans un organe creux) ; la souche *Bulgaricus* de l'espèce *Lactobacillus delbrueckii* est bienfaisante pour les personnes qui ne sont pas capables de digérer le lactose (le sucre lactique)...

Les probiotiques préservent la **microflore intestinale** (ou microbiote intestinal) sans laquelle l'humain peut mourir rapidement d'infections et de maladies graves. Ces micro-organismes possèdent des qualités exceptionnelles et magnifiques. Notamment, ils aident **à soulager des processus inflammatoires dans l'organisme qui sont souvent la cause de problèmes de santé et de maladies graves. Ils favorisent le soin de problèmes intestinaux,** par exemple, de la disbactériose (mauvaise flore intestinale), de la colite, de la constipation et de la maladie de Crohn. Ils atténuent les symptômes du dolichosigmoïde (ou dolichocôlon) et préservent de certains cancers, surtout de l'intestin. **Les probiotiques renforcent l'immunité,** assainissent les systèmes cardio-vasculaire, uro-génital, et bien d'autres. Ils aident à soigner l'arthrose, l'arthrite, le diabète, la goutte, les allergies et permettent d'éliminer certaines toxines de l'organisme et de le rajeunir. Les probiotiques sont aussi préconisés après une cure d'antibiotiques.
Le microbiote intestinal est une partie de la défense immunitaire de l'organisme sans lequel la digestion est impossible. Quand la quantité de bactéries lactiques formant la microflore bienfaisante de l'intestin diminue considérablement,

des maladies chroniques s'installent, puis des problèmes de santé plus graves peuvent apparaître, diminuant l'espérance de vie. Consommés régulièrement, les probiotiques limitent la quantité de mauvaises bactéries intestinales et ont un effet antiseptique.

Aujourd'hui, vous pouvez trouver des probiotiques sous forme de compléments alimentaires. Avant de commencer à les prendre, veillez à consulter votre médecin : chaque cas est différent et lui seul saura définir quelles gammes de probiotiques vous correspondent.

Néanmoins, les probiotiques naturels sont bien présents dans certains produits alimentaires et sont pratiquement inoffensifs pour tous. Ils doivent être consommés par intervalles, de façon régulière, par chacun d'entre nous. Si vous voulez rester en bonne santé, garder votre vitalité, votre jeunesse et votre énergie longtemps, l'insertion de probiotiques naturels dans votre alimentation quotidienne est indispensable. Mais dans quels produits se trouvent-ils ?

La source la plus connue des probiotiques laitiers est le yaourt maison.
Les probiotiques se trouvent cependant aussi dans différents produits alimentaires issus de préparations avec fermentation : viandes séchées (variétés de jambons crus), poissons séchés, fruits et légumes fermentés (choucroute, par exemple), ainsi que sauces de soja, vins, bières, certains fromages et plusieurs autres produits fermentés… Dans ce livre, nous aborderons divers produits laitiers, source de probiotiques, que vous pourrez facilement préparer chez vous. Nous vous présenterons aussi des probiotiques préparés à base de produits végétaux (légumes et fruits fermentés…), du pain au levain spécifique, etc.

Et les autres micro-organismes ?

LES EUBIOTIQUES

Ce sont des bactéries et d'autres micro-organismes vivants et déshydratés qui commencent à se réanimer lorsqu'ils sont dans l'intestin. Ils favorisent la création et le maintien d'une flore intestinale saine.

LES PRÉBIOTIQUES

Sans eux, les probiotiques ne peuvent pas vivre. Ils représentent l'ambiance nutritive des probiotiques. Ce sont des sucres naturels végétaux ; les fruits, les légumes frais et les fruits secs en regorgent. On les trouve aussi dans la verdure, dans les plantes aromatiques (le persil, l'aneth, le fenouil, le basilic, l'ail, l'oignon…), ainsi que dans le poireau, l'artichaut, la banane, le topinambour, le salsifis, l'asperge, la chicorée, de même que dans les céréales complètes et le son.
Une partie des prébiotiques, qui sont en majorité des saccharides, est utilisée comme ajouts alimentaires dans la production de produits industriels pour en améliorer le goût : biscuits, chocolats, produits laitiers, etc.
Les plus connus sont : oligofructose, inuline, lactulose, galacto-oligosaccharides et oligosaccharides du lait maternel.

La fermentation des prébiotiques dans le gros intestin provoque une chaîne d'effets physiologiques : la normalisation de la digestion, l'augmentation de la quantité de Bifidobacterium, la suppression de la flore pathogène....

LES SYMBIOTIQUES

Ce sont des ensembles de probiotiques et de prébiotiques. Ils influencent favorablement les procédés physiologiques, ainsi que le métabolisme.
Les symbiotiques améliorent la digestion, normalisent la balance microbienne dans l'intestin et dans l'organisme entier, ils empêchent la constipation, renforcent l'immunité, luttent contre les bactéries pathogènes et améliorent l'état de la peau.

DÉCOUVERTE ET DÉVELOPPEMENT DES PROBIOTIQUES

Les produits contenant des probiotiques sont connus et utilisés depuis toujours par certains peuples de différents coins du monde.
La mise en culture des probiotiques *Lactobacillus bulgaricus* et *Streptococcus thermophilus* à partir de plantes vertes, ainsi que la découverte des produits laitiers fermentés représentent l'une des trois révolutions évolutives dans le développement de l'humanité. Les deux autres sont l'agriculture et l'élevage des animaux, qui ont changé l'existence humaine.
Un grand problème pour nos ancêtres était l'intolérance génétique au lactose, celui contenu dans le lait des animaux. Il y a environ 10 000 ans, le gène responsable du contrôle de la production de l'enzyme, «la lactase» n'existait pas et elle est nécessaire pour la désagrégation du sucre lactique – le lactose. Celui-ci, sous forme non désagrégée, fermente dans intestin et conduit à des séquelles lourdes pour la santé.

Il y a plus de 8 000 ans, dans les Balkans, les peuples thraces découvrirent une nouvelle façon de fermenter du lait. Ils commencèrent à synthétiser les lactobacilles *Lactobacillus bulgaricus* et *Streptococcus thermophilus* avec des plantes vertes, en ajoutant un petit peu de produit végétal fermenté dans le lait frais. Les lactobacilles végétaux fabriquent l'enzyme, la lactase, qui désagrège le sucre lactique. Ainsi, dans les produits finaux (fromages, yaourts, laits fermentés, etc.), il n'y avait presque plus de sucre lactique. En outre, les laitages fermentés avaient un goût agréable et se conservaient pendant une longue période. Les Thraces venaient de créer la nourriture idéale.

La science prouva que des modifications génétiques apparurent dans l'organisme des Thraces il y a plus de 7 000 ans, et par la suite, chez tous les Européens. De nouveaux produits laitiers fermentés et leurs milliards de bactéries bénéfiques pour l'organisme ont créé le gène responsable de la sécrétion de la lactase, un avantage que gagnèrent les humains désormais capables de s'alimenter avec du lait et des produits laitiers tout au long de leur vie. Cette nouveauté nutritionnelle curative et pratique dans la vie quotidienne a changé considérablement le développement de la civilisation humaine. Très vite, tous les habitants de l'ancienne Europe commencèrent à préparer des laitages fermentés et les apprécièrent beaucoup.

En respectant la culture culinaire d'origine et en consommant la nourriture offerte par la nature et affinée par nos ancêtres, nos arrière-grands-parents et grands-parents savaient comment s'alimenter de manière saine. Ce que l'on ne peut pas toujours dire de la nouvelle génération.

En 1899, un chercheur de l'Institut Pasteur, Henry Tissier, isola le *bifidobacterium* d'un nourrisson en bonne santé nourri au sein. Il nomma cette bactérie *Bacillus bifidus communis*. Tissier était persuadé que ces bactéries lactiques pouvaient remplacer les bactéries protéolytiques provoquant la diarrhée. Il en recommanda l'introduction dans la nutrition des nourrissons souffrant de ce syndrome.

Il y a plus de 100 ans, un scientifique russe, Ilya Metchnikov, lauréat du prix Nobel et professeur à l'Institut Pasteur de Paris, proposa une théorie selon laquelle les bactéries lactiques favorisaient la santé et la longévité. Il supposa que l'auto-intoxication intestinale par des substances toxiques (bactéries pathogènes) pouvait être oppressée et éliminée par la modification de la flore intestinale et que les microbes protéolytiques, produisant des toxines (phénols, indoles, ammoniaque, produits toxiques issus de la digestion des protéines), pouvaient être remplacés par des micro-organismes bénéfiques pour la santé. Le scientifique inventa un régime alimentaire où était incluse la consommation régulière du lait fermenté « bulgare » (du lait fermenté par la bactérie lactique *Lactobacillus Bulgaricus*, nommée par Ilya Metchnikov « Bâtonnet bulgare »).

En 1917, durant la première guerre mondiale, un professeur allemand, Alfred Nissle, a extrait une souche non pathogène du bacille intestinal des selles d'un soldat. Cette souche n'éveilla pas d'entérocolite (nécrose du mucus intestinal) durant la grave épidémie de shigellose, une maladie infectieuse. Auparavant déjà, la médecine avait appliqué des bactéries non pathogènes et viables pour soigner des maladies gastro-intestinales.

Le mot « probiotique », qui signifie « créer la vie », a tout d'abord été utilisé en 1954, pendant le processus de comparaison des effets négatifs des antibiotiques et de l'influence positive des bactéries bienfaisantes.
Le terme « probiotique » fut ensuite introduit en 1965 par Daniel M. Lilly et Rosalie H. Stillwell. Au contraire des antibiotiques, les probiotiques ont été décrits comme des facteurs microbiens stimulant la croissance d'autres micro-organismes.
En 1989, Roy Fuller mit en relief l'importance des probiotiques et proposa l'idée que leurs actions étaient positives pour les patients.

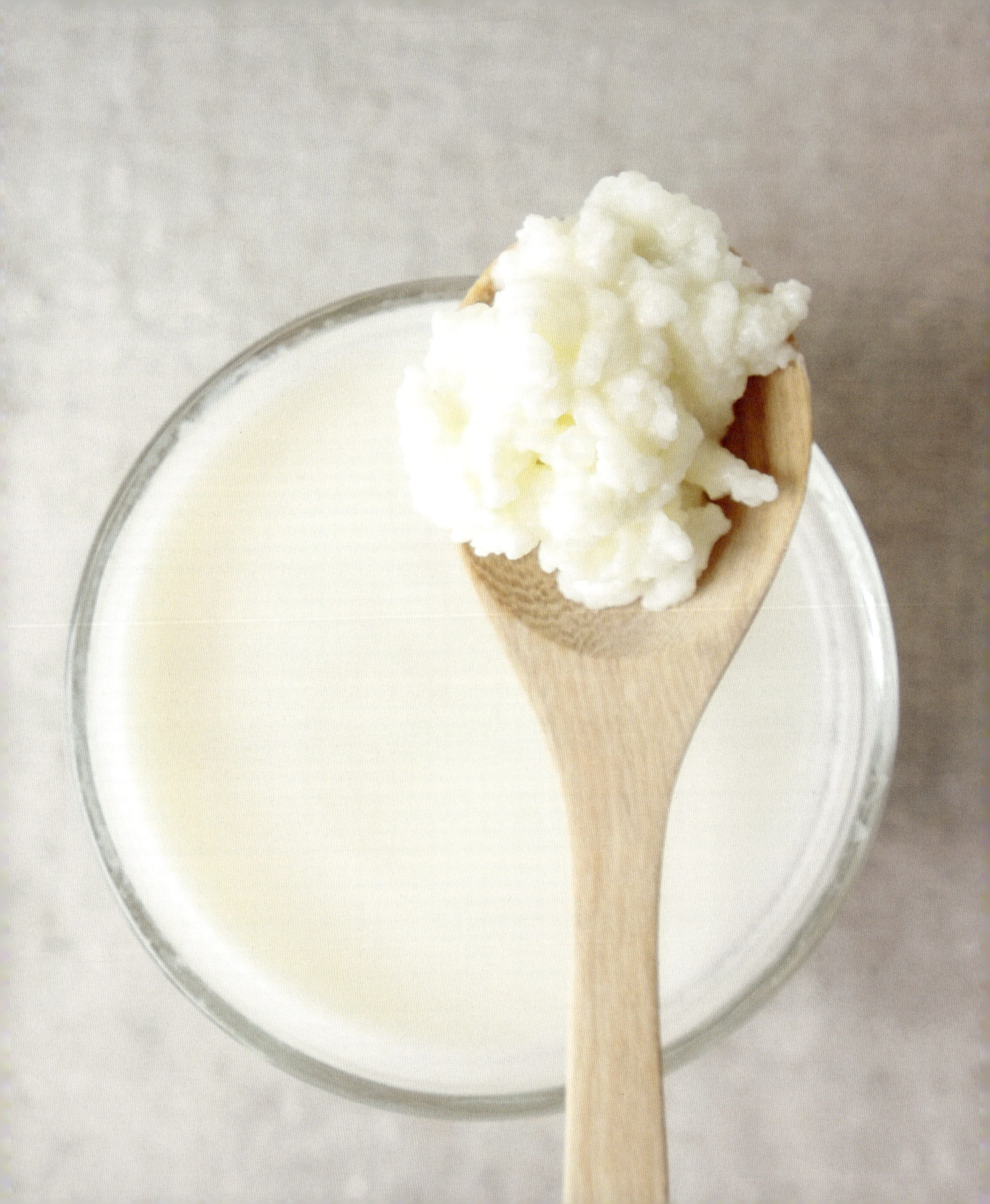

LES BIENFAITS DU LAITAGE

« Le lait est une nourriture idéale offerte aux humains par la nature. »
(Ivan Pavlov)

Le magazine Forbes, mondialement connu, a publié une liste de 12 produits reconnus par les scientifiques comme les plus bienfaisants et curatifs pour la santé humaine. La consommation de ces produits préviendrait le développement de cancers, aiderait à se débarrasser de maladies du cœur, normaliserait la tension artérielle et comblerait la réserve de vitamines dans l'organisme. Le lait, notamment le lait de vache, a pris une place importante parmi ces nutriments.

À propos du lait frais en général...

Le **lait de vache** contient de l'acide linoléique, lequel prévient des maladies oncologiques. Il est aussi très riche en vitamines et minéraux.

Les produits laitiers fermentés préparés **à base de lait d'ânesse, de chamelle, de bufflonne, de jument, de chèvre et de brebis** sont encore meilleurs pour la santé que ceux préparés à base de lait de vache. Le lait de ces animaux, même frais, possède des vertus exceptionnelles pour la santé.

LE LAIT D'ÂNESSE

Riche en antioxydants ainsi qu'en protéines spécifiques contenant du collagène, indispensable pour la jeunesse de la peau, il fut particulièrement apprécié par les femmes de la Rome antique. À l'époque, il a même été appelé « Élixir de jouvence ». Depuis toujours, le lait d'ânesse est aussi utilisé pour des soins dans le cas de maladies cardio-vasculaires, digestives et même contre les cancers.

LE LAIT DE CHAMELLE

Il ne contient que peu de matières grasses, ce qui est bénéfique pour notre système cardio-vasculaire. Le lait de chamelle renforce aussi l'immunité, aide à soigner la tuberculose, l'ulcère de l'estomac, la pancréatite, les maladies du foie, de l'intestin et bien d'autres encore.

LE LAIT DE BUFFLONNE

Hormis ses propriétés liées à son contenu important en vitamines et minéraux, il possède quelques vertus exceptionnelles. Il est préconisé pour les personnes affaiblies par la maladie ou par une insuffisance du poids. Le lait de bufflonne prévient des maladies de la thyroïde. Il regorge d'immunoglobuline, de lactoferrine, de lactoperoxydase et de lysozyme, lesquels sont salutaires durant une période post-opératoire, ainsi que pour les personnes souffrant de leucémie, d'allergie au lait de vache et de chèvre.

Comme les chameaux, les buffles ayant une immunité très robuste, ils ne souffrent que rarement de maladies infectieuses. Les buffles et les bufflonnes sont très peu disposés à la tuberculeuse, à la brucellose, à la leucose, ainsi qu'à d'autres maladies infectieuses et parasitaires. Aucun cas de rage de vache n'a été enregistré parmi ces animaux.

LE LAIT DE JUMENT

Il contient 2 fois moins de protéines et 1,5 fois moins de lactose que le lait de vache, ce qui le rapproche du lait maternel humain. Ses protéines s'assimilent aussi plus rapidement et facilement, c'est pourquoi il est utilisé dans la fabrication de l'alimentation pour les bébés.

Consommé régulièrement, il améliore la circulation sanguine, augmente la fertilité et aide à éliminer certaines maladies gynécologiques. Le lait de jument accélère aussi la vitesse des processus régénératifs des organes (après un accident ou une opération, par exemple).

Ce lait est peu calorique, ce qui permet de l'inclure dans certains régimes d'amaigrissement.

Dans l'Égypte, la Grèce et, la Rome antique, le lait était appelé «la source de la santé», «le jus de la vie», «le sang blanc». Plusieurs médecins et diététiciens actuels croient aussi que le lait est l'un de produits alimentaires principaux.

Ivan. Pavlov dit : «Entre toutes les sortes de nourriture humaine, le lait prend une place exclusive. Il se distingue de manière étonnante des autres nourritures. Il est un repas préparé par la nature elle-même.»

Au Japon, les médecins conseillent aux femmes de boire un verre de lait par jour pour maintenir la balance du calcium dans l'organisme.

Le contenu du lait de jument montre qu'il est très bénéfique pour la santé. Il est riche en vitamine C, laquelle renforce l'immunité, augmente la protection de l'organisme contre certains virus et bactéries pathogènes. Cette vitamine prolonge la jeunesse et l'élasticité de nos artères. Le lait de jument regorge aussi de vitamine E, qui aide à lutter contre le vieillissement, l'athérosclérose, et diminue le taux de mauvais cholestérol. Il contient aussi d'autres vitamines : B4, PP, H, B12, B9, B6, B5, B2, B1, A, bêta-carotène. Il contient des minéraux : fer, zinc, aluminium, manganèse, cobalt, cuivre, phosphore, potassium, natrium, magnésium, calcium.

Ce lait aide à soigner certaines maladies respiratoires issues d'infections (bronchite, pneumonie, tuberculeuse). Il est préconisé pendant les soins de maladies liées aux troubles du métabolisme. Il favorise la guérison de différents cancers.

Les médecins conseillent de le boire dans le cas de cataracte aggravée et contre la diarrhée chez les jeunes enfants. Il aide à soigner des maladies de la peau et l'ulcère de l'estomac.

LE LAIT DE CHÈVRE

Il est un remède pour ceux qui souffrent de maladies respiratoires (bronchite, pneumonie, asthme, tuberculose...), des maladies de l'appareil digestif, des problèmes immunitaires, l'anémie et d'autres.

Le lait de chèvre aide aussi à soulager l'insomnie, la nervosité, la migraine, l'ulcère de l'estomac, ainsi que certaines allergies (au pollen, à certains médicaments, etc.).

LE LAIT DE BREBIS

Il est plus riche en protéines et matières grasses que le lait de vache. Le lait de brebis aide à augmenter l'appétit. Il fait monter le taux d'hémoglobine et les capacités de la mémoire.

Tous ces laits frais (non stérilisés) sont bons pour la santé, mais ils sont encore meilleurs quand ils sont fermentés, à cause, bien sûr, des probiotiques et de l'acide lactique qu'ils contiennent.

À propos des produits laitiers fermentés en général…

Les vertus curatives des produits laitiers fermentés, c'est-à-dire, des probiotiques laitiers, sont connues depuis toujours. Ils améliorent la santé aussi bien des très jeunes que des personnes âgées.

UNE MEILLEURE ASSIMILATION DES PRODUITS LAITIERS FERMENTÉS

Nous pouvons juger leurs effets bénéfiques en les comparant avec ceux du lait frais. Par exemple, en une heure, seuls 32% du lait frais sont assimilés par l'organisme, tandis que sur le même laps de temps, les produits laitiers fermentés sont pratiquement complétement assimilés par l'organisme.
Le lait frais provoque souvent des allergies et avec l'âge, une personne adulte montre tous les symptômes de l'intolérance au lactose. En revanche, les bactéries lactiques fabriquent des éléments qui aident à l'assimilation du sucre lactique – **le lactose** – et des protéines difficiles à digérer.

Néanmoins, tous les produits laitiers fournissent à l'organisme des protéines, des vitamines (du groupe B et A, E, D, C, PP), des minéraux (phosphore, magnésium), ainsi que des antioxydants qui normalisent les réactions métaboliques et protègent du vieillissement et des cancers. Ils regorgent aussi de calcium, qui est indispensable pour le fonctionnement sain du système cardio-vasculaire, du système nerveux central et des os. Mais le calcium des produits laitiers fermentés se trouve sous forme active lié avec le phosphore et d'autres éléments, qui favorisent sa meilleure assimilation.

Le lait est une source de protéines. Par exemple, le lait de vache contient deux sortes de protéines : **la caséine** et les protéines de lactosérum (albumine et globuline).
Pendant la fermentation du lait frais, les bactéries lactiques produisent quelques ferments qui transforment le sucre lactique (le lactose) en acide lactique (le lactate). Sous l'influence du lactate, le caséinate de calcium (plus précisément le complexe caséine – calcium – phosphate) se coagule et se transforme en protéine libre : la caséine. Dès lors, le calcium libéré du caséinate de calcium se connecte à l'acide lactique pour former du lactate de calcium, qui a pour effet d'augmenter considérablement l'assimilation de la caséine par l'organisme. Ainsi, tous les produits laitiers fermentés favorisent cette assimilation de la caséine, contrairement au lait frais.

L'alcool dans les produits laitiers fermentés

L'alcool est présent dans quelques types de produits laitiers fermentés. Il faut commencer par dire que tous les laitages fermentés se divisent en produits issus soit :

- de la fermentation acido-lactique (fromage frais, yaourt, crème fraîche, lait à l'acidophilus, lait caillé…) ;

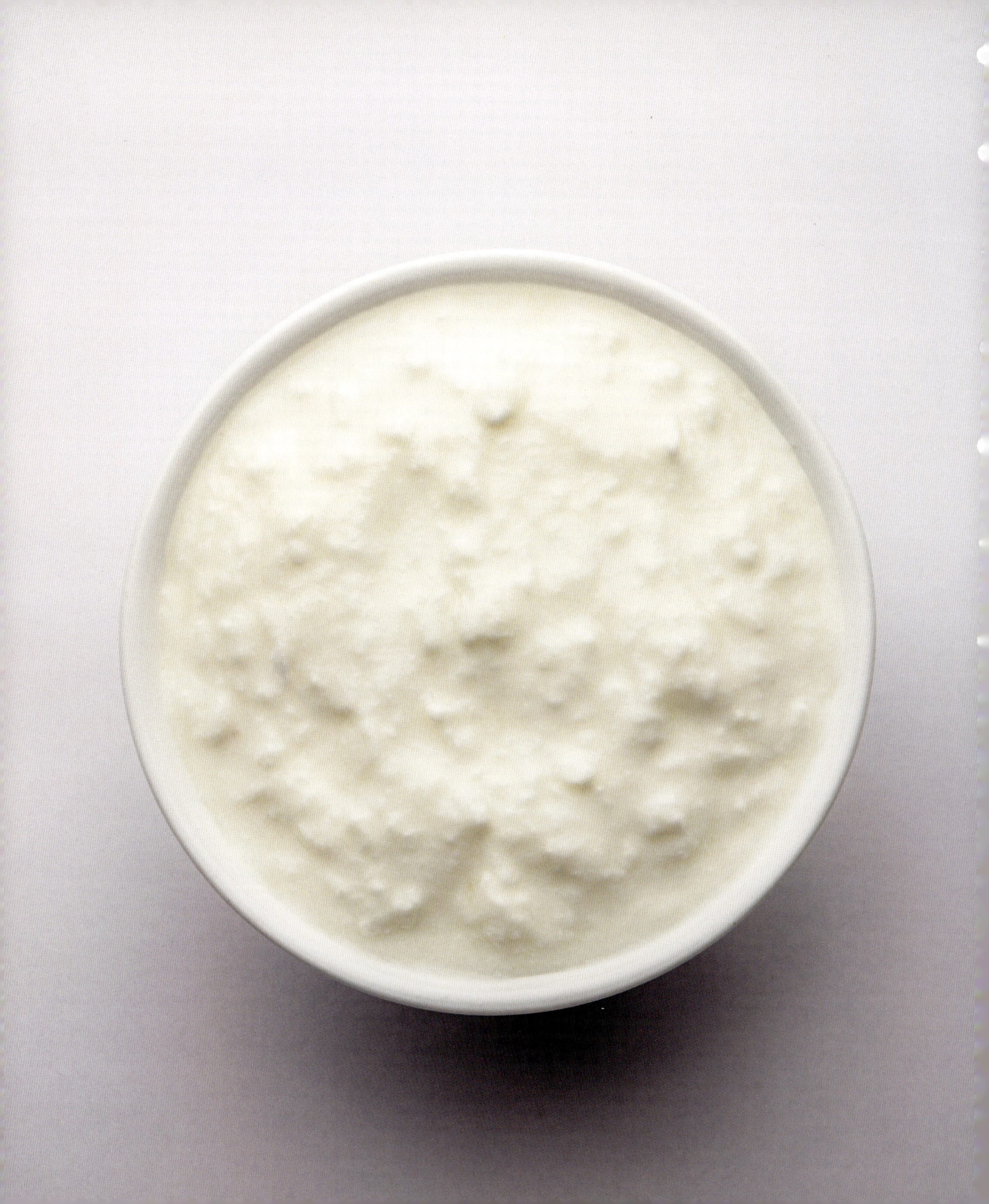

- soit de la fermentation mixte acido-lactique et alcoolique (kéfir de lait, koumis, kurunga...).

Dans le premier cas, les bactéries transforment le sucre lactique en acide lactique, sous l'action duquel la caséine coagule. Grâce à ce procédé biochimique et microbiologique, le lait frais devient du lait fermenté (caillé). Dans le deuxième cas, la fermentation mixte fabrique l'alcool à partir du sucre, ainsi que du gaz carbonique et des acides volatils. Ces éléments augmentent l'assimilation du produit laitier par l'organisme.

Dans les années 1980, l'Institut de l'alimentation de l'URSS constatait que «le pourcentage d'alcool contenu dans le kéfir de lait et d'autres produits laitiers fermentés fraîchement préparés ne dépasse jamais 0,04-0,05%. L'alcool éthylique est un métabolite naturel (c'est-à-dire, un produit qui est fabriqué par le métabolisme, même si la personne n'a jamais consommé d'alcool), et sa concentration habituelle dans le sang et le foie est de 0,003-0,15%». La présence d'alcool dans ces produits fermentés n'est donc pas problématique. Il est d'ailleurs contenu dans d'autres produits alimentaires : les fruits, le pain, les fromages...
Néanmoins, le pourcentage d'alcool dans le kéfir de lait et d'autres produits laitiers fermentés peut atteindre des chiffres plus importants que ceux-ci. Dans le cas de fabrication artisanale, c'est durant la fermentation et au-delà de 3 jours de conservation que le taux d'alcool augmente.
Alors que l'opinion des spécialistes de santé n'est pas encore unanime à ce sujet, dans cet ouvrage, nous allons tout de même mettre en avant les précautions à prendre avec les produits contenant de l'alcool.

VERTUS

En plus de renforcer l'immunité grâce à l'effet des probiotiques qu'ils contiennent, les produits laitiers fermentés possèdent d'autres bénéfices.
Ces produits sont fortement conseillés pendant la prise d'antibiotiques. Ils aident à gérer la normalisation de la flore intestinale oppressée par ces médicaments, ainsi qu'à lutter contre des maladies oncologiques.

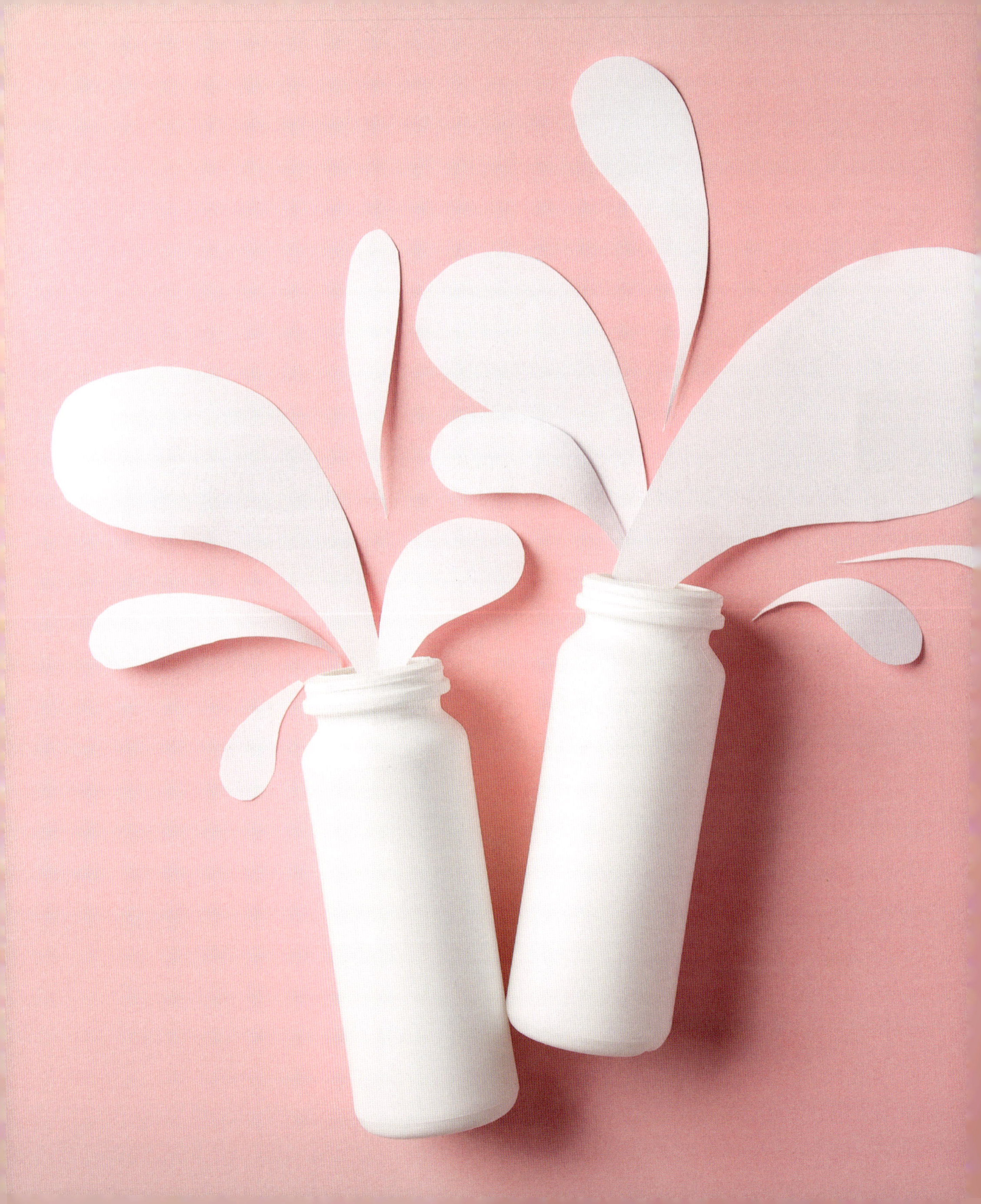

LES PROBIOTIQUES NATURELS LAITIERS TRADITIONNELS

QUE SONT LES PROBIOTIQUES NATURELS LAITIERS TRADITIONNELS ?

Dans ce chapitre, je vous présente des produits alimentaires laitiers contenant des probiotiques qui sont utilisés dans différents endroits du monde depuis des centaines d'années.

Ces produits sont préparés à base de laits d'animaux d'élevage (vache, chèvre, brebis, jument, chamelle, ânesse et bufflonne). Les probiotiques laitiers ont une couleur blanche, parfois légèrement jaunâtre ou beige. Leur goût varie de légèrement acidulé jusqu'à acide, tout dépend du taux d'acide lactique qu'ils contiennent. Ces laitages ont une odeur agréable ressemblant à celle de yaourt nature ou de fromage frais.

Les produits laitiers fermentés sont obtenus grâce à la fermentation lactique et, pour quelques-uns, à la fermentation alcoolique, comme le **kéfir de lait** et l'**ayran.** Ils contiennent de faibles doses d'alcool (entre 0,02° et 3°).

Plusieurs pays préparent leurs propres probiotiques laitiers plus ou moins anciens. On trouve d'ailleurs ces produits laitiers fermentés traditionnels dans des grandes surfaces des pays de l'Est et d'Asie, certains, dans les pays nordiques et baltes, sans parler de leur vente dans des magasins spécialisés et bio.

Pour le moment, il est plus difficile de trouver les ferments pour préparer ces probiotiques laitiers traditionnels dans les pays de l'Ouest, et leur préparation est assez complexe. Peut-être les verra-t-on apparaître dans des commerces occidentaux qui ne proposent aujourd'hui que des yaourts et des fromages frais...

Toutes les cultures ne consomment toutefois pas de produits laitiers : les Indiens d'Amérique, les habitant de l'Asie du Sud-Est, la majorité des Chinois, les Esquimaux, les habitants de quelques pays d'Afrique, les aborigènes d'Australie n'utilisent pas de produits laitiers fermentés ni de produits laitiers en général. On note chez ces populations une intolérance au lactose assez dominante.

Le kéfir de lait, l'un des meilleurs probiotiques laitiers

Légèrement alcoolisé (environ 1° d'alcool), il est considéré comme l'un des probiotiques laitiers les plus puissants et bénéfiques pour la santé. Originaire du Caucase, il y est utilisé depuis des siècles en cuisine, dans les soins de santé, ainsi qu'en cosmétique. Il est préparé avec du lait et des graines de kéfir de lait composées d'environ une vingtaine de types de micro-organismes bienfaisants (bactéries acido-lactiques et levures spécifiques).

Produit par l'industrie laitière, le kéfir de lait est largement utilisé dans un certain nombre de pays, notamment dans les pays de l'Est, d'Asie, les pays baltes, le Japon, etc.

Concernant le **kéfir de lait « classique »,** que je ne développerai pas dans cet ouvrage, vous trouverez toutes les informations pratiques dans mon livre *Lait fermenté, les kéfirs de lait et de fruits. Ces probiotiques naturels d'aujourd'hui, 90 recettes et leurs bienfaits* aux Éditions du Dauphin (2016).

Le fromage frais fermier, le petit lait et le babeurre

Eux aussi sont des probiotiques naturels connus partout dans le monde. Ces dernières décennies, les ménages occidentaux les ont boudés. À tort! Ce sont en effet des trésors naturels, simples à préparer.

Pour répondre à toutes vos questions et apprendre à utiliser ces produits magnifiques, vous pouvez consulter mon ouvrage *Le fromage frais fermier, le petit-lait et le babeurre. Ces probiotiques naturels oubliés, 90 recettes et leurs bienfaits* aux Éditions du Dauphin (2016).

Le lait ribot

Originaire de Bretagne, le lait ribot est en réalité un babeurre issu de la production du beurre par le barattage du lait entier ou de la crème fermentée. Ce produit délicieux et rafraîchissant contient les ferments *Streptococcus thermophilus* et *Lactococcus lactis* que l'on trouve aussi dans les yaourts. Il est facile d'en trouver, aussi bien dans des boutiques spécialisées que dans des grandes surfaces.

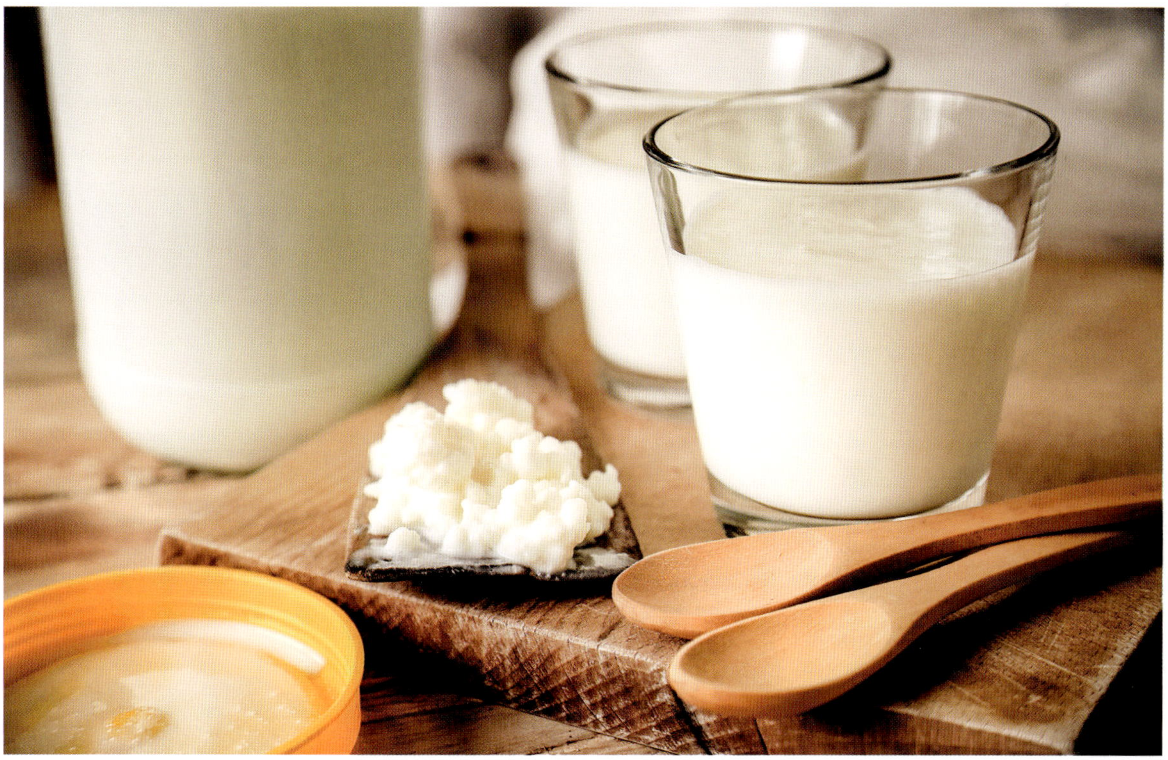

CONSEILS GÉNÉRAUX CONCERNANT LE LAITAGE FERMENTÉ

- Pour que les produits laitiers contenant des probiotiques favorisent votre santé, consommez-les **1 à 3 fois par jour,** même parfois plus, seuls ou utilisés dans la préparation de plats curatifs.

- Les bactéries lactiques et les autres micro-organismes bienfaisants restent vivants et actifs dans le produit laitier fermenté préparé **si vous évitez de conserver votre laitage pendant plusieurs heures après avoir ajouté du sucre, des fruits ou d'autres ingrédients.** En effet, les probiotiques n'aiment pas une ambiance trop sucrée ou trop acide; ils n'apprécient que leur propre taux d'acidité. Demeurer dans une ambiance chimique et biochimique agressive peut endommager les probiotiques et même les tuer.
Néanmoins, il arrive que l'on ajoute un petit peu de sucre pendant la préparation de certains produits laitiers fermentés tout simplement pour leur donner un goût plus doux et parfois pétillant.
Ainsi, vous pouvez adjoindre un petit peu de sucre, de miel, de sirop d'agave et des fruits à votre yaourt pour l'adoucir mais **juste avant de le manger** sans quoi la dose de probiotiques contenue dans votre laitage préféré diminuera!

- Il est **déconseillé de manger un laitage fermenté aux probiotiques et de boire en même temps du thé, du café ou de l'alcool.** Le tanin, la caféine, et l'alcool, aux effets atténués par les produits laitiers fermentés, étouffent les bactéries bienfaisantes.

- Les **laitages faits maison se conservent au réfrigérateur,** en général, **pas plus de 3 ou 4 jours.** N'utilisez jamais de lait contenant des conservateurs ou autres additifs car ils oppressent les probiotiques.

- La plupart de **la microflore** (micro-organismes), ainsi que les vitamines qui se trouvent dans le lait cru **sont détruites pendant la stérilisation** (la cuisson du lait). Le mieux est d'utiliser des laits pasteurisés chauffés à une température inférieure à 100 °C.

- **N'utilisez jamais de micro-ondes pour réchauffer les produits laitiers fermentés.** Ses ondes peuvent détruire les lactobactéries. Il est préférable de réchauffer doucement ces produits au bain-marie ou dans une casserole à feu doux, jusqu'à une température tiède (entre +21 et +27 °C).

Bénéfiques pour la santé de la majorité d'entre nous, les produits laitiers ne sont pas à considérer comme nocifs ou dangereux. Il y a toutefois quelques précautions à suivre pour les consommer :

- Évidemment, les personnes présentant un trouble sévère **d'intolérance au lactose,** ainsi que celles allergiques au lactose et (ou) à la caséine ne doivent pas consommer de produits laitiers fermentés.

- Les gens souffrant d'**intolérance à l'alcool**, ou ceux qui souffrent de **maladies graves du pancréas**, de **diabète sévère**, les personnes **épileptiques**, les **femmes enceintes**, les femmes allaitant leurs bébés, les **bébés**... tous doivent éviter de boire un laitage contenant de l'alcool (même s'il s'agit d'un taux d'alcool négligeable).

Cependant, il existe des exceptions pour quelques produits dans le cadre curatif, si l'on utilise le produit avec précaution et sous la surveillance d'un spécialiste de santé. Dans le but d'améliorer la santé, on n'utilise que des produits laitiers fermentés ayant moins de 1° d'alcool.

- **Il ne faut pas abuser de produits laitiers fermentés** car leur surconsommation (plus de 3 produits laitiers par jour) peut provoquer une irritation de l'appareil digestif, suivie par des symptômes indésirables : douleurs au ventre, brûlure à l'estomac, ballonnements, gonflement du ventre, flatulences, diarrhée et maux de tête.

- Les produits laitiers fermentés étant acides ne doivent pas être consommés par les personnes ayant **l'intestin sensible**, disposé à la diarrhée, ainsi que par ceux souffrant d'un **ulcère de l'estomac** (pendant la période d'aggravation).

- Il faut varier les produits laitiers de temps en temps. Il est préférable de **ne pas manger de produits laitiers fermentés entiers, et surtout sucrés, en grande quantité**, parce qu'ils pourraient être responsables de la prise de poids.

- **Mieux vaut éviter les produits laitiers fermentés allégés industriels :** pour obtenir la consistance désirée, les industriels mettent des épaississants et d'autres additifs. Si vous achetez des yaourts au magasin, mangez plutôt des yaourts entiers ou demi-écrémés natures, mais comme toujours, avec modération. Il est toujours préférable de réaliser les produits laitiers fermentés à la maison.

- Certains produits laitiers fermentés contenant des probiotiques diminuent l'effet des médicaments ; d'autres, au contraire, les accentuent. Donc **si vous êtes sous traitement médical, respectez un délai de 2 heures** environ entre la prise de médicament et la consommation de produits contenant des probiotiques.

- **Utilisez du matériel uniquement naturel pour la fabrication** de vos produits laitiers fermentés (verre, argile, terre, bois...). N'utilisez jamais de vaisselle en métal ou synthétique (en plastique de basse qualité par exemple) pour fabriquer vos produits laitiers ! Même à une température tiède, certains plastiques peuvent diffuser des éléments cancérogènes (des résines phénol-formaldéhydes).

- Lavez-vous les mains avant de commencer à préparer vos produits laitiers fermentés. Toute la vaisselle et tout le matériel pour la préparation et la conservation des produits laitiers fermentés doivent être **bien propres et sans traces de produits nettoyants**, voire même stérilisés (échaudés à l'eau bouillante).

LE YAOURT NATURE

Les origines du yaourt restent encore inconnues. Mais des sources historiques en font la friandise préférée de Gengis Khan, puissant empereur mongol, et de son armée au XIIIe siècle. Bien que le yaourt ait été la base de l'alimentation saine du Proche-Orient, de la Bulgarie, de l'Asie et de la Russie, ses effets bienfaisants n'ont été mis en évidence qu'à partir du XXe siècle grâce aux recherches effectuées par Ilya Metchnikov. De nos jours, **c'est l'un des produits laitiers fermentés les plus populaires au monde.**

Le yaourt nature est produit à partir de lait et de levain naturel contenant des bactéries lactiques : *Lactobacillus bulgaricus, Streptococcus thermophilus,* ainsi que *Lactobacillus casei, Lactobacillus acidophilus* et *bifidus.*
Avant 1930, on ne pouvait acheter le yaourt qu'en pharmacie. Il commence à être vendu sur les étals des magasins européens grâce à Isaac Carasso, le fondateur de l'entreprise Danone en Espagne.
La production de yaourts a alors pris de l'ampleur dans les pays occidentaux, les pays de l'Est et dans certains pays orientaux.

SES VERTUS

Si on ne remet plus en cause l'action bénéfique du yaourt nature pour la santé, peu de gens savent que c'est un **leader parmi les produits les meilleurs** pour notre organisme. Il est aussi le plus étudié par des scientifiques occidentaux car il est populaire dans les pays de l'Ouest et très commercialisé.

Une tasse de yaourt nature contient (valeur nutritionnelle pour 250 ml) :

Protéine	12,8 g
Potassium	573,3 mg
Calcium 448,3 mg	
Phosphore 352,8 mg	
Zinc 2,18 mg	
Vitamine B2	0,52 mg
Iode	87,2 ug
Vitamine B12	1,37 ug

Il **influence positivement les organes et les systèmes,** en nous protégeant contre un spectre de maladies.

Le yaourt naturel est préparé à **base de lait** de vache, de chèvre ou de brebis auquel on ajoute un levain contenant *Lactobacillus bulgaricus* («bâtonnet bulgare») et *Streptococcus thermophilus* (streptocoque lactique) pour qu'il fermente. D'autres cultures biologiques sont souvent ajoutées, comme *Lactobacillus casei, Lactobacillus acidophilus,* bifidus... Ces probiotiques améliorent la digestion et protègent l'appareil digestif de maladies.

POUR QUI ?

Les cultures vivantes du yaourt, c'est-à-dire les bactéries bienfaisantes, aident notre organisme à digérer le lactose. Le yaourt, ainsi que d'autres produits laitiers fermentés, sont **conseillés à ceux qui souffrent d'intolérance au lactose** (sauf sous formes sévères).

Les personnes qui désirent **renforcer leur immunité** doivent le consommer **quotidiennement,** car il est une source importante de vitamines et d'éléments actifs stimulant les défenses naturelles.
Le yaourt dégraissé **assainit aussi le système cardio-vasculaire,** diminuant le taux de mauvais cholestérol et renforçant les parois des vaisseaux, ce qui est important pour prévenir ou réduire des problèmes cardio-vasculaires.

Les gens souffrant de dysbactériose, de colite chronique, de gastrite, d'ulcère de l'estomac ou de maladies du foie doivent consommer régulièrement du yaourt nature car **il normalise la flore intestinale,** contribue à la **suppression des processus inflammatoires dans l'appareil digestif et évacue des toxines.**

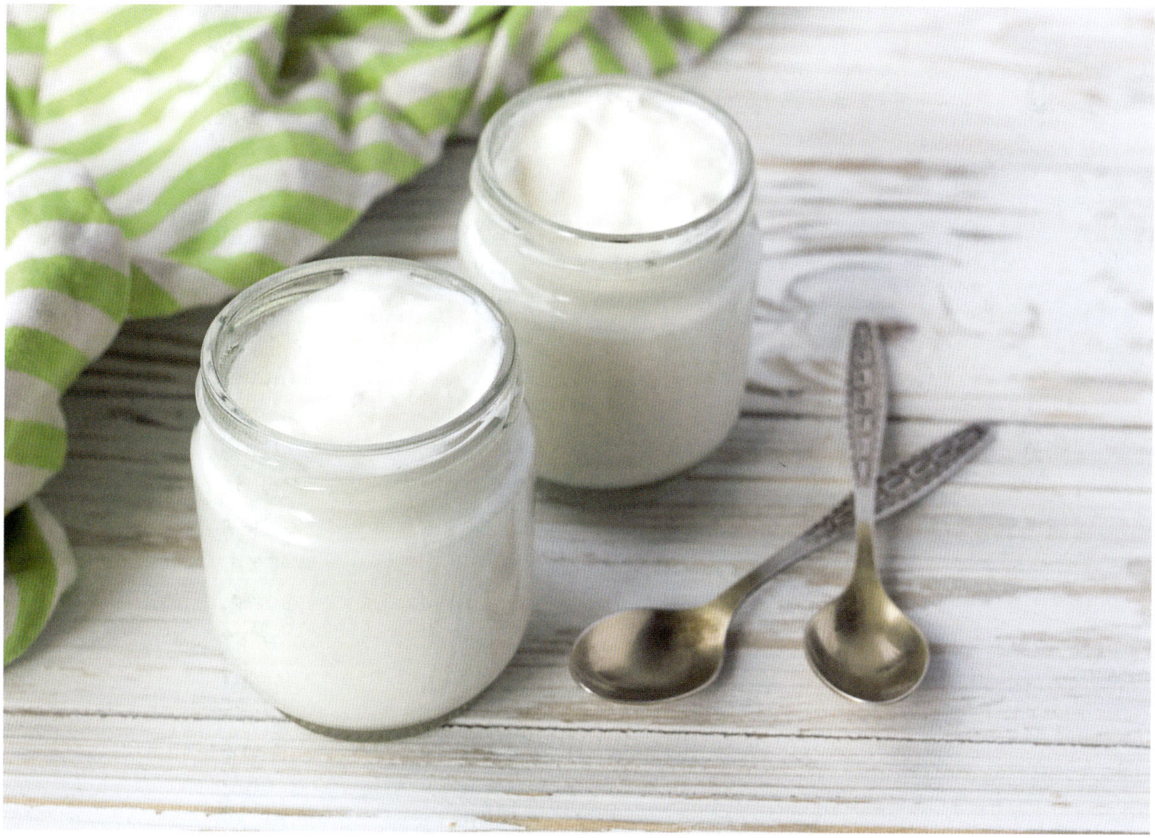

À PARTIR DE QUAND ?

Les yaourts peuvent être introduits dans alimentation des enfants à partir de l'âge de 8 à 10 mois, par portions de ½ à 1 cuillère à café par jour, en augmentant la dose jusqu'à 100 ml par jour, puis 150 ml. Après l'âge de 2 ans, l'enfant peut consommer jusqu'à 200 ml de yaourt par jour. **Demandez conseil à votre pédiatre.**
Il est préférable de donner des yaourts maison aux petits enfants.
Les adultes peuvent consommer jusqu'à 3 portions par jour (environ 375 g au total). Demandez conseil à votre médecin ou à votre diététicien.

CONTRE-INDICATIONS ET PRÉCAUTIONS

Évitez de manger des yaourts industriels avec des additifs nocifs et des sucres.
Pour préparer les yaourts maison, préférez du lait demi-écrémé.

Préparation artisanale du yaourt nature

Ingrédients pour 1 l de yaourt :

- 1 l de lait pasteurisé (vache, chèvre ou brebis)
- 1 sachet (2 g) de ferment lactique pour yaourt (contenant habituellement *Lactobacillus bulgaricus, Streptococcus thermophilus, Bifidobacterium lactis* lyophilisés)

Préparation du yaourt nature sans utilisation de yaourtière

1 • Réchauffez le lait jusqu'à 40-45 °C.
2 • Versez 100 à 150 ml de lait réchauffé dans un verre.
3 • Mettez le ferment lactique dans le verre. Mélangez avec une cuillère en bois jusqu'à dissolution complète du ferment et obtention du levain.
4 • Versez le levain préparé dans le reste du lait (850 à 900 ml). Remuez bien.
5 • Mettez la préparation dans des pots à yaourt ou des bocaux (en verre). Couvrez avec des morceaux de film alimentaire (pas trop hermétiquement) ou des morceaux de gaze.
6 • Laissez fermenter (la préparation doit devenir épaisse) dans un endroit chaud et à l'abri du soleil pendant 6 à 48 h (tout dépend de la température de la pièce).
7 • Retirez la pellicule formée sur la surface des pots (ou des bocaux).
8 • Installez le yaourt ainsi préparé dans le réfrigérateur pendant 2 à 4 heures.

Préparation du yaourt nature à l'aide d'une yaourtière

Suivez les étapes de 1 à 4 de la recette précédente. Et ensuite, suivez le mode d'emploi de votre yaourtière.

CONSEILS

Si vous voulez, ajoutez des fruits, du sucre, du miel, des céréales dans le yaourt juste avant de le déguster.
Vous pouvez prendre 100 à 150 g de yaourt nature comme levain pour réaliser une autre portion de yaourt, en utilisant 1 l de lait environ.
Vous pouvez réaliser des plats diététiques et des desserts à base de yaourt nature.

CONSERVATION

Le yaourt maison se conserve au réfrigérateur 3 à 4 jours maximum.

LE LASSI (DE L'HINDI लस्सी)

C'est une boisson traditionnelle indienne, originaire de la région du Pendjab. Un sous-produit préparé à base de yaourt ou de lait fermenté avec des ajouts d'eau, de fruits, d'épices, de sel, de sucre et de glace. Cette boisson rafraîchissante est très populaire en Inde et au Pakistan pendant les jours de canicule. Les gens aiment beaucoup la boire avec de la chair de mangue, de la crème liquide ou de la crème glacée.

SES VERTUS

Issue de la culture culinaire ayurvédique, le lassi est très bénéfique pour la santé puisqu'il possède les vertus du yaourt ou du lait fermenté. Le lassi possède aussi toutes les qualités nutritionnelles de ses composants indispensables : les fruits et les épices.

Il favorise la digestion, aide à maigrir, renforce l'immunité et les défenses naturelles. Le lassi est un remède naturel contre les maladies cardio-vasculaires. Grâce à sa composition chimique, biochimique et microbiologique exceptionnelle, il aide à soigner certaines infections, comme des maladies respiratoires ou uro-génitales (vaginite, candidose, cystite, prostatite, calculs rénaux). Il

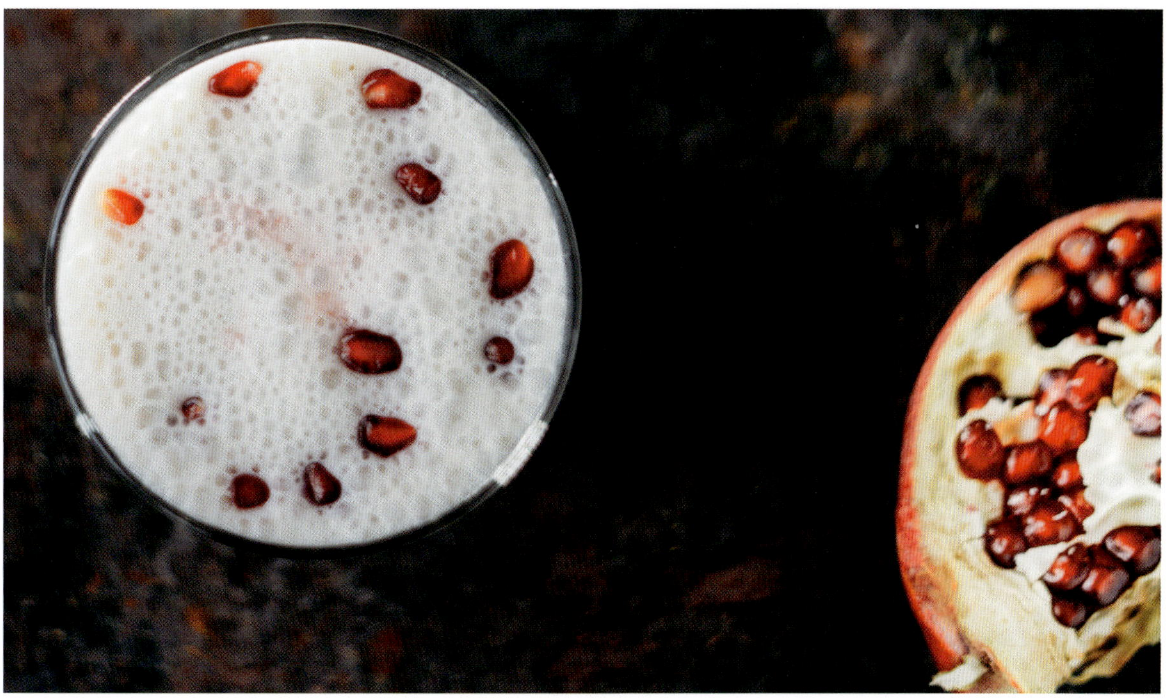

aide à protéger l'organisme contre certains cancers et troubles du métabolisme. Il est fortement conseillé pour les personnes qui souffrent de rhumatisme, d'arthrose et d'arthrite.
C'est un coupe-faim parfait et la boisson désaltérante par excellence en cas de canicule.
Le lassi aide à améliorer la flore intestinale. Il regorge d'antioxydants, de vitamines B, C, PP, E, D et de minéraux (calcium, potassium, phosphore, zinc, magnésium, etc.) qui favorisent le rajeunissement de la peau et de l'organisme entier.
Les personnes consommant du lassi de façon quotidienne se distinguent par une belle peau, un teint sain et la sveltesse de leur silhouette.
Il est préférable de consommer le lassi tout de suite après sa préparation, pour qu'il ne perde aucune de ses qualités.

POUR QUI ?

La majorité des gens pourront l'apprécier durant l'été pour ses côtés désaltérants et rafraîchissants.

Il aide les personnes souffrant de maladies infectieuses respiratoires, ainsi que de la dysbactériose, en éliminant les bactéries putréfiantes de l'intestin, et en atténuant les symptômes désagréables et gênants, comme le gonflement du ventre, des ballonnements, etc.

Le lassi est très salutaire pour les personnes atteintes de maladies cardio-vasculaires. Selon les épices qui lui sont ajoutées, il peut augmenter ou, au contraire, diminuer la tension artérielle. En général, il est bon pour les gens qui ont problème de cholestérol car il aide à éliminer le mauvais cholestérol et augmente le bon. Il renforce les parois des artères.

Il combat aussi des problèmes veineux (varice, jambes lourdes, par exemple) et il aide les personnes ayant des problèmes uro-génitaux dus à des inflammations (cystites, candidose, prostatite), ainsi que dans le cas de calculs rénaux. Il améliore le métabolisme et renforce l'immunité.

Par son contenu très riche en antioxydants, vitamines, acide lactique, bactéries lactiques et autres substances actives, le lassi aide les personnes atteintes de tumeur et permet de se protéger du cancer.

Le lassi est aussi préconisé pour les personnes souffrant de problèmes inflammatoires des articulations (rhumatisme, arthrite...).

À PARTIR DE QUEL ÂGE ?

Tout dépend des produits que vous utilisez pour préparer cette boisson.

En général, **les bébés de 8 à 10 mois** peuvent déguster le lassi mais sans épices, ni trop de sucre et, bien sûr, sans glace ! Utilisez des yaourts nature maison et des fruits naturels pour nourrir vos jeunes enfants.

En commençant par de petites portions de ½ à 1 cuillère à café de lassi par jour, augmentez la consommation doucement, jusqu'à la norme donnée par votre nutritionniste ou diététicien.

Les adultes peuvent boire 200 à 400 ml de lassi quotidiennement.
Demandez conseil à votre nutritionniste ou diététicien.

CONTRE-INDICATIONS

Sachant que le lassi est un produit sucré et relativement gras, il ne faut pas en abuser. Choisissez les épices selon vos goûts.
Les diabétiques et les personnes souffrant de surpoids doivent choisir minutieusement les ingrédients (sans sucre, par exemple).

PRÉPARATION ARTISANALE

Vous trouverez quelques recettes de préparation de cette boisson délicieuse et bienfaisante dans les recettes culinaires.
Consommez le lassi rapidement.

L'AYRAN

Cette boisson laitière fermentée a un goût et une odeur spécifiques. Elle peut contenir un infime taux d'alcool (jusqu'à 0,5°). C'est un plat traditionnel des peuples turcs et balkaniques. Mais sa vraie patrie est bien loin de ces endroits.
Au ve siècle avant notre ère, les habitants de Kerkinitis, en Grèce antique, commencèrent à le préparer. Avec le temps, la recette de l'ayran fut propagée par les Scythes, les pires ennemis des Grecs.
Traditionnellement, on utilise du lait de chèvre, de vache ou de brebis pour la préparer.
Réalisé à base de kéfir de lait, de yaourt ou de katik, l'ayran se distingue d'eux fortement par sa consistance, laquelle est spécifique à chaque région et à la manière de vivre de chaque peuple. Ainsi, il a la consistance de la crème fraîche chez les nomades, ce qui est bien pratique pour des déplacements permanents. Pour qu'il prenne une consistance plus liquide, on y ajoute de l'eau, du lait ou du koumis. Cependant, les peuples menant une vie sédentaire préparent l'ayran liquide, qui possède des vertus désaltérantes pendant les périodes de forte chaleur.
Vous pouvez trouver l'ayran dans certaines épiceries orientales.

SES VERTUS

Cette très ancienne boisson rafraîchissante regorge de calcium et de phosphore, qui sont si importants pour **le système osseux et le système cardio-vasculaire,** en normalisant la tension artérielle et en renforçant les vaisseaux sanguins. Il est bénéfique pour le **système nerveux central** et améliore l'état de **la peau.**
L'ayran est bien connu dans la médecine paramédicale du peuple caucasien qui l'utilise pour des soins du corps. Les guérisseurs caucasiens étaient persuadés qu'il pouvait même détoxifier et évacuer le venin de serpent. Ils soignaient aussi le système sanguin avec l'ayran. Il est **riche en protéines, en macro et micro-éléments et en antioxydants.**

Ses caractéristiques bactéricides sont remarquables. L'ayran **oppresse la microflore pathogène** de l'intestin grâce à son influence bénéfique sur le fonctionnement sécrétoire de l'appareil digestif.

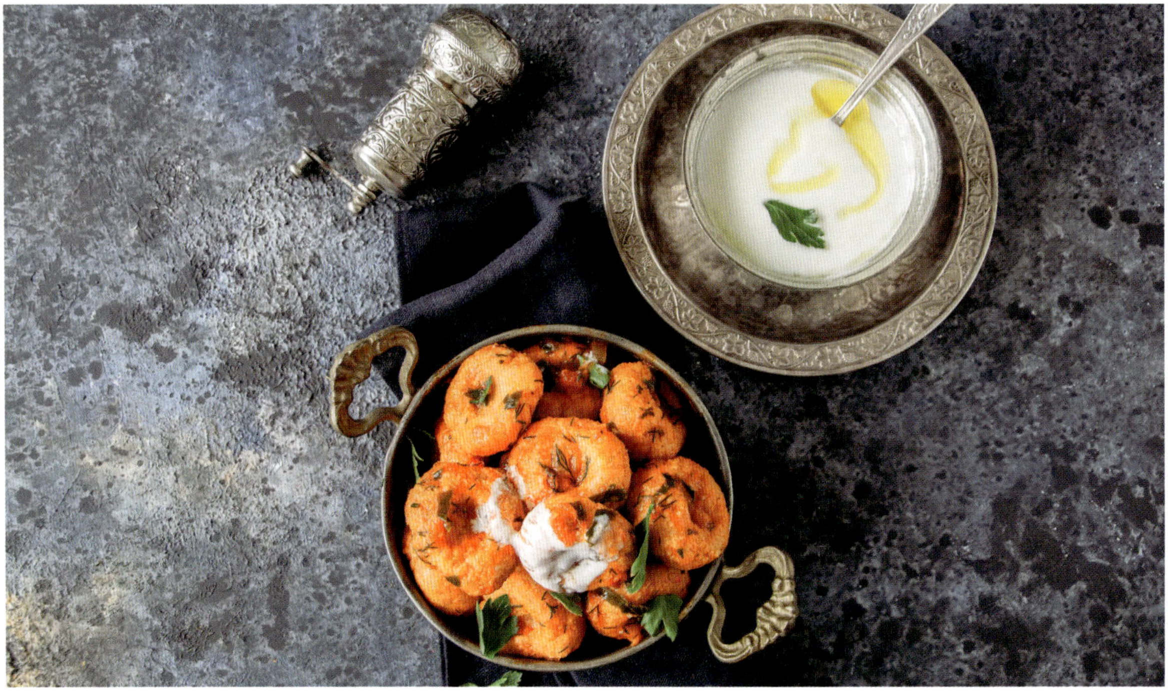

Koftes en croûte de boulgour et sauce à l'oignon

Il donne de **l'énergie et de la force, tonifie les muscles, diminue le taux de mauvais cholestérol** dans le sang et normalise la balance acido-basique, ainsi que celle des minéraux. Il aide à éliminer les processus inflammatoires dans les articulations.

L'ayran aide aussi à combattre **différentes maladies respiratoires** (asthme, pneumonie, bronchites…). Ce miracle laitier augmente l'afflux d'oxygène dans les poumons et améliore le fonctionnement des centres respiratoires.
L'ayran est aussi connu pour ses effets «anti-gueule de bois».

POUR QUI ?

Boisson rafraîchissante et détoxifiante, l'ayran, s'apprécie les jours d'été. À base de ce laitage, les Caucasiens préparent aussi beaucoup de plats traditionnels équilibrés.
L'utilisation de l'ayran aidera les personnes souhaitant **stimuler leur immunité** et retrouver de la force après une journée difficile.

Durant la consommation d'ayran, il ne faut pas s'inquiéter d'une éventuelle perte de poids, car il augmente le métabolisme. Sa valeur nutritionnelle est de 60 à 90 kcal pour 100 g de produit. Depuis toujours, il est utilisé par les femmes

caucasiennes **pour les soins de la peau et des cheveux.**
L'ayran est préconisé pour les personnes, souffrant de **gastrite** avec un taux d'acidité insuffisant, de colite chronique, ainsi que dans le cas de problème de **constipation.** Cette boisson éliminera des toxines de l'intestin, du foie, des reins et des articulations, et diminuera des processus inflammatoires dans les organes.

Il est bienfaisant pour ceux qui souffrent de **calculs biliaires, rénaux,** ainsi que **de la goutte, de la podagre, d'arthroses, d'arthrites et de rhumatisme.**

Les personnes souffrant de **maladies cardiovasculaires** (hypertension, hypotension, dystonie végétative-vasculaire, athérosclérose), ainsi que celles atteintes de **maladies respiratoires** (bronchite, asthme, pneumonie) peuvent boire cette boisson laitière fermentée. Elle favorise le nettoyage des vaisseaux du cholestérol, renforce leurs parois, les assainit et enrichit les tissus et les organes en oxygène.

Il est conseillé aux personnes anémiques de boire de l'ayran régulièrement car il **stimule la fabrication de l'hémoglobine.**

Les jeunes gens actifs, les seniors, ainsi que ceux qui ont tendance à être dépressifs doivent consommer l'ayran, car il agit positivement sur le **système nerveux central,** en le calmant, le tonifiant et, en même temps, en augmentant ses capacités d'apprentissage.

L'ayran **augmente le tonus musculaire,** ce qui est important pour les sportifs et les personnes menant une vie physiquement active.

À PARTIR DE QUEL ÂGE ?

L'ayran traditionnel, préparé à base de ferment spécial, de yaourt ou de lait fermenté, peut être introduit chez les jeunes enfants à partir de 12 mois, par des doses de 30 ml par jour, s'il ne contient que peu de sel. Augmentez la consommation doucement, jusqu'à la norme donnée par votre pédiatre.

Les personnes adultes peuvent consommer de 200 à 400 ml d'ayran par jour.
Demandez conseil à votre médecin ou à votre diététicien.

CONTRE-INDICATIONS

Il est interdit de consommer l'ayran pour les gens souffrant de gastrite aiguë, avec un taux d'acidité gastrique élevé, ainsi que pour les personnes atteintes d'un ulcère de l'estomac ou du duodénum (surtout en période d'aggravation), de même dans le cas de pancréatite aiguë et de maladies graves des reins.

Étant un produit pouvant contenir un faible taux d'alcool, référez-vous aux restrictions, dans Conseils généraux concernant le laitage fermenté.

Malgré le fait que l'ayran est curatif pour les hypertendus, ces derniers ne doivent pas en abuser à cause du sel qu'il contient.

Préparation artisanale de l'ayran à base de yaourt maison

Nous vous présentons deux méthodes simplifiées de préparation de l'ayran, l'une est à base de yaourt et la seconde, à base de kéfir de lait. Ce sont des «imitations» de l'ayran.
En effet, le véritable ayran demande un ferment spécial pour sa préparation qui n'est pas encore disponible dans les pays occidentaux.

Ingrédients pour 1,3 à 1,4 l d'ayran :

- 1 l yaourt nature
- 300-400 ml d'eau minérale plate fraîche
- Sel (sans additifs)

1 • Mettez le yaourt dans un récipient.
2 • Versez-y 300 à 400 ml d'eau.
3 • Ajoutez du sel selon votre goût.
4 • Fouettez bien, jusqu'à rendre votre préparation mousseuse.
5 • Dégustez.

Préparation artisanale de l'ayran à base de kéfir de lait

Ingrédients pour 1,1 à 1,3 l d'ayran :

- 800 ml de kéfir de lait
- 300-500 ml d'eau minérale plate fraîche
- Sel (sans additifs)

1 • Prenez 800 ml de kéfir de lait. Versez-le dans un bocal en verre ou une carafe.
2 • Versez-y l'eau.
3 • Ajouter du sel selon votre goût.
4 • Fouettez bien, jusqu'à rendre votre préparation mousseuse.
5 • Versez l'ayran dans des verres et dégustez.

LE SKYR

Très populaire en Norvège et en Islande, mais reste méconnu dans le reste de l'Europe. Sa production a pris de l'ampleur aux États-Unis.
Le skyr est mou et contient peu de matières grasses. Par son goût et sa consistance il ressemble au yaourt classique mais est plus épais. Sa consistance s'approche plus de celle du fromage frais fermier.

SES VERTUS

Le skyr réunit les bienfaits du yaourt nature et du fromage frais caillé.

Préparation artisanale

Pour préparer le skyr, vous devez vous procurer des ferments contenant les bactéries *Streptococcus salivarius subsp. thermophilus* et *Lactobacillus delbrueckii subsp. bulgaricus.*

Recette 1
Ingrédients pour 500 à 600 g de skyr :

- 1 sachet de ferments
- 1 verre de lait de vache pasteurisé (entre +27 et + 30 °C)
- 2 l de lait de vache écrémé et pasteurisé

1 • Versez le contenu du sachet de ferments dans un verre de lait (environ 200 ml). Remuez bien. Versez le mélange dans

un pot en verre. Couvrez-le avec un morceau de tissu naturel et déposez-le dans un endroit sec, chaud et à l'abri du soleil pendant 12 à 24 heures (voire plus), pour la fermentation. Vous obtenez un levain à base des bactéries indiquées sur le sachet.

2 • Versez 1 l de lait de vache, tiède, dans un bocal en verre. Versez-y 50 à 100 ml de levain, remuez soigneusement. Couvrez le bocal avec un tissu naturel et mettez le mélange à fermenter dans un endroit chaud, sec et à l'abri de lumière. La fermentation sera terminée (quand la préparation devient épaisse) au bout de 8 à 48 heures (cela dépend de la température de la pièce et de la qualité du levain).

3 • Versez 1 l de lait de vache dans une marmite. Installez-la sur le feu et lorsque le lait commence juste à monter, retirez-la du feu.

4 • Versez le lait fermenté dans la marmite. Remettez-la sur feu doux. Vous pouvez augmenter le feu, ou pas. Poursuivez la cuisson pendant 2 à 3 minutes.

5 • Quand le petit-lait deviendra jaune vert et que le fromage se séparera du petit-lait, retirez la marmite du feu.

6 • Nappez une passoire avec une serviette propre en coton ou en lin. Déposez la passoire sur un récipient pour la récupération du petit-lait.

7 • Versez le contenu de la marmite doucement dans la passoire. Laissez égoutter le skyr pour éliminer le reste du lactosérum. Appuyez sur le skyr avec une cuillère en bois ; un liquide blanc doit apparaître. Dans ce cas, arrêtez tout de suite d'égoutter le skyr.

8 • Votre skyr est prêt. Il va ressembler par le goût au fromage frais caillé habituel, mais plus sucré et encore plus mou.

Recette 2 (à base de skyr déjà préparé)
Ingrédients pour 500 à 600 g de skyr :

- 2 l de lait de vache écrémé et pasteurisé
- 100 à 300 g de skyr

1 • Versez 2 l de lait de vache écrémé pasteurisé tiède dans un bocal en verre. Mettez-y 100 à 300 g de skyr. Mélangez.

2 • Couvrez le bocal avec un tissu naturel et mettez le mélange à fermenter dans un endroit chaud, sec et à l'abri de la lumière. La fermentation sera terminée au bout de 8 à 48 heures. Faites cuire la préparation dans une casserole à feu doux.

3 • Ensuite, suivez les étapes 5 à 8 de la recette précédente.

Vous pouvez manger le skyr seul ou l'étaler sur du pain. Dans les pays nordiques, on le mélange avec de l'eau ou du lait et l'on ajoute du sucre. Vous pouvez mettre du miel, de la confiture ou des fruits dans le skyr et le manger comme dessert ou préparer des recettes avec ce fromage (sauces, salades, soupes, plats, pains, galettes et desserts).

Conservez le skyr au réfrigérateur durant 3 à 4 jours.

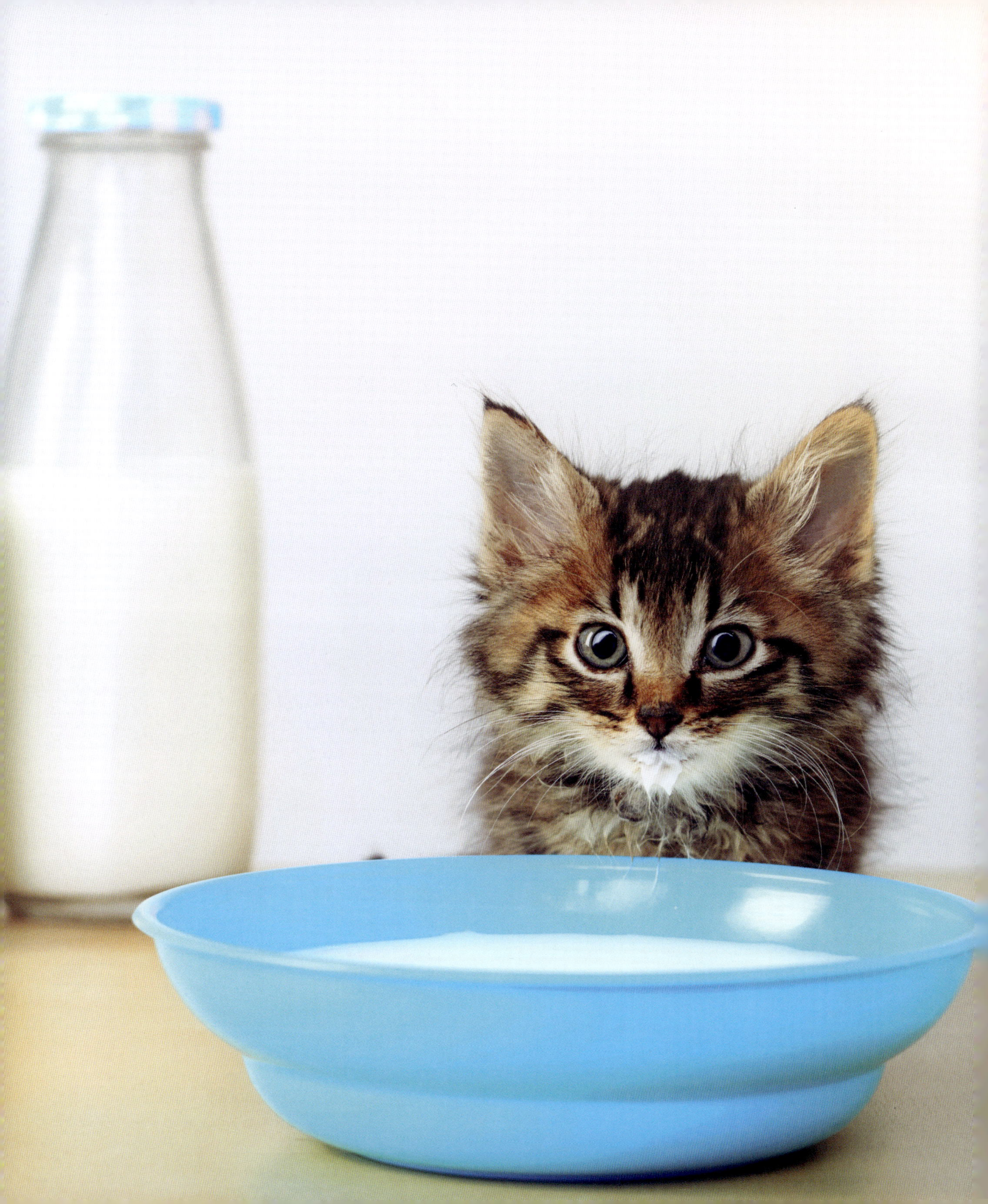

LES NOUVEAUX PROBIOTIQUES NATURELS LAITIERS

QUE SONT-ILS ?

Les produits laitiers fermentés, contenant des probiotiques, sont appelés symboliquement «nouveaux» parce qu'ils n'existent que depuis un siècle. La plupart d'entre eux furent inventés récemment grâce à la collaboration entre scientifiques, médecins, pharmaciens et laitiers russes.

Bio (ou bifido) kéfirs, lait caillé de Metchnikov, acidophiline, etc., sont les laitages produits à l'aide de millions, voire de milliards de bactéries lactiques et parfois de levures spéciales. Ces micro-organismes transforment le lait en une substance complètement différente, changeant aussi bien la consistance, le goût et le contenu biochimique du lait frais.

Les probiotiques les plus populaires et utilisés pour la production de ces produits laitiers sont :
- les bactéries : streptocoques acido-lactiques et thermophiles, bâtonnet bulgare *(Lactobacillus bulgaricus)*, bâtonnet acidophile (*Lactobacillus acidophilus*), etc.
- quelques groupes de levures spécifiques (LAF 3, LAF-4...).

Pour préparer ces produits laitiers fermentés, on utilise le plus souvent du lait de vache ou de chèvre, mais l'usage d'autres types de laits est possible aussi.

Toute cette diversité de laitage contenant des probiotiques se vend en grandes surfaces et en magasins spécialisés en Russie, en Ukraine, en Biélorussie, dans les pays baltes et dans quelques pays asiatiques. Vous pouvez trouver quelques sortes de bio (bifido) kéfirs en Allemagne, en Slovaquie, en Pologne, en Hongrie, ainsi que dans certains pays nordiques (en Finlande, par exemple).
Les habitants de ces pays préparent aussi leur laitage chez eux.

L'Europe de l'Ouest souffrant d'un manque de diversité en ferments nécessaires à la fabrication d'un plus vaste panel de laitages aux probiotiques, nous allons vous présenter les quatre «nouveaux» probiotiques laitiers qui pourront être préparés facilement chez nous.

POURQUOI FAUT-IL LES CONSOMMER ?

L'idée d'utiliser des micro-organismes bienfaisants pour l'établissement d'un fonctionnement sain de l'appareil digestif appartient à Ilya Metchnikov, grand scientifique russe. Il supposa qu'avec l'âge, les bactéries putrifiantes s'accumulent en grande quantité dans le gros intestin et le rectum. Les toxines produites par ces bactéries intoxiquent l'organisme entier. Pour diminuer la quantité de ces micro-organismes pathogènes et protéolytiques, Metchnikov proposa, en 1907, de consommer quotidiennement des produits lactiques en quantité considérable. Il recommanda de manger des produits laitiers fermentés contenants les souches *Lactobacillus bulgaricus* (dans la classification moderne appelées *L. delbruekii* subsp. *bulgaricus*). Le professeur avait extrait ces bactéries du «lait caillé

bulgare». Ce représentant des lactobacilles est devenu la base de ferments de la majorité des yaourts mondiaux, «en compagnie» du *Streptococcus salivarius* subsp. *thermophilus.*
Plus tard, pour les soins et les prophylaxies de maladies de l'appareil digestif, d'autres produits laitiers, fermentés par des souches de *Lactobacillus acidophilus,* ont été proposés sur le marché alimentaire de différents pays.

Durant les deux dernières décennies, de nombreuses recherches dans le domaine de la gnotobiologie expérimentale et clinique, de l'écologie médicale microbiologique, de la physiologie normale et pathologique, ainsi que dans d'autres sciences similaires furent menées. Les observations des médecins et des scientifiques du monde entier rejoignent l'idée de Metchnikov.
Plusieurs recherches scientifiques et observations cliniques dans ce courant d'études témoignent de manière convaincante que le rôle des lactobactéries dans le maintien de la santé est énorme.
Les fruits de ces recherches sont les nouveaux probiotiques laitiers proposés aujourd'hui dans les magasins et les supermarchés des pays de l'Est et de certains autres pays du monde.
Le but principal de l'utilisation de ces produits est l'oppression et la suppression des bactéries putrifiantes pathogènes, ainsi que la liquidation des troubles dysbiotiques dans l'appareil digestif causés par les micro-organismes néfastes.

Ces produits laitiers riches en bactéries bienfaisantes fournissent de grandes quantités de lactobactéries antagonistiques vivantes. Ce sont ces dernières qui apportent pratiquement tout le bien pour l'intestin et l'appareil digestif. Les nouveaux produits laitiers fermentés sont aussi riches en acide lactique capable de tuer les cellules cancérogènes et d'éliminer des toxines et des métaux lourds de l'organisme. Ils regorgent de vitamines, de minéraux et d'antioxydants.
Ces produits, ainsi que certains laitages fermentés traditionnels (comme le kéfir de lait «classique», l'ayran, le koumis...), contiennent une substance appelée sphingomyéline, favorisant la sécrétion d'interférons bêta qui aident à freiner le développement de tumeurs ou de maladies rétrovirales.

Ces laitages délicieux et savoureux nous sauvent aussi du surpoids, nous nourrissent, renforcent notre immunité et rajeunissent notre organisme, en éliminant des toxines et des éléments nocifs. Ils sont très populaires dans la préparation de plats culinaires, de soins paramédicaux, de régimes alimentaires, ainsi que dans les soins cosmétiques.

Le terme «alimentation fonctionnelle», basée sur la consommation de fruits, de légumes et de laitage fermenté, a été reconnu officiellement pour la première fois en 1989, au Japon. C'est un nouveau courant scientifique qui réunit les biotechnologies médicale et alimentaire. Ce type d'alimentation, appliquée de manière régulière, normalise et améliore la santé physique et psychique de l'humain, diminue le risque d'apparition de maladies, et notamment de maladies graves.

Le «fondateur» des produits de l'alimentation fonctionnelle est la boisson laitière fermentée japonaise Yakult. Ce laitage mis en vente au Japon en 1955, est considéré comme «le père» de ce type d'alimentation. Il est fabriqué à base de lait lyophilisé, d'eau, de dextrose, de saccharose, d'arômes et de bactéries lactiques *Lactobacillus casei*.
En 1990, au Japon, il existait déjà 50 variétés de boissons laitières considérées comme «fonctionnelles». En Europe, ce n'est qu'à cette période que la conception de l'alimentation fonctionnelle a commencé d'être étudiée. En France, les premiers produits laitiers contenant deux cultures (bifidus et *acidophilus*) sont apparus à la fin des années 1980, et aux États-Unis, en 1987. En URSS, enfin, ce type de produits existait depuis, notamment les années 1970 dans l'alimentation infantile.

Étudions maintenant les bienfaits de chaque produit.

LE LAIT CAILLÉ DE METCHNIKOV

Ce n'est pas un lait caillé habituel. Pour que ce type de lait fermenté devienne plus bénéfique pour la santé, on y ajoute des bactéries (*Streptococcus thermophilus et Lactobacillus bulgaricus*).
L'utilisation de ce duo de bactéries a été initiée par Metchnikov.
Finalement, ce lait caillé ressemble au lait fermenté bulgare ou encore au yaourt semi-liquide préparé à base des bactéries en question.
Plus acide que le lait caillé connu, à cause de son contenu plus important en acide lactique, il possède aussi davantage de vertus. Il a une texture très lisse, homogène et une consistance semi-liquide.
C'est une boisson destinée à être utilisée aussi bien le matin que le soir.

SES VERTUS

Le lait caillé de Metchnikov **normalise la microflore** de l'intestin en bactéries bienfaisantes. Il enrichit l'organisme en **vitamines, amino-acides, minéraux, antioxydants, protéines et ferments.** Cette boisson épaisse renforce l'immunité, purge l'organisme, normalise le fonctionnement de l'appareil digestif et notamment du pancréas.
Il aide aussi à liquider les symptômes désagréables de la **dysbactériose,** il augmente l'acidité gastrique pendant les gastrites avec un taux d'acidité faible.

Ce lait caillé purge le foie et les canaux biliaires, aide à se débarrasser de maladies du foie, telles que la cholécystite, la dyskinésie de la vésicule biliaire ou du sable dans les canaux biliaires.
Ses acides gras polyinsaturés possèdent des actions anti-athérosclérose. Il renforce et améliore l'état des vaisseaux et du cœur, diminue le taux de mauvais cholestérol, prévoit et ralentit le développement de l'ischémie du cœur et de l'hypertension.
Riche en calcium, en vitamines B, il est important pour renforcer et assainir les articulations. Ce laitage contient beaucoup de protéines.

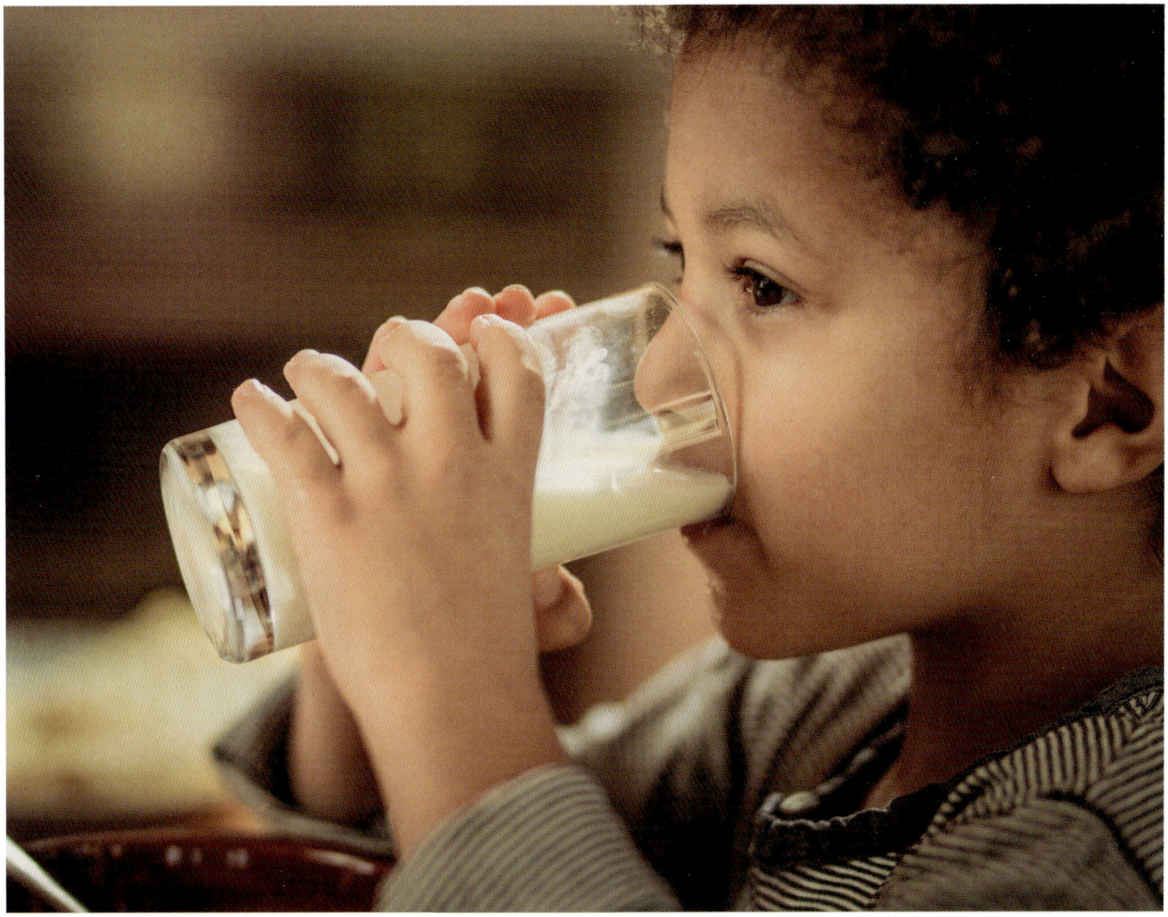

Il est aussi riche en acides organiques, vitamine A, bêta-carotène, acide ascorbique, vitamine H, ainsi qu'en minéraux (phosphore, magnésium, iode, sélénium, zinc, fluor, molybdène, manganèse, natrium, potassium, cobalt, cuivre, fer et soufre).

En outre, *Lactobacillus bulgaricus* et *Streptococcus thermophilus*, bactéries lactiques, désagrègent activement le lactose dont le contenu diminue au minimum de 20 à 30%. Cela détermine la tolérance du lait caillé de Metchnikov, des yaourts, ainsi que d'autres produits laitiers fermentés contenant ces bactéries, pour les personnes souffrant d'intolérance au lactose (en revanche, les personnes souffrant d'allergie au lactose ne pourront pas en consommer).

Il est nécessaire de faire remarquer que les effets curatifs du lait caillé de Metchnikov, ainsi que d'autres produits laitiers fermentés riches en probiotiques, peuvent donner de bons résultats sur la santé s'ils sont consommés quotidiennement et pendant une longue période. En passant par l'appareil digestif, la plupart des bactéries lactiques bienfaisantes périssent. Seulement 5 à 10% de lactobacilles et 30 à 35% de bifidus atteignent le gros intestin. Donc, il est nécessaire de consommer ces produits pendant des mois, et voire même des années, pour qu'ils soient vraiment bénéfiques à notre organisme.

Il peut être recommandé de boire 200 à 500ml de lait de Metchnikov par jour. Il suffit même d'un seul verre de cette délicieuse boisson le soir pour sentir ses effets curatifs!

POUR QUI?

Peu calorique (100g de produit contient 2,5% de matières grasses, et seulement 56 kcal), le lait de Metchnikov est un produit parfait pour ceux qui aspirent à maigrir et à détoxifier leur organisme.

Ce produit normalise le métabolisme et est recommandé pour les personnes souffrant de surpoids et de cellulite.

Les bienfaits du lait de Metchnikov peuvent être comparés à ceux du kéfir de lait, mise à part que, pour une partie des personnes, le lait de Metchnikov est moins acide et plus vite assimilé par l'organisme. Après sa consommation, l'intestin se remplit tout de suite de micro-organismes bénéfiques pour la santé.

Ce type de lait fermenté est fortement conseillé aux personnes souffrant de gastrites avec un taux d'acidité bas, de constipations, de dysbactériose, de colites, d'entérites, de maladies du foie (dyskinésie, hépatites chroniques, hépatose), des reins, ainsi que pour celles et ceux souffrants de troubles de la flore uro-génitale.

Il est recommandé d'inclure le lait de Metchnikov dans la ration quotidienne des personnes ayant subi un infarctus, souffrant d'hypertension, d'ischémie ou d'un vice du cœur, ainsi que pour celles atteintes de diabète. Cette suggestion est liée au fait que ce produit contient beaucoup d'acides gras polyinsaturés capables de freiner le développement de maladies cardio-vasculaires et de préserver des différentes complications de celles-ci.

Le lait de Metchnikov est connu pour ses effets contre les résultats indésirables d'une soirée bien arrosée. Il suffit de boire 1 verre de ce lait fermenté, et après 10 à 20 minutes, l'état général et l'esprit s'améliorent.

Il est très largement utilisé aussi par les gens des pays de l'Est dans les soins esthétiques. Celles et ceux qui cherchent des moyens naturels et peu onéreux, mais souhaitant avoir de bons résultats, doivent savoir que le lait de Metchnikov est une base idéale pour préparer des masques pour le visage (surtout pour les peaux grasses) et pour les cheveux.

À PARTIR DE QUEL ÂGE ?

Pour les enfants, il est recommandé de donner du lait de Metchnikov à partir de 10 à 12 mois, en petites portions (50 ml par jour) avant de les augmenter petit à petit.

À partir de 2 ans, vous pouvez donner 100 à 150 ml de ce produit quotidiennement à votre enfant. Il ne faut pas dépasser la dose pour ne pas surcharger ses reins.
Avant de commencer à consommer le lait de Metchnikov, demandez conseil à votre pédiatre, médecin ou diététicien.

Les adultes peuvent boire 1 à 2 verres par jour de lait de Metchnikov dans le but d'assainir l'organisme ou simplement pour préserver leur santé.

CONTRE-INDICATIONS

Dans certains cas, le lait caillé de Metchnikov peut nuire à la santé.
Par exemple, la consommation de ce produit est interdite aux personnes souffrant de gastrite hyper-acide ou de gastrite érosive.

Il est préférable de s'abstenir d'en boire aussi pour les gens ayant des calculs biliaires, et pour ceux qui souffrent d'hépatites (en état d'aggravation).
Enfin, il est interdit de consommer ce laitage pour les ulcéreux et pour ceux qui souffrent de pancréatite aigüe.

Les personnes n'ayant pas de telles restrictions doivent aussi boire le lait de Metchnikov avec modération.

Préparation artisanale

Ingrédients :

- 1 l de lait de vache (ou de chèvre) pasteurisé
- 1 sachet (2 g) de ferment lactique pour yaourt (contenant habituellement *Streptococcus thermophilus, Lacto bacillus bulgaricus*)

1 • Réchauffez le lait jusqu'à 40-45 °C.
2 • Versez 100 à 150 ml de lait réchauffé dans un verre.
3 • Mettez le ferment lactique dans le verre. Mélangez avec une cuillère en bois jusqu'à dissolution complète du ferment et obtention du levain.
4 • Versez le levain préparé dans le reste du lait (850 à 900 ml). Remuez bien.
5 • Mettez la préparation dans un bocal (en verre). Couvrez-le avec un tissu léger (une double couche de gaze, par exemple).
6 • Laissez fermenter (jusqu'à ce que la préparation s'épaississe) dans un endroit chaud et à l'abri du soleil pendant 8 à 48 heures (selon la température dans la pièce).
7 • Retirez la pellicule de gras qui se sera formée sur la surface du bocal. Remuez le lait caillé préparé.
8 • Installez le lait caillé de Metchnikov dans le réfrigérateur pendant 2 à 4 heures.
9 • La boisson est prête !

Vous pouvez conserver le lait caillé de Metchnikov au réfrigérateur pendant 3 à 4 jours.

L'ACIDOPHILINE

Boisson laitière fermentée légèrement pétillante, ayant la consistance du lait fermenté, elle a été inventée par des scientifiques russes. La bactérie *Lactobacillus acidophilus* a été découverte par un scientifique russe, Podgorezhky, au début du XXe siècle. En étudiant ses vertus, le chercheur proposa de l'utiliser dans la production de produits laitiers fermentés. Le nom de ce produit vient du latin *acidus* (acide) et du grec **φιλέω** (*philus*, aimer). C'est un produit laitier fermenté produit par la fermentation du lait de vache pasteurisé à l'aide de la bactérie *Lactobacillus acidophilus*, de graines spécifiques de kéfir de lait et de streptocoques lactiques. Un faible pourcentage d'alcool peut être présent (aux alentours de 0,4-0,6°).

Au départ, la fabrication de l'acidophiline a été initiée en URSS et aussi dans certains pays socialistes de l'époque.

Dans les pays slaves, les industriels fabriquent des fromages frais, des crèmes fraîches, des pâtes à tartiner et des boissons à base d'acidophiline.

SES VERTUS

Ses *Lactobacillus acidophilus* et ses streptocoques lactiques aident à digérer les protéines. Pendant ce processus biochimique et microbiologique, des ferments, l'acide lactique, l'eau oxygénée, des vitamines du groupe B et la cyanocobalamine (vitamine B12) se synthétisent. Tous ces éléments sont bénéfiques pour l'organisme et oppressent la croissance de la microflore pathogène.

100 g d'acidophiline contient :

- 85 g d'eau
- 3,8 g de sucres (mono et disaccharides)
- 2 g d'acides gras saturés
- 1 g d'acides organiques
- 0,7 g de cendre
- 0,009 g de bon cholestérol (HDL)
- 38 mg de choline
- 0,8 mg de vitamine C
- 0,3 mg de vitamine B5
- 0,02 mg de vitamine A
- 0,16 mg de B2
- 0,8 mg de vitamine PP
- 0,04 mg de B1
- 0,01 mg de bêta-carotène
- 0,3 µg de B12
- 3,6 µg de biotine (B8)
- 15 mg de magnésium
- 145 mg de potassium
- 120 mg de calcium
- 99 mg de chlore
- 98 mg de phosphore
- 55 mg de natrium
- 27 mg de soufre
- 0,1 mg de fer
- 0,4 mg de zinc
- 20 µg de fluor
- 10 µg de cuivre
- 9 µg d'iode
- 5 µg de molybdène
- 2 µg de sélénium
- 1 µg de cobalt
- 0,6 µg de manganèse

Il est aussi riche en vitamines PP, A, E, en acide pantothémique, en choline...

L'acidophiline contient des vitamines rares comme les vitamines H (biotine) et PP (niacine). Ce produit est mis au même niveau que les médicaments. Il soigne le foie, l'intestin, l'estomac et aide à améliorer l'état du système nerveux central.
Il est à noter qu'on retrouve dans l'acidophiline tous les macro et micro-éléments dans des proportions correspondantes aux besoins d'absolument tous les organes.

Ce produit aide à combattre le trouble de l'appareil digestif le plus répandu au monde : la **dysbactériose**, caractérisée par un trouble de l'équilibre de la flore intestinale. Chez la personne saine, cette dernière est composée de 85% de lactobactéries et de 15% de coli-bactéries. Alors que, chez la personne touchée par cette maladie, il y a un déséquilibre montrant une majorité de coli-bactéries.
L. acidophilus est l'une des variétés de *Lactobacillus* qui reste intacte en passant par l'appareil digestif; les sucs de la digestion ne la détruisent pas. Cette bactérie peut vivre dans l'intestin. Elle stimule la sécrétion de l'estomac et du pancréas. Les produits de cette bactérie ont un effet désinfectant et bactéricide dans l'appareil digestif, en tuant de mauvaises bactéries et virus pathogènes. Elles produisent leurs propres antibiotiques : la lysine, la nisine et la lactaline, qui oppressent les agents pathogènes de la **dysenterie,** de la **diphtérie,** de la **tuberculose,** de la **pneumonie**, etc.

Une autre qualité importante de l'acidophiline est **sa capacité à fermenter le lactose,** ce qui explique son assimilation facile, même chez les personnes intolérantes.
Les micro-organismes de l'acidophiline, dans leur ensemble, ne modifient pas directement le niveau de sucre dans le sang; ils ne le diminuent pas comme des médicaments. Mais l'acidophile est recommandé aux **diabétiques,** car il est peu calorique et contient peu de glucides.

L'acidophiline supprime la **candidose** dans les organes, diminue le **taux de cholestérol,** renforce le **système cardio-vasculaire,** assainit le **système uro-génital** et accélère la résorption (le transport des éléments nutritifs par les parois intestinales dans la lymphe et le sang).

Cette boisson est connue pour renforcer **l'immunité** et pour ses **vertus anti-cancers,** en protégeant presque tout l'organisme de cette pathologie lourde.
L'acidophiline élimine parfaitement des toxines, des métaux lourds, certaines infections et d'autres substances nocives pour l'organisme.

L'acidophiline «classique» ou «nature», sans ajouts de sucre ni de fruits, contient entre 51 et 59 kcal pour 100 g, avec environ 3,2% de matières grasses. Cette boisson est très salutaire dans les menus des personnes en surpoids.

Selon des spécialistes de santé, l'acidophiline posséderait des vertus supérieures à celles du kéfir de lait «classique».

POUR QUI ?

L'acidophiline est conseillé :

- aux personnes qui supportent mal le lactose ;
- aux personnes désirant maigrir ;
- aux personnes souhaitant nettoyer leur organisme ;
- aux personnes vivant dans des environnements pollués ;
- aux personnes qui s'intoxifient à l'alcool ;
- aux personnes enrhummées et disposées aux maladies infectieuses ;
- aux personnes tuberculeuses ;
- aux personnes souffrant de gastrites ; hypo-acide, de pancréatite chronique, ainsi que de maladies du foie (calculs biliaires, dyskinésie de la vésicule biliaire, cirrhose, hépatites, hépatose) et de l'intestin : colites, entérites, dysenterie ;
- aux personnes souffrant de diabète du type 1, ainsi que du type 2 comme alimentation diététique ;
- suite à un traitement antibiotique ;
- aux personnes sujettes aux inflammations du système uro-génital (vaginite, candidose, adnexitis, kystes des ovaires, prostatite, etc.).

L'acidophiline apporte un grand bienfait aux organes sexuels masculins, cette référence a été faite par des scientifiques japonais qui ont effectué nombreuses recherches à ce sujet.

L'acidophiline est aussi très salutaire pour :

- les personnes souffrant d'asthénie, d'un affaiblissement général de l'organisme après un trauma psychique, une crise nerveuse, ainsi qu'en cas de grand stress ;
- les personnes déprimées et angoissées ;
- les personnes migraineuses ou victimes de céphalées ;
- les états dépressifs et les fatigues chroniques ;
- les personnes anémiques.

Enfin, il est efficace en prévention des cancers et des tumeurs.
L'acidophiline est utilisé dans des soins des processus inflammatoires de la peau et des soins esthétiques (pour la fabrication de masques, de crèmes pour le visage et la peau).

Durant la seconde guerre mondiale, l'acidophiline a sauvé la vie de nombreuses personnes, car il servait d'antiseptique naturel et était parfois utilisé pour soigner les blessures.

À PARTIR DE QUEL ÂGE ?

Les médecins conseillent de donner l'acidophiline **aux enfants à partir de 12 mois**, en commençant par de petites portions d'environ 30 ml par jour, et en augmentant la dose petit à petit.
Certains spécialistes de santé recommandent ce produit pour l'inclure dans alimentation des femmes enceintes et les femmes allaitantes.
Avant de commencer à consommer l'acidophiline, demandez conseil à votre pédiatre, médecin ou diététicien.

Les adultes peuvent boire 200 à 400 ml d'acidophiline par jour, avant ou après le repas.

CONTRE-INDICATIONS

Les mêmes que pour les «kéfirs de lait» .

Il ne faut pas consommer ce type de produit en cas de pancréatite aiguë, d'ulcère de l'estomac ou (et) du duodénum (sauf si vous utilisez des kéfirs avec de l'huile, ainsi que dans le cas d'une gastrite hyper acide.

Les personnes présentant des contre-indications à l'alcool doivent s'abstenir de consommer ce laitage.

PRÉPARATION ARTISANALE

La préparation de ce produit demande une certaine habileté.

Préparation du levain à base de graines de kéfir de lait :

Ingrédients pour 1 l d'acidophiline :

- 250 ml de lait de vache (ou de chèvre) pasteurisé
- 2 à 4 c. à c. de graines de kéfir de lait (comptez 2 c. à c. pour 250 ml de lait environ)

1 • Réchauffez le lait jusqu'à 21-27 °C. Versez-le dans un bocal en verre propre.

2 • Mettez des graines de kéfir de lait (préalablement lavées à l'eau minérale tiède) dans le bocal.

3 • Recouvrez ce récipient d'un tissu de type gaze. Entreposez-le dans un endroit sec, à température ambiante et à l'abri de la lumière, durant 8 à 24 heures environ (parfois moins, parfois plus). Il faut que le levain soit devenu épais et que l'on puisse constater l'apparition de petites bulles de gaz à la surface.

4 • Agitez le récipient périodiquement.

5 • Au bout du temps écoulé, votre levain doit être prêt.

Petites remarques pour la préservation des graines de kéfir de lait :

- Retirez les graines de kéfir de lait du levain.
- Lavez les graines de kéfir à l'eau minérale plate tiède. N'utilisez jamais de l'eau du robinet pour cette opération.
- Refaites le levain tous les jours en suivant la recette indiquée ci-dessus.
- Toutes les 24 heures environ, changez le lait par filtration (séparez le lait des graines à l'aide d'une cuillère ou d'une passoire non métallique).

Préparation de l'acidophiline :

Ingrédients :

- 2 à 3 c. à s. de levain
- 1 l de lait pasteurisé
- 1 g de *Lactobacillus acidophilus*
- 1 g de *Lactococcus lactis*

1 • Incorporez le levain dans le lait tiède. Mélangez bien.

2 • Ajoutez les ferments (préalablement dissous dans une petite quantité de lait pasteurisé tiède). Remuez bien, pour que le ferment se dissolve complètement.

3 • Versez la préparation dans un récipient en verre. Couvrez-le avec un tissu naturel (un morceau de coton, une double couche de gaze...).

4 • Laissez-le fermenter à température ambiante, dans un endroit sec et dénué de lumière, jusqu'au moment où le lait commencera à coaguler.
5 • La fermentation peut durer de quelques heures à 24 heures. Durant ce temps, il sera nécessaire d'agiter ou tourner les récipients attentivement.
6 • Après la fermentation, laissez le récipient dans un endroit frais et sec, à l'abri de la lumière et à une température comprise entre 8 et 14 °C au maximum, ceci durant 1 jour pour la maturation définitive ; remuez la boisson.
7 • Votre acidophiline est prêt à la consommation. Il doit avoir une consistance épaisse.

Il peut vous servir comme levain de départ pour la préparation d'autres portions d'acidophiline.

Préparation de l'acidophiline à partir du produit déjà préparé.

Ingrédients :
- 1l de lait pasteurisé
- 2 à 3 c.s. d'acidophiline préparé

1 • Versez le lait tiède (21-27 °C) dans un bocal en verre.
2 • Ajoutez-y l'acidophiline.
3 • Couvrez le bocal avec un couvercle (ne pas fermer hermétiquement) ou un tissu léger.
4 • Laissez fermenter durant 8 à 24 h à température ambiante et à l'abri du soleil, jusqu'à la coagulation. Agitez le bocal de temps en temps (remuez le contenu du bocal avec une cuillère en bois).
5 • Mettez la boisson dans le réfrigérateur pendant 1 jour, pour la maturation.
6 • Votre boisson bienfaisante est prête !

Remarques :
- Il existe d'autres méthodes de préparation de l'acidophiline, suivez les suggestions inscrites sur l'emballage du ferment.
- Le levain à base de graines de kéfir de lait est comestible.
- Vous pouvez préparer ce produit dans une yaourtière. Pour cela, vous devez dans un premier temps préparer le levain à base de graines de kéfir de lait et le mélanger avec les autres ingrédients. Ou encore, utilisez le produit déjà réalisé comme levain. Puis suivez les instructions de votre yaourtière.
- La préparation du kéfir peut être réalisée à base de ferment de kéfir de lait lyophilisé, acheté via Internet ou en magasin spécialisé. Suivez les indications de l'emballage, puis ajoutez 2 à 3 cuillères à soupe de kéfir ainsi préparé en tant que levain dans votre préparation et suivez la recette.
- Vous pouvez conserver l'acidophiline dans le réfrigérateur durant 2 à 3 jours.

LE LAIT D'ACIDOPHILUS (LAIT AUX ACIDOPHILUS)

Il a été élaboré par des spécialistes de l'entreprise d'État de ferments bactériologiques de l'Institut technologique du lait et de la viande (Russie). Si l'on retire deux composants de l'acidophiline (la

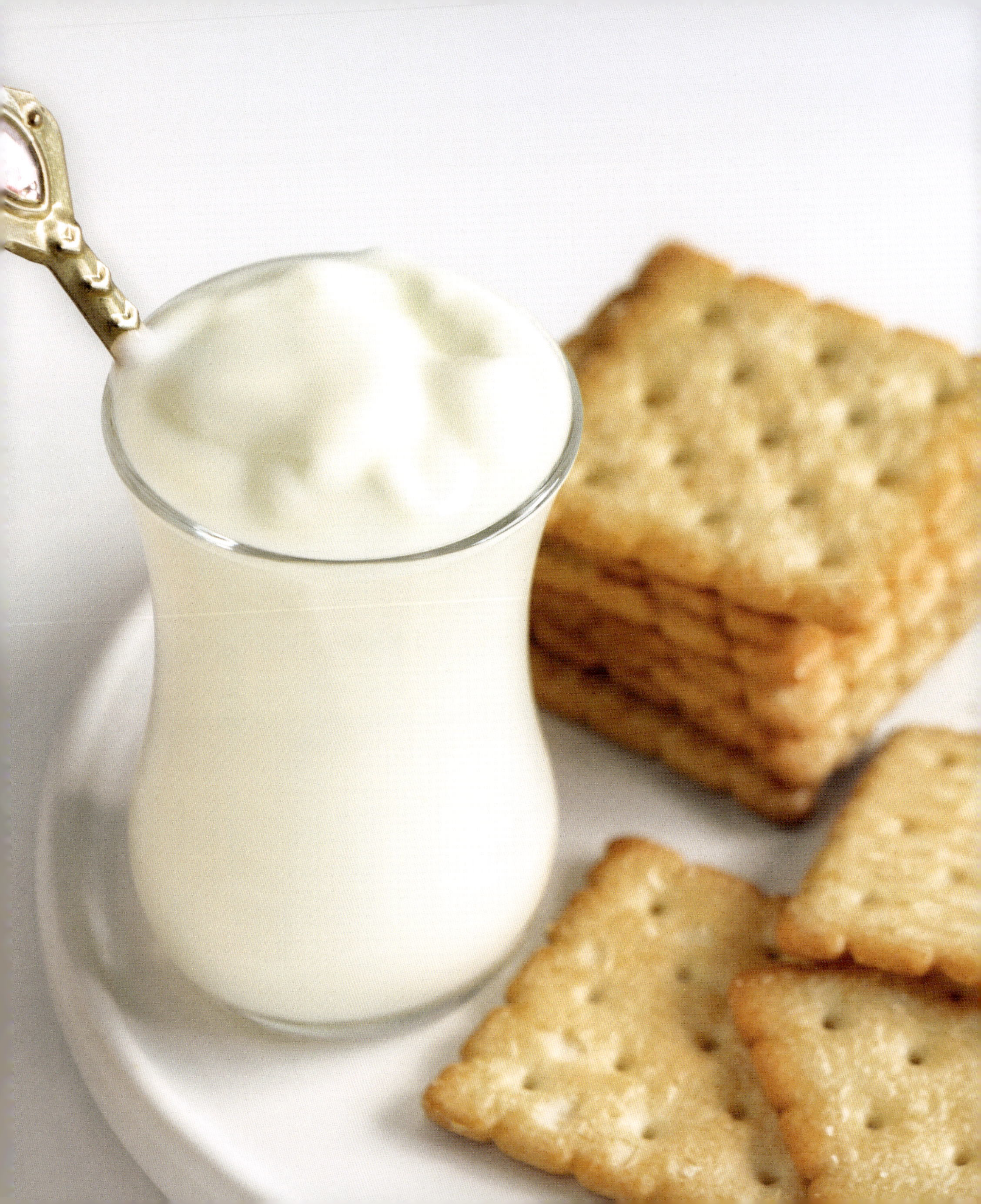

levure spéciale pour acidophiline et des streptocoques lactiques), on obtient le lait aux acidophilus. Celui-ci a la consistance semi-liquide de la crème fraîche et un goût légèrement acidulé. Dans des supermarchés et magasins slaves, il est vendu nature ou sucré.

Zoom sur l'Acidolacte Vivo (Ukraine)

Il s'agit de ferments contenant des *Lactobacillus acidophilus*, des *Streptococcus salivarius* subsp. *thermophilus*, des *Lactococcus lactis* subsp. *diacetylactis* avec un ajout (ou non) du prébiotique inuline et de sucre. Ils sont utilisés pour la fabrication de différents laitages maison et de lait d'acidophilus.

Il existe trois variétés de ce produit :

- Acidolacte nature
- Acidolacte avec le prébiotique inuline
- Acidolacte avec l'inuline, et le sucre

SES VERTUS

Le lait d'acidophilus est utilisé aussi bien comme un produit à part entière (une boisson) qu'en tant que produit curatif, en complément avec d'autres produits bienfaisants pour soigner des maladies.

En plus des vertus curatives du *Lactobacillus acidophilus* que nous venons de décrire, on peut ajouter leur **action anti-inflammatoire.** Elles activent également le **processus de désintoxication de l'organisme** et neutralisent des toxines et des effets néfastes des médicaments, des antibiotiques et d'une mauvaise alimentation.

Ces bactéries fabriquent jusqu'à 70% des vitamines de l'organisme et améliorent le fonctionnement des organes et de la digestion.

Les *Lactobacillus acidophilus* stimulent la synthèse de l'interféron, qui joue un rôle primordial dans la défense contre les virus et les cancers. Ils rétablissent le système immunitaire.

Ces bactéries lactiques produisent leurs propres antibiotiques contre les bactéries et les virus nocifs; des antibiotiques qui peuvent coexister dans l'organisme avec n'importe quels médicaments, ajouts alimentaires et produits nutritifs, sans aucune conséquence.

Elles fabriquent des ferments qui digèrent les protéines, les glucides et les graisses, lesquels favorisent l'assimilation de micro-éléments.

Les bactéries lactiques acidophiles produisent aussi des amino-acides irremplaçables, **rétablissent le métabolisme** et augmentent le taux d'hémoglobine dans le sang, aussi bien pour les enfants que pour les adultes. Elles favorisent la baisse du niveau de cholestérol dans le sang.

Très résistantes, les *Lactobacillus acidophilus* s'adaptent assez vite dans l'intestin. Lors d'une chimiothérapie, elles restent même constantes malgré les effets des antibiotiques et de médicaments. En empêchant le développement de micro-organismes pathogènes dans l'intestin, elles rétablissent une flore intestinale saine. Les *Lactobacillus acidophilus* normalisent les contractions musculaires et le fonctionnement de l'appareil digestif, tout comme elles aident à combattre des maladies infectieuses de l'appareil digestif : la dysenterie, la dysbactériose, la salmonellose, les infections à staphylocoques et d'autres.

Le lait d'acidophilus aide à soigner des **maladies respiratoires.**

Il soulage du **diabète,** car il améliore le fonctionnement du pancréas.
Le lait d'acidophilus est aussi utilisé pour soigner des **maladies de la peau dues au stress,** diverses infections, ainsi que des brûlures.

POUR QUI?

Le lait d'acidophilus peut s'utiliser seul, en tant que produit curatif, en complexe avec d'autres remèdes ou comme complément alimentaire.

Il est bienfaisant pour :
- les femmes enceintes;
- les femmes qui allaitent leur bébé;
- les jeunes enfants;
- les adultes.

Il est conseillé pour combattre :
- la gastrite avec un taux d'acidité insuffisant;
- la colite chronique, les problèmes du foie, du pancréas, des reins, du système sanguin (anémie);
- la dysenterie, la dysbactériose, la salmonellose, les infections dues aux staphylocoques.

Il aide à soigner
- le système uro-génital des femmes et des hommes (prostatite, ménopause, maladies gynécologiques dues à des infections et des processus inflammatoires, kystes des ovaires, mastite);
- les maladies du système respiratoire, de la gorge et des oreilles (sinusite, amygdalite, otite);
- la tuberculose, les enfants subissant une intoxication tuberculeuse;
- l'asthénie, les névroses, et l'affaiblissement général de l'organisme (à la suite d'un choc émotionnel, d'un stress de longue durée, après une maladie, ainsi que dans le cas d'une malnutrition...);
- maladies stomatologiques (parodontite, stomatite, gingivite – dans ce cas, son ferment, ainsi que la boisson préparée peuvent être utilisés pour des bains de bouche curatifs).

Il est aussi utilisé contre les problèmes de peau (sous la forme du laitage fermenté préparé, ou uniquement du ferment dilué à l'eau) :
- psoriasis;
- éruption cutanée;
- brûlures;
- maladies infectieuses de la peau...

Ce lait peut compléter le lait maternel pour les jeunes enfants (à partir de quelques mois), ainsi que comme alimentation complémentaire pour les enfants affaiblis, ou (et) nés d'une mère malade, ou ayant le rhésus facteur négatif. Il aide à soigner les dyspepsies chez les petits enfants et les colites infantiles.
Il est conseillé pour les femmes ayant un taux d'hémoglobine bas après l'accouchement.

À PARTIR DE QUEL ÂGE?

Pour les adultes, il est conseillé de boire 200 à 400 ml de lait d'acidophilus quotidiennement.
Pour les enfants, à partir d'1 an (parfois avant), en commençant par des portions de 30 ml par jour, et en augmentant la dose doucement. Avant de commencer à consommer le lait d'acidophilus, demandez conseil à votre pédiatre, médecin ou diététicien.

CONTRE-INDICATIONS

Ce laitage est déconseillé aux personnes immunodéficientes.

Préparation artisanale

Ingrédients :
- 1l de lait de vache ou de chèvre cru
- 2g de *Lactobacillus acidophilus*

1 • Pasteurisez le lait.
2 • Laissez-le refroidir jusqu'à 40°C, puis versez-le dans un bocal en verre.
3 • Mettez le ferment dans le bocal et remuez soigneusement.
4 • Couvrez le bocal avec un tissu naturel et pas très épais (une double couche de gaze, par exemple).
5 • Installez le bocal dans un endroit chaud et à l'abri de la lumière. Laissez fermenter pendant 8 à 24 heures, voir même plus.
6 • Le lait d'acidophilus réalisé doit être épais. Placez-le durant 2 heures environ au réfrigérateur. Remuez et consommez.

Préparation du lait d'acidophilus en utilisant le produit déjà préparé

Ingrédients :
- 50ml de lait d'acidophilus
- 1l de lait pasteurisé de vache ou de chèvre

1 • Chauffez le lait pasteurisé à 40°C, puis ajoutez le lait d'acidophilus et mélangez.
2 • Suivez les indications des étapes 4 à 6 de la recette précédente.

Remarques :
- Vous pouvez préparer ce produit comme un yaourt dans une yaourtière (programme de 12 heures au minimum);
- le lait d'acidophilus se conserve au réfrigérateur durant 2 à 3 jours.

BIFIDO KÉFIRS (BIFIDO-KÉFIR, BIO KÉFIR, BIFIDOK, BIFILUX)

En Russie, dans d'autre pays de l'Est, ainsi qu'en Allemagne, ces kéfirs sont produits à base de lait de vache : on introduit des bifidus et d'autres bactéries bienfaisantes (*Streptococcus thermophilus, Lactobacillus acidophilus, S. lactis, S. cremoris*...) lyophilisées dans le kéfir «classique» au cours de la préparation.
Le taux d'acidité important du kéfir ne permet pas de développer les souches de bactéries bifidus «vivantes»; on les ajoute donc sous forme lyophilisée. Ces produits contiennent jusqu'à 0,6° d'alcool.

En 1976, les Smoliansky, une famille ukrainienne, a émigré à Odessa (Chicago) aux États-Unis et, en 1986, ils ont fondé une compagnie fabriquant des kéfirs. Cette entreprise, appelée Lifeway Foods, est devenue très connue en Europe de l'Est, en Russie et ensuite aux États Unis. Aujourd'hui, elle produit 95% des kéfirs de lait du marché américain.
Dans le monde, il existe quelques marques connues produisant différentes variétés de yaourts et de laits fermentés à boire.
L'assortiment mondial actuel ne s'arrête pas seulement à ces variétés de probiotiques laitiers, surtout dans les pays de l'Est, aux États-Unis et au Japon; il en existe davantage et de plus en plus au fil du temps.

SES VERTUS

Les vertus des bio kéfirs et des bifido-kéfirs se rapprochent fortement de celles du kéfir «basique», mis à part qu'ils contiennent des bifidobactéries et d'autres micro-organismes en plus. Les bifidus ont des fonctions très importantes dans l'appareil digestif. Les bio kéfirs sont aussi riches en vitamines, minéraux, antioxydants, ferments, bifidus, ainsi que d'autres probiotiques, et éléments curatifs (Plus d'information dans mon ouvrage *Lait fermenté, kéfirs de lait et de fruits. Ces probiotiques naturels d'aujourd'hui, 90 recettes et leurs bienfaits,* éditions du Dauphin.)

Pour se débarrasser de la **dysbactériose,** des spécialistes de santé préconisent de soigner cette maladie avec des médicaments contenant des bifidus, et parallèlement de consommer des bio et bifido-kéfirs, ainsi que des bio yaourts. Cette combinaison améliore et accélère la cure de soin. Ils conseillent aussi de consommer les bifido, et bio kéfirs en prévention de cette maladie extrêmement désagréable.
Il est également préconisé de boire un verre de bio kéfir avant le coucher, ce qui améliore le fonctionnement de l'intestin et du foie.
Les bio kéfirs et les bifido-kéfirs agissent sur tous les organes du corps et **augmentent la résistance contre les maladies graves.** Ils purgent le sang du **mauvais cholestérol,** renforcent le **système cardio-vasculaire** et favorisent la **désintoxication** et l'amaigrissement. Ils protègent et même aident à soigner certains cancers (le risque de formation des cellules cancérogènes diminue avec la prise régulière de bifido et de bio kéfirs), ils aident aussi dans le cas de maladies bactériennes, virales et rétrovirales.
Ces kéfirs soulagent les reins dans leur fonctionnement. Ils ôtent les poches autours des yeux et soulagent les douleurs dans les reins. Ce sont des **produits diurétiques.** Ils aident à combattre les candidoses et la pyélonéphrite.

Pendant la prise d'antibiotiques, de médicaments anti-inflammatoires, une cure de chimiothérapie ou de radiothérapie, la **flore intestinale** souffre. Les bifido -bio kéfirs favorisent son rétablissement. Les bio kéfirs et les bifido-kéfirs sont généralement assez facilement assimilés par les personnes intolérantes au lactose, car ils en contiennent beaucoup moins que le lait.

Ces boissons probiotiques atténuent les **réactions allergiques** (au pollen et à la pollution, par exemple). **Elles détoxifient :** particules radioactives, pollution, ainsi que métaux lourds sont éliminés de l'organisme.

Les kéfirs en général sont connus pour leurs vertus **réductrices du stress et de la pression nerveuse.** Ils sont aussi anti-inflammatoires et aident à soigner l'arthrose, l'arthrite, les rhumatismes et des maladies infectieuses des voies respiratoires.

POUR QUI ?

Les bifido et bio kéfirs sont recommandés pour :
- les patients souffrant de déséquilibre des micro-organismes dans l'intestin, accompagné de ballonnements, de flatulences, d'une baisse du moral, de fatigue, etc. ;

Quelques exemples de marques mondiales, produisant des laitages fermentés contenant des probiotiques.

AVEC DES *LACTOBACILLUS ACIDOPHILUS* :
- **Muller Vitality** (Angleterre); **Yaourt Mountain High** (États-Unis); **Yaourt LG 21** (Japon);
- **Lifeway Kefir** (USA)

AVEC DES *LACTOBACILLUS CASEI* :
Yaourt Horizon Organic, Lifeway Kefir, Mountain High, Stronyfield (États-Unis); boisson **Immunelé** (Russie); **Actimel** (Danone)

AVEC DES *BIFIDUS ACTIREGULARIS* :
Activia (Danone)

AVEC DES *LACTOBACILLUS PLANTARIUM* :
Lifeway Kefir, GoodBelly et **ProVita** – entreprise **NextFoods Probi** (États-Unis), boisson laitière aux fruits de la marque **ProViva** (Suède)

AVEC DES *LACTOBACILLUS JOHNSONII*, SOUCHE NCC533 (LC1) :
Yaourt LC1 Nestlé (Suisse)

AVEC DES *LACTOBACULLUS RHAMNOSUS* :
Lifeway Kefir (États-Unis); boisson **Immunelé** (Russie)

AVEC DES *LACTOBACULLUS RHAMNOSUS*, SOUCHE LGG (ATCC 53103) :
Les produits laitiers **Bio balance** (Russie); les yaourts et d'autres produits laitiers **Gefilus** (Finlande); **Latta** (Allemagne, Suisse); **Yaourt Aktifit** (Suisse); **Avonmore Milk Plus** et **Everybody** (Irlande)

AVEC DES *LACTOBACILLUS RHAMNOSUS*, SOUCHE LGG ET LC705 :
Gefilus Max (Finlande)

- les personnes ayant des problèmes au niveau du foie (calculs biliaires, dyskinésie, hépatose, etc.) à raison d'1 verre de kéfir matin et soir;
- les personnes souffrant de carence en calcium et en fer. Sans suffisament de minéraux, le métabolisme se déséquilibre, ce qui se manifeste par la chute des cheveux, une fragilité des ongles, un mauvais teint, des troubles du système nerveux central;
- les personnes au système immunitaire affaibli.

Les vertus anticancéreuses, antivirales et antibactériennes de ces boissons ont été prouvées par de nombreuses études scientifiques. Les bifido-kéfirs sont conseillés à tous (ceux prédisposés à ce genre de maladies et ceux qui souhaitent les prévenir).

Elles aident également les personnes avec :
- des maladies cardio-vasculaires (1 à 2 verres par jour de bifido-kéfirs (bio) écrémés ou demi-écrémés);
- des problèmes au niveau du système uro-génital (processus inflammatoires, calculs rénaux, pyélonéphrite, prostatite, kystes des ovaires, candidose, vaginites, etc.);
- des problèmes respiratoires (bronchite, pneumonie, laryngite), ainsi qu'allergiques (pollen, pollution...);
- du diabète (mais seulement consommé frais, 1 jour au maximum après sa préparation);
- des problèmes d'arthroses, d'arthrites, de rhumatismes, d'ostéoporose;
- une vie stressante, celles qui se fatiguent nerveusement facilement, les personnes dépressives...

Ces types de kéfirs de lait, ainsi que le kéfir «basique», sont très appréciés dans la préparation des soins maison pour la peau, les cheveux et les ongles.

Les médecins et les diététiciens de l'Est recommandent de boire les bio kéfirs et les bifido-kéfirs frais (ayant 1 à 2 jours d'ancienneté) tous les jours pour rester en bonne santé longtemps.

À PARTIR DE QUEL ÂGE ?

Pour les adultes, il est conseillé de boire 200 à 400 ml de bifido-kéfirs quotidiennement.

Pour les enfants, à partir de l'âge d'1 an, en commençant par des portions de 30 ml par jour, et en augmentant la dose doucement. Mais certains spécialistes de santé sont contre le fait que les petits enfants boivent des kéfirs de lait, à cause du faible pourcentage d'alcool qu'ils contiennent (entre 0,6 et 1°).
Avant de commencer à consommer ces produits, demandez conseil à votre pédiatre, médecin ou diététicien.

CONTRE-INDICATIONS

Comme pour les «kéfirs de lait» habituels. De plus, si vous observez la moindre réaction allergique en consommant les bifido- bio kéfirs, arrêtez immédiatement.

Il ne faut pas consommer ce type de produit en cas de pancréatite aiguë, d'ulcère de l'estomac ou (et) du duodénum (sauf si on utilise des kéfirs avec de l'huile, par exemple. On en parlera plus tard dans ce livre), ainsi que dans le cas d'une gastrite hyper acide.
Les personnes présentant des contre-indications à l'alcool doivent s'abstenir de consommer ce laitage..

PRÉPARATION ARTISANALE

La technologie industrielle de la préparation de ces kéfirs de lait est assez complexe.
Pour la réalisation de ces boissons laitières fermentées maison, procurez-vous les ferments pour chacun, contenant les graines pour le kéfir de lait, des bifidus et d'autres bactéries bienfaisantes (comme *Streptococcus thermophilus, Lactobacillus acidophilus, S. lactis, S. cremoris).*
Suivez les instructions pour la préparation sur l'emballage du ferment.

Remarque :
Parfois, on utilise une méthode de préparation des bifido-kéfirs qui ressemble à celle de l'acidophiline. Tout d'abord, on prépare le levain pour le kéfir de lait (avec les graines de kéfir) et seulement ensuite on l'incorpore au lait pasteurisé (qui sera à température ambiante), avec les *Bifidus, Streptococcus thermophilus, Lactobacillus acidophilus, S. lactis, S. cremoris* lyophilisés préalablement dissous dans le lait.
Ou encore faites fermenter du kéfir et du lait aux bactéries bienfaisantes et, ensuite, réunissez ces deux laitages en un seul.
Laissez maturer votre bifido-kéfir au réfrigérateur durant 1 jour.
Vous pouvez préparer du kéfir à base de ferment de kéfir de lait lyophilisé, acheté via Internet ou en magasin spécialisé. Suivez les indications de l'emballage, puis ajoutez 2 à 3 cuillères à soupe du produit final en tant que levain pour le kéfir de lait.
Gardez les produits au réfrigérateur pendant 2 à 3 jours.

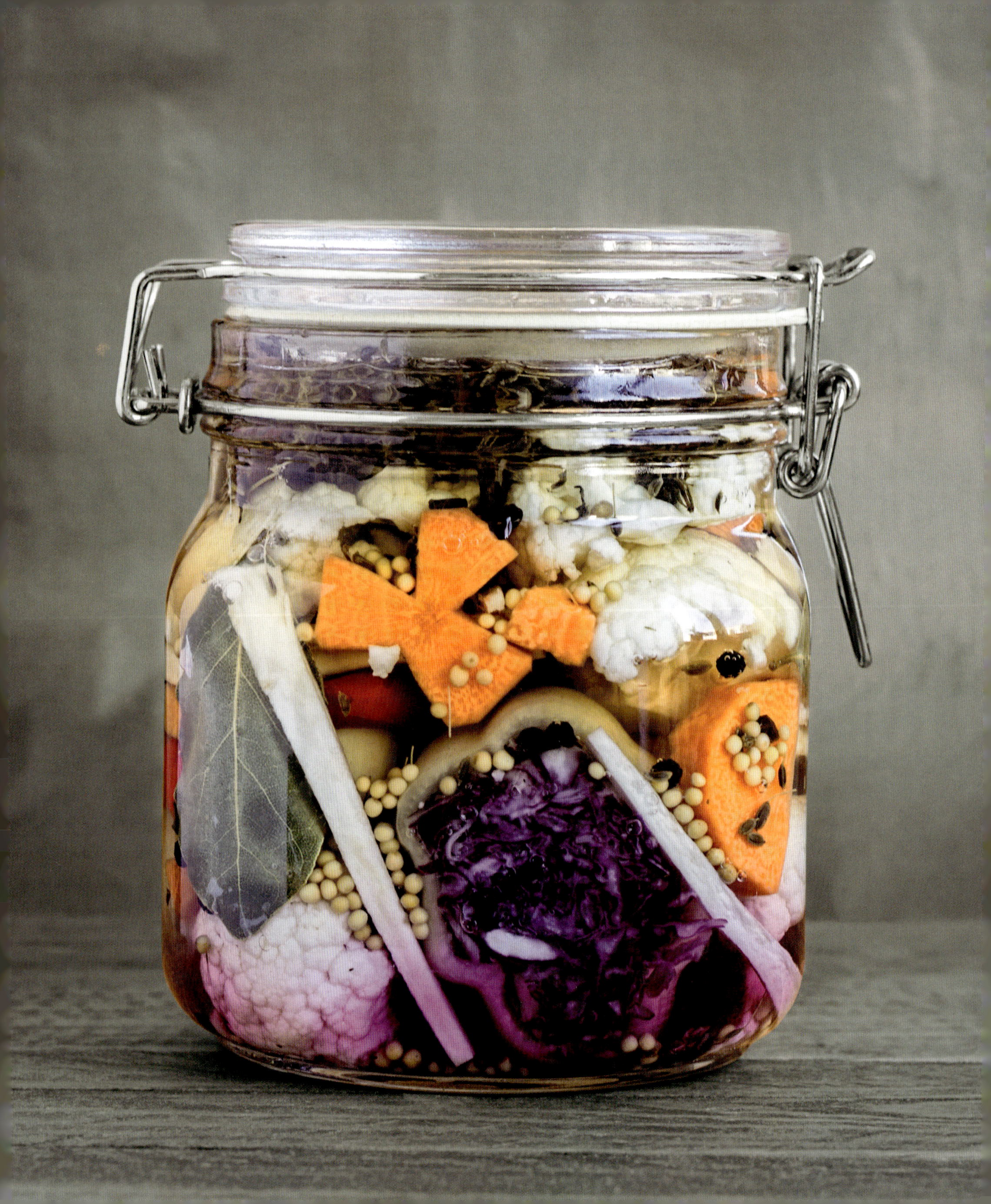

LES PRODUITS VÉGÉTAUX CONTENANT DES PROBIOTIQUES

QUE SONT-ILS ?

Les probiotiques sont présentés par les scientifiques comme des produits miraculeux. Actuellement, les produits les plus riches en probiotiques sont les produits laitiers fermentés, ainsi que les produits végétaux, décrits dans cet ouvrage.
Les personnes qui ne mangent pas du tout de produits issus d'animaux, ainsi que ceux qui souffrent, par exemple, d'une allergie au lactose, peuvent se préparer des probiotiques naturels végétaux.
Évidemment, les personnes qui n'ont pas de restriction au laitage fermenté pourront, eux aussi, prendre du plaisir à préparer et à déguster ces produits végétaux fermentés.

La plupart d'entre eux sont connus à travers le monde depuis déjà des millénaires. Les habitants de différentes latitudes de notre planète apprirent à les préparer et à les utiliser dans la vie quotidienne. Les matières premières pour la fabrication de ce type de produits sont le plus souvent des céréales, des légumineuses, des légumes et des fruits, ceux le plus régulièrement utilisés dans la culture culinaire d'un peuple donné. Par exemple, dans les pays asiatiques, le soja est un produit de base. Leurs habitants ont trouvé son utilisation non seulement dans la cuisine courante, mais aussi dans sa forme fermentée. Dans une partie de l'Europe et en Russie, pour une meilleure conservation des légumes et des fruits durant la période hivernale, les gens apprirent à les fermenter.
Bien sûr, on ignorait à ce moment-là toute la complexité de ces produits qui contiennent des micro-organismes curatifs.

Actuellement, les scientifiques et les spécialistes de santé les examinent à la loupe. Certaines organisations et centres de recherche en alimentation curative proposent aujourd'hui d'ajouter des ferments spécifiques dans les laits de soja ou d'amande, dans les préparations aux fruits, aux légumes, etc., pour obtenir à la fin des produits que l'on peut appeler « probiotiques naturels végétaux de nouvelle génération ».

Regardons ce que représente tous ces plats et produits créés par l'homme à travers son histoire. Mais d'abord, abordons quelques mots sur le kéfir de soja, d'amande et d'autres.

PRÉCAUTIONS GÉNÉRALES CONCERNANT LES PROBIOTIQUES VÉGÉTAUX

- Ne consommez pas en même temps des produits végétaux contenant des probiotiques et du thé, du café ou de l'alcool. Car le tanin, la caféine et l'alcool de ces boissons étouffent les bactéries-probiotiques. De même, les produits contenant des probiotiques diminuent les effets de la caféine, du tanin et de l'alcool.

- Par ailleurs, certains probiotiques atténuent l'effet des médicaments ; d'autres, au contraire, les augmentent. L'écart temporel entre la prise d'antibiotiques, d'autres médicaments ou de probiotiques naturels doit être de 2 heures environ.

- Il est préférable **d'alterner la consommation de produits contenant les probiotiques.**

Par exemple, pendant 2 à 3 mois vous pouvez manger du chou blanc fermenté, et ensuite, durant 2 à 3 mois, vous boirez du kvas de votre choix ou du kéfir (de lait ou de fruits). Une consommation alternée est considérée comme meilleur pour l'adaptation de différents probiotiques dans l'appareil digestif.

- **N'utilisez que des matériaux naturels** pour la mise en œuvre de vos produits fermentés (verre, argile, terre, bois...). N'utilisez jamais de vaisselle en plastique (de basse qualité) ou en métal ! Même à faible température, certains plastiques peuvent laisser apparaitre des éléments cancérogènes (résines, phénol, formaldéhydes) qui ont aussi une mauvaise influence sur les micro-organismes bienfaisants.

- Choisissez toujours des légumes, des fruits, des champignons, des céréales, etc., mûrs, intactes, sans traces de détérioration ni pourriture !

- Tous les ingrédients pour la fermentation (sel, sucre, fruits secs, farines, etc.) doivent être naturels, sans additifs artificiels.

- **Lavez-vous les mains** avant de commencer la préparation de vos produits végétaux fermentés. Toute la vaisselle et tout le matériel nécessaire à la préparation et la conservation de vos produits doit être propre et sans traces de produits nettoyants, voire même stérilisés (échaudés à l'eau bouillante).

- Sachez que vos produits végétaux lacto-fermentés doivent toujours avoir **une odeur acidulée** agréablement mélangée à celle des produits que vous avez utilisés pour votre lacto-fermentation. Ils doivent aussi avoir **un goût plus ou moins acidulé, sans aucune présence de goût parasite de type renfermé, amer** ou autres. Ce genre de goût parasite peut expliquer la présence de mauvais micro-organismes qui se seraient formés pendant une fermentation ratée. Dans ce cas, jetez ce produit sans regret, car il peut être nocif et même dangereux pour votre santé !

Avant d'introduire les probiotiques végétaux dans votre menu, demandez conseil à votre médecin ou à votre naturopathe. Surtout pour les jeunes enfants, les personnes présentant des troubles de l'appareil digestif, des maladies chroniques ou graves, et les personnes âgées.

PRÉCAUTIONS GÉNÉRALES À PROPOS DES PRODUITS À BASE DE SOJA FRAIS ET FERMENTÉS...

Malgré les bienfaits des produits à base de soja, une assez grande sphère de spécialistes de santé les soumet à la critique.

D'abord, parce qu'ils contiennent un **taux considérable d'acide phytique,** lequel favorise la liaison entre le fer, le calcium, le magnésium et le zinc pendant la digestion et empêche leur bonne absorption par l'organisme.
Ensuite, parce qu'au cours d'expériences scientifiques, en 2008, il est défini que le **soja diminue la concentration de spermatozoïdes dans le sperme.**

De plus, plusieurs spécialistes dans les domaines de la santé et de l'alimentation infantile sont persuadés que le **lait de soja ne convient pas du tout à l'alimentation des nourrissons.**

Les chercheurs sont sérieusement préoccupés par le fait que le soja est inclus dans le contenu de l'alimentation pour les bébés. Le président de l'Association des diététiciens du Maryland, le Dr Mary Enig, croit que la grande concentration de phytœstrogènes de soja dans l'alimentation infantile conduit à une puberté précoce chez les filles et à des troubles du développement chez les garçons.
Des résultats de tests sanguins de nourrissons alimentés par des produits pour bébé contenant du soja ont montré que la concentration des isoflavones dépasse la norme de 13000 à 22000 fois chez ces enfants.

Il existe une thèse chez les scientifiques disant que le soja oppresse le système endocrinien. La consommation excessive de produits issus du soja peut conduire à des maladies de la thyroïde, surtout chez les enfants.

Les **femmes enceintes,** ainsi **que celles qui allaitent,** ne doivent pas consommer de produits au soja. Ces fèves contiennent des hormones, les isoflavones (les phytœstrogènes), leur excédent est indésirable pour l'organisme féminin. Une dose de lait de soja équivalente à 2 verres par jour est capable de provoquer des troubles menstruels chez les femmes.

Il a été prouvé par des scientifiques du Centre de recherches dans le domaine de la santé d'Hawaii, notamment par le Dr Lon White, que la consommation de soja accélère le vieillissement de l'organisme à 5 ans.
Des recherches épidémiologiques effectuées à Honolulu ont démontré que les phytœstrogènes de soja favorisent la démence vasculaire.
Le cerveau contient de l'aromatase, le ferment qui transforme la testostérone en l'œstradiol. Les scientifiques supposent que les isoflavones de soja inhibent cette transformation, ce qui influence l'état du cerveau.
D'autres recherches, avec la participation de 3734 personnes âgées de sexe masculin, ont montré que les hommes qui consommaient des produits au soja durant la moitié de leur vie, ont un risque de contracter la maladie d'Alzheimer 2,4 fois plus important que ceux qui n'en consomment que de manière occasionnelle.
Selon des recherches de scientifiques asiatiques, les hommes qui ont pris pour habitude de manger du tofu au moins deux fois par semaine ont eu plus de troubles de fonctionnement du cerveau que ceux qui le consomment rarement.

En outre, il faut être sûr que les produits au soja que vous consommez sont produits à base de soja écologique, car il peut souvent être génétiquement modifié. En effet, le soja se distingue par le fait de en s'imprégnant de tous les éléments nocifs de la terre : plomb, mercure, pesticides, nitrates... Soyez donc très vigilant en choisissant vos produits au soja !

LE KÉFIR VÉGÉTAL PRÉPARÉ À BASE DE GRAINES DE KÉFIR DE LAIT...

Le soja possède des vertus étonnantes pour la santé. La mise en culture de cette légumineuse connaît une longue histoire dans les pays asiatiques. En Europe, le soja est connu depuis environ trois siècles. Après l'arrivée de la « mode végétarienne » de ces dernières décennies aux États Unis et en Europe, le soja et ses produits dérivés se sont imposés sur les marchés occidentaux.

Le lait animalier, alors considéré comme « mauvais pour la santé », et la production massive de lait de soja ont boosté l'imagination et l'ingéniosité des personnes suivant « le régime soja » ainsi que celles et ceux qui souffrent d'intolérance au lactose. Sachant qu'il existe des bactéries lactiques et des graines de kéfir de lait, ces personnes ont commencé des expérimentations avec le lait de soja, d'amande, etc. Ils ont obtenu des kéfirs de soja, d'amande, de noix et autres.

Actuellement, il existe des **laits végétaux lacto-fermentés** grâce à la bactérie *Lactobacillus acidophilus*, des laits caillés végétaux fermentés, ainsi que des **yaourts** aux *L. acidophilus, L. bulgaricus et Streptococcus thermophilus*, **des fromages frais**, le **fromage tofu lacto-fermenté** et d'autres. Leurs méthodes de préparation sont similaires à celles de préparation à base de lait animalier.

LE TEMPEH (TEMPE)

Le tempeh est une nourriture protéinée, fabriquée avec du soja fermenté d'origine indonésienne. Ayant un goût spécifique, une légère odeur d'ammoniaque et une texture bien solide, il possède des vertus exceptionnelles pour la santé, grâce aux **champignons** du groupe des Zygomycètes : *Rhizopus oligosporus* (*Rhizopus microsporus* var. *oligosporus*).

SES VERTUS

Comme le fromage tofu, le tempeh, préparé à base de soja, convient à celles et ceux qui supportent mal tous les types de laitage.
C'est un **produit diététique** et il est recommandé aux personnes souffrant de surpoids, car il favorise l'amaigrissement.

Riche en magnésium et en vitamine B, il peut **améliorer le moral** et donner de la force aux personnes asthéniques, ainsi qu'à celles en état dépressif, apathique, et dans le cas de fatigue chronique.

Le tempeh **évacue aussi les toxines** provoquant des cancers du foie, de l'intestin et de tout l'organisme. Source importante de manganèse et de cuivre qui protègent des cancers, il est conseillé pour tout le monde.

POUR QUI?

Le tempeh est conseillé :

- pour les personnes atteintes de maladies cardio-vasculaires (1 à 2 fois par semaine) et ayant un taux de cholestérol élevé;

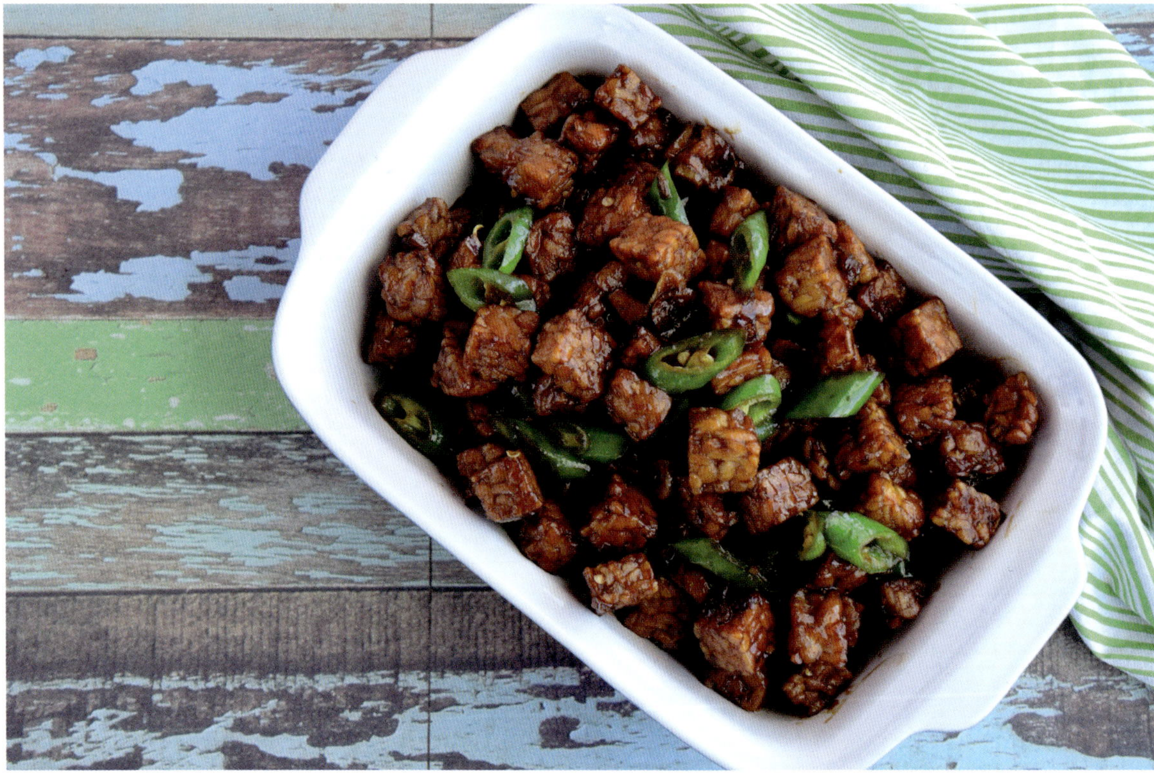

- pour les personnes ayant des dysfonctions du foie et de la vésicule biliaire (la dyskinésie, du sable et des calculs biliaires);
- les personnes souffrant de dysbiose intestinale, de colites, d'entérites, d'irritations intestinales;
- aux femmes durant la période de la ménopause pour en atténuer les symptômes;
- aux diabétiques (les protéines de soja et les fibres diététiques contenues dans le tempeh aideront à prévenir un taux de sucre élevé dans le sang);
- aux femmes pour prévenir et aider à soigner l'ostéoporose.

À PARTIR DE QUEL ÂGE ?

Le tempeh est une nourriture lourde pour les enfants. Vous pouvez leur donner par portions de 5 g, à partir de 5 ans, 1 fois par semaine. Il est à consommer avec modération également pour les adultes.
Dans tous les cas, avant de commencer, demandez conseil à votre médecin ou diététicien.

CONTRE-INDICATIONS

Mis à part les précautions générales, le tempeh est déconseillé aux personnes qui ne le tolèrent pas.

LE MISO

Connu et apprécié par les Japonais depuis déjà presque 1500 ans, le miso (ou pâte miso) est une source inestimable d'éléments curatifs et nutritionnels.
Le miso contient des vitamines (A, B2, B5, B1, B6, B9, E, D, K et PP), ainsi que des minéraux (calcium, potassium, sélénium, magnésium, zinc, cuivre, manganèse, phosphore, fer et natrium).
Le miso de soja est particulièrement bon pour la santé, il regorge de zinc, de calcium, de fer et de vitamines A et D. Sa valeur nutritionnelle est de 197 kcal/100 g de produit final.

VERTUS

La pâte miso **purge le sang du cholestérol,** diminue les effets néfastes de la fumée sur l'organisme et évacue des substances radioactives. Une **vertu détoxifiante** largement utilisée par les médecins après le bombardement d'Hiroshima et Nagasaki dans le cadre de la prévention du mal des rayons et du soin des victimes.

> Akizuki, le scientifique japonais, confirma que la consommation quotidienne du miso et du riz complet a permis d'atténuer les conséquences lourdes de l'affection par les radiations.

Grâce à son contenu exceptionnel en divers probiotiques (bactéries lactiques), le miso **favorise la digestion et l'assainissement complet de l'appareil digestif,** ce qui renforce l'immunité de l'organisme. Mais il est bon de savoir que **seul le miso non pasteurisé possède ces vertus,** car il garde tous ces micro-organismes en vie ; en effet, les bienfaits du miso diminuent sous l'influence de hautes températures. Le miso ne doit donc pas être cuit durant plusieurs minutes. Bien au contraire, il faut l'ajouter dans les plats (salades, soupe miso...) juste 1 minute avant de servir le met.

Le miso contient le tryptophane, un acide aminé qui **favorise la fabrication de la mélatonine,** « l'hormone du sommeil ».

On peut dire que la pâte miso favorise **l'assainissement des membranes cellulaires** de l'organisme. Elle rétablit l'élasticité et le fonctionnement normal des vaisseaux sanguins et de leurs valvules.

> À la fin du XXe siècle, les chercheurs japonais du centre national de la lutte contre le cancer ont rédigé un rapport, dans lequel ils confirment que le risque d'être atteint par un cancer est trois fois moins important chez les personnes qui mangent du miso quotidiennement par rapport à ceux qui n'en consomment pas.

Pour le maintien de la santé, les médecins japonais conseillent de manger 1 cuillère à café de miso par jour, en sauce pour salades, par exemple, ou comme l'un des ingrédients principaux de la soupe miso.

En ce qui concerne la soupe miso, un dicton japonais dit ceci : « Un bol de soupe miso par jour et le médecin ne s'approchera jamais de la porte de votre maison. » Des recherches scientifiques sur plusieurs années montrent que c'est une vérité.

La valeur nutritionnelle de cette soupe dépend de ses ingrédients, qui varient selon les recettes. Mais en général, c'est un produit diététique et peu calorique : 97 kcal/100 g pour une soupe miso qui est tout de même très riche en protéines.

Préparée à base de pâte miso qui regorge de probiotique, la soupe miso renforce l'immunité et la résistance de l'organisme contre différentes **infections et maladies respiratoires.**

Elle est également riche en fibres qui aident délicatement à évacuer les toxines de l'intestin.
La substance saponine que contient le miso hausse l'élasticité des vaisseaux et maintient la **cholestérolémie basse.**

Les produits de la mer de cette soupe fournissent une quantité nécessaire en fer et en cuivre, dont la carence provoque l'anémie. Ces ingrédients de la soupe sont aussi riches en iode et en phosphore. L'iode est indispensable pour la santé de la **thyroïde,** et le phosphore pour **les dents, les os** et le fonctionnement normale du **cerveau.**

Ce plat est riche en acide linoléique, lequel favorise le **rajeunissement de la peau** et a des effets anti-cancers.

POUR QUI ?

Pour toutes ces raisons, les différents spécialistes de santé recommandent de consommer la pâte miso aux personnes :

- ayant suivi une thérapie médicamenteuse par antibiotiques ;
- qui abusent de nourriture industrielle (polluée d'additifs nocifs) ;
- souffrant de dysbactériose intestinale et de troubles digestifs ;
- pour renforcer leurs défenses naturelles ;
- souffrant de maladies cardio-vasculaires, d'athérosclérose ou d'autres maladies liées à la dégénérescence vasculaire ;
- atteintes d'insuffisance vasculaire, d'un taux de cholestérol élevé, d'hypotension, de trouble de la circulation sanguine et de varices ;
- qui viennent de subir un infarctus ou une hémorragie cérébrale ;
- diabétiques, car le miso diminue le sucre dans le sang ;
- qui souffrent de différents troubles du métabolisme (de la goutte, par exemple) ;
- qui souffrent de troubles mineurs du sommeil.

La pâte miso est un excellent **détoxifiant** qui aide à évacuer les éléments radioactifs, les sels de métaux lourds, ainsi que d'autres composants cancérogènes.
Elle est aussi utilisée dans l'alimentation des toxicomanes, des alcooliques et pour ceux qui ont été dépendants du tabac, en période de **sevrage.** Ce produit favorise l'évacuation des toxines dangereuses de l'organisme.
Ceux et celles qui veillent sur l'état de leur peau doivent obligatoirement inclure la pâte miso dans leur menu hebdomadaire, car celle-ci les aidera à rendre leur peau plus lisse, belle, pure et éclatante.

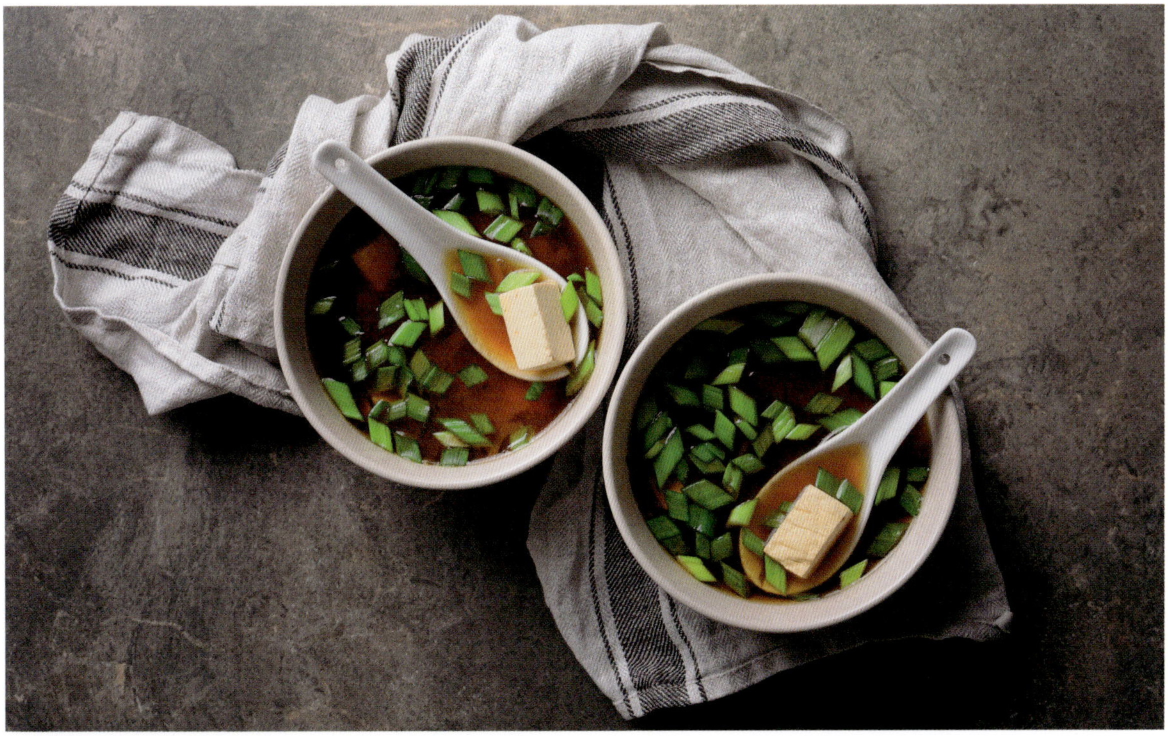

À PARTIR DE QUEL ÂGE ?

À consommer avec modération pour les adultes. Il n'est pas recommandé de donner la pâte miso aux jeunes enfants, car elle présente une source de fibres difficiles à digérer pour eux. Vous pouvez inclure le miso dans l'alimentation infantile (1 fois par semaine, avec de toutes petites portions) à partir de l'âge de 5 ans.
Dans tous les cas, avant de commencer, demandez conseil à votre médecin ou diététicien.

CONTRE-INDICATIONS

Consommez avec modération la pâte miso et la soupe préparée à sa base. En outre, ces deux produits peuvent provoquer des **réactions allergiques graves.**

Il est interdit de manger de la pâte miso pour les personnes :

- souffrant de gastrite ou d'ulcère de l'estomac (du duodénum), surtout dans le cas d'une phase d'aggravation ;
- atteintes de pancréatite, de maladies de la vésicule biliaire, de maladies graves du foie, de troubles du fonctionnement des reins, et aussi dans le cas d'une cystite.

Les personnes souffrant d'hypertension doivent être aussi vigilantes en consommant de la pâte miso, car celle-ci contient du sel. Toutes ces précautions concernent aussi la soupe miso.

N'achetez de la pâte miso que dans des boutiques bio et les épiceries asiatiques réputées.
Gardez-la une fois entamée au réfrigérateur pendant quelques jours, hermétiquement fermée par un couvercle. Ce produit est à consommer rapidement.

LE NATTŌ

Les bienfaits du natto pour la santé ont été prouvés par des recherches médicales. Les Japonais en sont eux convaincus depuis longtemps.
Le natto est une magnifique source de protéines, de vitamines B2 et K2. Ce produit aux haricots ou au soja fermentés contient des combinaisons de phytœstrogènes, ainsi que des isoflavones et des minéraux (le sélénium, le cuivre...), qui préviennent des cancers.

SES VERTUS

Ce produit ayant une valeur nutritionnelle exceptionnelle est utilisé au Japon pour l'amélioration et le renforcement de la santé. Ses bienfaits sont confirmés par bon nombre d'explorations médicales, biochimiques et microbiologiques.
Ce plat contient un puissant ferment appelé **nattokinase**. Il empêche la formation de caillots dans le sang, en diminuant le risque de **crise cardiaque, d'embolie des poumons et d'hémorragie cérébrale.**

> Des travaux de scientifiques taïwanais datant de 2009 ont prouvé que la nattokinase détruit des fibres amyloïdes, et donc protège de la maladie d'Alzheimer.

La pyrazine ne donne pas seulement une odeur spécifique au produit, mais elle diminue la coagulation sanguine et sert à prévenir de plusieurs maladies cardio-vasculaires.

Bacillus subtilis natto, la bactérie fermentative du natto, aide à régler certains dysfonctionnements de l'intestin, car elle assainit la flore intestinale, améliore la digestion et revitalise organisme.

> Des scientifiques confirment que le natto possède des effets antibiotiques. Son utilisation en tant que remède contre la dysenterie a été étudiée par des spécialistes de santé de la flotte Impériale du Japon avant la seconde guerre mondiale.

Des recherches récentes ont montré que le natto baisse le taux du mauvais cholestérol et renforce l'immunité.
Peu calorique, le natto est préconisé dans des régimes amaigrissants.

Certains scientifiques supposent qu'il empêche aussi la chute de cheveux chez les hommes grâce à son contenu en phytœstrogènes. Ceux-ci peuvent diminuer le taux de testostérone à l'origine de l'alopécie. Toutefois, ces conclusions n'ont pas été encore complètement prouvées.

Des recherches ont montré que les produits de soja fermentés, comme le natto, contiennent le pyrroloquinoline quinone, vitamine qui est importante pour la santé de la peau.

POUR QUI ?

Pour toutes ces raisons, il est recommandé :

- aux cardiaques ;
- aux victimes d'infarctus du myocarde, d'hémorragie cérébrale ou d'embolie pulmonaire ;
- à ceux souffrant de maladies cardio-vasculaires ;
- à ceux qui souffrent d'hypercholestérolémie ;
- aux personnes présentant un risque de contamination par la dysenterie ;
- en cas de dysbiose intestinale ou d'affaiblissement immunitaire ;
- en prévention des cancers ;
- en prévention de l'ostéoporose ;
- chez les personnes atteintes de rhumatisme, d'arthrose et d'arthrite ;
- en prévention de la maladie d'Alzheimer et de la dégénérescence cérébrale (si le natto est consommé avec modération) ;

Le natto sera intéressant comme plat favorisant l'embellissement et le rajeunissement de la peau pour les femmes et les hommes qui désirent rester jeunes le plus longtemps possible.

Celles et ceux souhaitant maigrir ne doivent pas se priver de ce plat spécifique, mais très bienfaisant.

À PARTIR DE QUEL ÂGE ?

Le natto est une nourriture lourde pour les enfants. Vous pouvez leur en donner par de très petites portions à partir de 5 ans, 1 fois par semaine. Dans tous les cas, avant de commencer, demandez conseil à votre médecin ou diététicien.

CONTRE-INDICATIONS

Voir les précautions générales concernant les produits au soja.

Attention à l'intolérance individuelle au produit. Et pour les hypertendus, à consommer avec modération.

> Le tempeh, le miso et le natto ne peuvent pas être préparés à la maison ; les méthodes de préparation ne sont donc pas développées. Ils sont néanmoins disponibles en magasin.

LÉGUMES, FRUITS, BAIES, VERDURE ET CHAMPIGNONS LACTO-FERMENTÉS

Les bienfaits des légumes, fruits, baies…, frais, sont déjà évidents pour la plupart des populations de notre planète. Les scientifiques et les diététiciens à travers le monde leur trouvent encore et encore de nouvelles vertus. Maintenant, l'attention des savants se tourne aussi de plus en plus vers les probiotiques. Les productions de probiotiques synthétiques prospèrent actuellement. Mais aucune capsule gélatineuse ne peut remplacer le goût naturel et toutes les caractéristiques nutritionnelles des produits naturels riches en probiotiques, comme le sont les produits fermentés, et notamment les produits végétaux fermentés.

> Pour les scientifiques, le chou fermenté, ainsi que d'autres produits végétaux fermentés et certains produits laitiers, dépassent par leur influence curative sur l'organisme plusieurs probiotiques synthétiques. Les probiotiques de ces produits naturels atteignent le gros intestin et le rectum, tandis que les probiotiques «artificiels» périssent souvent en traversant l'appareil digestif.

Beaucoup d'habitants des pays européens connaissent la choucroute (l'une des nombreuses recettes de chou blanc fermenté). Ils savent que le chou blanc fermenté est utilisé en cuisine. Néanmoins, tout le monde ne sait pas pourquoi le chou blanc fermenté, ainsi que d'autres légumes, fruits, baies, champignons, etc., quand ils sont fermentés, sont appelés «probiotiques naturels». Voyons-cela ensemble.

Par exemple, le chou blanc fermenté est riche en vitamines C, K, PP, provitamine A, ainsi qu'en minéraux (calcium, potassium, fer, magnésium, phosphore). Il regorge de vitamines du groupe B (B2, B1, B3) qui **améliorent le métabolisme,** et il est aussi riche en ferments et en omega-3.
Tiberi, un empereur de la Rome antique prit le chou blanc fermenté dans ses campagnes militaires pour se protéger et protéger ses guerriers des maladies infectieuses.
En Chine, pendant la construction de la Grande Muraille, les ouvriers, qui accomplirent un travail très dur et pénible, mangeaient en majorité des légumes fermentés, notamment du chou blanc fermenté.
James Cook écrit dans son journal de bord que le chou blanc fermenté a sauvé ses marins du scorbut pendant le long voyage destiné à la découverte d'Hawaii.

> Plusieurs scientifiques ont prouvé les bienfaits des produits lacto-fermentés et, parmi eux, des légumes et des fruits fermentés. L'académicien B. Bolotov confirme que leur consommation protège l'organisme de nombreuses maladies et surtout de maladies graves.
>
> Les pas vers la longévité,
> Bolotov B (en russe uniquement).

La fermentation des légumes, des fruits, de la verdure, etc., est un processus de **lacto-fermentation.** C'est-à-dire que les bactéries lactiques naturellement présentes dans les produits végétaux et les champignons se nourrissent des sucres des légumes et des fruits, et synthétisent de l'acide lactique.
Cet acide donne notamment un goût particulier à ces produits fermentés. Il les conserve parfaitement durant une longue période et oppresse les parasites et les micro-organismes pathogènes dans l'intestin et dans l'appareil digestif entier.
Les légumes et les fruits fermentés **améliorent l'absorption des vitamines et des minéraux.**
Leur acide lactique maintient un taux d'acidité sain dans l'intestin, ce qui est indispensable pour que celui-ci soit en bonne santé.

Les légumes et les fruits fermentés sont une source incroyable de **probiotiques.** Ces produits

fermentés améliorent la digestion et détoxifient l'intestin. De plus, très riches en fibres, ils doublent l'action antiseptique des probiotiques.
Plusieurs fruits et légumes sont des prébiotiques naturels, qui, en gros, nourrissent les probiotiques. En consommant des fruits et des légumes fermentés régulièrement, vous apportez tout ce qu'il faut à votre corps **pour soigner beaucoup de maladies et renforcer votre immunité!**

N'oubliez pas que l'immunité et le soin de plusieurs maladies chroniques commencent par la santé de notre appareil digestif. Son bien-être, à son tour, dépend directement de la flore intestinale et de la quantité de probiotiques qui résident dans l'intestin.

Les légumes et les fruits lacto-fermentés sèment naturellement dans notre intestin des micro-organismes curatifs. Par exemple, ½ verre de chou blanc fermenté contient environ 10 trillions de différentes bactéries curatives! Elles se battent contre les bactéries nocives et putrifiantes, des parasites, des levures pathogènes et des champignons qui provoquent des maladies.
Les probiotiques des fruits, des légumes, etc., fermentés **assainissent aussi la flore vaginale** et aident à guérir de **candidoses** et de **vaginites.**

Les légumes, les fruits, la verdure et les champignons fermentés contiennent des ferments qui améliorent la digestion et qui protègent le pancréas et le foie.
Ils aident à combattre les brûlures d'estomac dues aux **gastrites avec un taux d'acidité bas** et stimulent l'appétit.

À noter que ces fruits et légumes fermentés brûlent la graisse sous-cutanée et aident à vaincre «le penchant vers les sucreries». En outre, ils sont peu caloriques : 2 cuillères à soupe de chou blanc fermenté ne contiennent que 24 kcal, et la même portion de cornichon fermenté, 22 kcal.

Les fruits et les légumes fermentés évacuent efficacement des métaux lourds et des toxines de l'organisme à l'aide de l'acétylcholine. Cette substance influence positivement aussi le système nerveux central. Elle le calme, améliore la qualité du sommeil et diminue la tension artérielle.
La tyrosine contenue dans ce genre de produits régularise la tension artérielle et protège de maladies cardio-vasculaires.

Il a été prouvé que le chou blanc fermenté, par exemple, contient des glucosinolates. Ces substances possèdent des vertus anti-cancers très efficaces (par exemple, contre le cancer du sein). Non seulement elles préviennent d'éventuels cancers, mais elles inhibent aussi leur développement.

> Selon des chercheurs américains, si les femmes enceintes mangent beaucoup de chou fermenté pendant la grossesse, leurs enfants seront moins sujets à divers cancers. Ces vertus sont dues en majorité à une très grande quantité d'antioxydants contenus dans ce produit, qui neutralisent les radicaux libres provocant des cancers. Le chou fermenté, ainsi que son jus sont également bons pour la santé du bébé, ainsi que pour celle de la femme enceinte.

Plusieurs fruits et légumes lacto-fermentés, contiennent aussi 5 à 8 fois plus d'antioxydants que leurs analogues frais. Lors de la fermentation lactique, les nitrates éventuellement présents dans les légumes et les fruits sont neutralisés. En revanche, toutes les vitamines et les autres éléments bienfaisants sont préservés durant ce type de fermentation.

Les tomates fraîches et lacto-fermentées

Elles, contiennent un antioxydant puissant : le lycopène. Cette substance augmente son efficacité dans les plats préparés et fermentés. Le lycopène possède **un effet anti-cancer,** en empêchant la mutation de l'ADN et le développement de cellules cancérogènes.

Ces légumes (en réalité, ce sont des baies) possèdent aussi **des vertus anti-inflammatoires et anti-vieillissement.** Elles contiennent également un anti-cancer : l'α-tomatine. Les tomates fraîches, cuites, ainsi que fermentées protègent du cancer des poumons, du pancréas, de la prostate, du sein et de bien d'autres.

Elles régularisent aussi le fonctionnement du **système nerveux central,** et servent en tant qu'**antidépresseurs naturels.** Elles fluidifient le sang, en prévoyant d'éventuels caillots et infarctus. Elles normalisent les selles en cas de **constipation,** ainsi que le fonctionnement de l'appareil digestif. Et bien sûr, les tomates fermentées regorgent de probiotiques.

Le kimchi

Il est un véritable remède pour prévenir et même **guérir de certaines tumeurs et cancers.** Il regorge d'éléments anti-tumoraux, anti-vieillesse, et d'autres qui renforcent les parois des vaisseaux sanguins.
Il désinfecte **l'appareil digestif, les voies respiratoires et l'appareil uro-génital** d'un bon nombre d'infections. Il booste fortement l'immunité et les défenses naturelles.
Le kimchi influence bien les capacités du cerveau et possède des **vertus anti-fatigue.** Il purge le sang et l'organisme des toxines, des micro-organismes pathogènes et des impuretés.
Le kimchi aide aussi à brûler le gras sous-cutané.

Et les autres...

La consommation constante des agricultures et des champignons fermentés rajeunit la peau et le corps entier.
Les fruits et les légumes fermentés, grâce à leur teneur considérable en vitamine K, renforcent les os et tout l'appareil locomoteur.
Ils abaissent le taux de sucre dans le sang et aident à régler des problèmes de la peau (acné, psoriasis, eczéma et autres).
Pour préserver tous leurs bienfaits, mangez les probiotiques naturels végétaux crus, sans les faire cuire.

LEURS VERTUS

Toutes les vertus et les bienfaits des agricultures et des champignons se multiplient pendant leur fermentation lactique.

POUR QUI SONT-ILS BIENFAISANTS?

Prenons l'exemple du chou blanc fermenté qui dépasse par ses propriétés bienfaisantes d'autres légumes fermentés.

> «Le chou blanc lacto-fermenté est une véritable «brosse» pour l'estomac et l'intestin. Il les purge, ôte les saletés, les gaz, renforce le système nerveux central et stimule la création du sang. Mangez le chou blanc lacto-fermenté avec modération, mâchez-le bien et ne buvez rien après».
>
> Father Kneipp,
> un guérisseur allemand du XIXe siècle

Le chou blanc lacto-fermenté

La richesse en vitamines contenues dans le chou blanc fermenté fait de lui un vrai remède pour les gens souffrant de carence en vitamines, ainsi que pour ceux qui ont un **taux d'hémoglobine bas.** Il est de même recommandé de boire «le jus» de chou blanc fermenté chaque matin à jeun pour vaincre **l'avitaminose.**

Les diabétiques peuvent apprécier ce produit aussi, car les fibres de chou fermenté lient les glucides et les évacuent de l'organisme. Les naturopathes conseillent de boire «le jus» de chou fermenté, parfois mélangé avec d'autres jus, pour diminuer le taux de sucre dans le sang (Voir Conseils de soins paramédicaux basés sur quelques probiotiques naturels.

Les cardiaques et les personnes souffrant d'**athérosclérose,** ayant un taux de cholestérol élevé, doivent régulièrement manger du chou blanc fermenté préparé sans sel.

Il est conseillé de manger du chou blanc lacto-fermenté **aux personnes souffrant de maladies du foie** (dyskinésie de la vésicule biliaire) pour purger et assainir le foie de manière délicate, ainsi que pour soulager une digestion difficile. Différents spécialistes de santé remarquent qu'il faut manger du chou blanc fermenté tous les jours chez les personnes contaminées par des parasites au niveau du foie et de l'intestin. Ce produit tue des «habitants internes indésirables» dans l'organisme.

Pour les personnes souffrant de brûlure de l'estomac chronique (due à taux d'acidité bas), il est recommandé de boire un petit peu de jus de chou blanc fermenté avant chaque repas.

Il aidera à améliorer la flore intestinale chez les gens **souffrant de dysbiose intestinale.** Il peut ôter les processus inflammatoires chez les personnes **atteintes de gastrites avec un taux d'acidité bas, du syndrome de l'intestin irritable** et d'autres. Il **renforce l'immunité** et peut aussi lutter contre le surpoids.

Il est aussi efficace pour :

- les femmes ayant des troubles de la flore vaginale;
- les personnes souffrant de différents troubles du métabolisme;
- prévenir les cancers (notamment des cancers colorectaux, du pancréas et, pour les femmes des cancers du sein);
- detoxifier l'organisme.

Il existe plusieurs recettes de préparation du chou blanc lacto-fermenté. Par exemple, on peut ajouter de la carotte, de la betterave, des airelles des marais et d'autres choses dans le chou blanc. Tous ces ajouts donnent au chou fermenté leurs propres vertus et, goûts, ainsi que des arômes.

De cette manière, les pommes enrichissent le chou en vitamines C et P pendant la fermentation. Cette préparation peut intéresser les personnes ayant des troubles du système cardio-vasculaires.

Si vous y ajoutez des carottes, votre chou blanc sera riche en carotène. Cette variante sera utile pour les personnes souffrant de maladies du foie et dans le cas d'affaiblissement de la vue. Le poivron apporte beaucoup de vitamine C et d'iode au chou blanc lors de la fermentation lactique. Les malades d'hyperfonction de la tyroïde, ainsi que les personnes souffrant de maladies cardio-vasculaires et d'hypercholestérolémie doivent essayer cette variante de chou fermenté et en manger chaque jour.
Souvent, on y ajoute des épices et des plantes aromatiques qui donnent au chou blanc des parfums agréables et appétissants. Elles fournissent aussi des huiles essentielles aidant à lutter contre des micro-organismes nocifs et améliorent la digestion. C'est à vous choisir ce qui est le mieux pour vous et vos proches.

En général

Les fruits, les légumes, la verdure, les baies et les champignons lacto-fermentés sont des trésors nutritionnels inestimables !

Ils sont conseillés aux personnes qui souffrent :

- de troubles de l'appareil digestif causés par la mauvaise flore intestinale, de différentes infections, de la consommation d'antibiotiques et de la surconsommation de médicaments ;
- de parasites internes, de maladies dues aux bactéries pathogènes, de levures et de champignons nocifs, ainsi que de vers ;
- d'affaiblissement immunitaire ;
- de carence en vitamines ;
- de trouble de la flore vaginale chez les femmes ;
- de certaines maladies du foie (comme les calculs biliaires) ;
- de brûlure de l'estomac dans le cas d'hypoacidité de l'estomac ;
- de cancers ou en prévention contre les cancer ;
- ils évacuent des toxines et des éléments nocifs de l'organisme chez les personnes vivant dans les zones urbaines, ou qui travaillent avec des éléments nocifs, radioactifs et autres ;
- ils soulagent le fonctionnement du pancréas dans le cas d'une digestion lourde.

En outre, comme il a été déjà dit dans ce livre, chaque fruit, légume, baie, etc., possède ses propres vertus. Chacun d'entre nous peut choisir les végétaux lacto-fermentés convenant à sa santé et à celle de ses proches. Et vous, que choisirez-vous ?

À PARTIR DE QUEL ÂGE ?

Vous pouvez introduire les produits végétaux lacto-fermentés chez les enfants par petites doses, à partir de l'âge de 5 ans. Il ne faut pas donner de kimchi aux jeunes enfants.

Dans tous les cas, avant de commencer, demandez conseil à votre médecin ou diététicien.

Mangez des légumes et des fruits lacto-fermentés diversifiés 2 à 3 fois par jour pendant au moins 1 mois pour améliorer la flore intestinale. Mangez-les ensuite 3 à 7 fois par semaine. La portion journalière ne doit pas dépasser 200 g par personne adulte.

CONTRE-INDICATIONS

Prêtez attention à l'intolérance individuelle, aux allergies et aux contre-indications à certains fruits, légumes, baies, verdure, champignons, épices...

Il est déconseillé de manger ce type de produits, et notamment le chou blanc fermenté, aux personnes atteintes **d'un ulcère de l'estomac, du duodénum, de colites, d'entérites chroniques,** ainsi que dans le cas **d'une gastrite aiguë avec un taux d'acidité élevé** ou d'une **pancréatite aiguë.**

Sachez que **le chou frais** ou **fermenté,** mangé en excès, pendant une longue période, favorise la synthèse des œstrogènes (des hormones sexuelles féminines). Ces dernières, étant en hausse, peuvent provoquer des saignements abondants (pendant les règles et l'ovulation...).
Il n'est pas souhaitable que les personnes souffrant de **maladies des reins,** de trouble du métabolisme du sel et de l'eau, consomment des **tomates fermentées.**
Il ne faut pas abuser de la consommation de ces produits préparés avec du sel pour les personnes souffrant **d'hypertension, d'insuffisance cardiaque, d'insuffisance rénale, de maladies du cœur** ou **encore de maladie graves du foie.**

Le kimchi est interdit dans le cas **d'ulcère, de pancréatite, de maladies du foie, de colites, d'entérites, d'insuffisance rénale, de laryngite, de pharyngite,** ainsi que pour les **femmes enceintes.** Le kimchi est aussi fortement déconseillé aux **diabétiques et aux hypertendus.** Il peut aussi provoquer des réactions allergiques. Diversifiez les types de légumes, de verdure, de fruits, etc., lacto-fermentés.

LE KÉFIRKRAUT (KÉFIR KRAUT)

Le kéfirkraut possède toutes les vertus curatives et nutritionnelles des produits végétaux fermentés. Il est de plus enrichi avec un autre groupe de probiotique : des graines de kéfir de fruits. C'est un vrai remède !

Pour en savoir plus sur le kéfir de fruits, consultez mon ouvrage *Lait fermenté, kéfirs de lait et de fruits. Ces probiotiques naturels d'aujourd'hui. 90 recettes et leurs bienfaits,* aux éditions du Dauphin.

PAIN « VIVANT », BIO PAIN ET PAIN SANS LEVURE

Dans la composition de ces pains, il y a des farines complètes (en majorité des farines bio), des céréales et du levain. Ce sont ces éléments qui fournissent le plus de micro et macro-éléments, vitamines et autres substances importantes pour l'organisme.

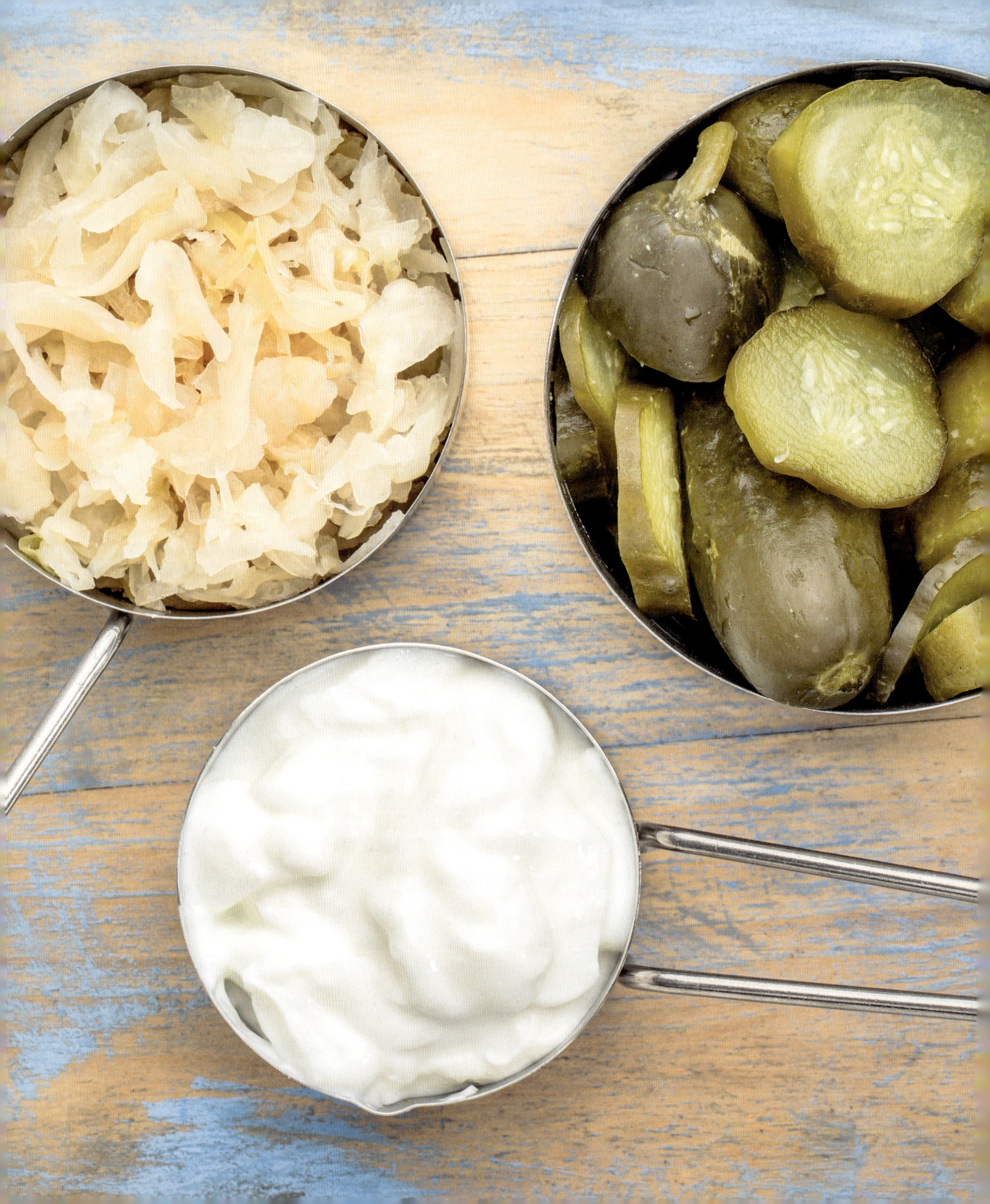

Ces pains sont préparés à base de farine de blé, de seigle, d'orge, etc., et sont sans ajouts artificiels. Souvent, on utilise des graines de lin, de tournesol, du sésame, des fruits secs, des noix et des épices pour préparer ces pains aux probiotiques.

Les pains préparés à base de farine de seigle sont encore meilleurs que les pains à la farine de blé, du fait qu'ils contiennent plus d'éléments bienfaisants pour la santé.

Les pains de seigle sont riches en lysine, un acide aminé essentiel, qui contribue au renforcement et à **la croissance des os et à la formation du collagène dans les articulations.** Cet élément protège aussi des cancers, car il participe à la synthèse des anticorps. Il est aussi important dans le métabolisme des glucides.

Le levain pour ce type de pain est fait avec de la farine et de l'eau. Il est créé par la lactofermentation naturelle de ces deux composants. En fait, il existe plusieurs autres types de levain naturel : à base de houblon (avec la production de la levure de houblon pendant la fermentation), aux raisins secs, aux céréales et bien d'autres. Dans cet ouvrage, nous vous présenterons quelques recettes de levains et, bien sûr, des recettes de ces pains bienfaisants.

Ces pains fourniront à votre organisme des vitamines (du groupe B, ainsi que A, K, E), et des minéraux (chlore, natrium, zinc, sélénium, potassium, cuivre, cobalt, magnésium, manganèse, iode, silicium...).

LEURS VERTUS

Ces types de pains préparés sans levure naturelle ou boulangère favorisent l'amélioration de l'état de santé des personnes atteintes de **différentes maladies de l'appareil digestif.**

La levure fraîche et la levure boulangère peuvent engendrer une cascade de conséquences pour la santé chez les personnes ayant l'appareil digestif fragilisé. Surtout chez celles qui souffrent d'un **trouble de la flore intestinale.** Pour ces personnes, il est déconseillé de manger du pain fraîchement cuit, et surtout qui n'a pas été cuit suffisamment.

POUR QUI ?

En fait, il est conseillé pour tout le monde par les spécialistes de santé de manger du pain au levain, et surtout pour ceux qui souffrent **de gastrites, de duodénites, d'ulcères de l'estomac ou du duodénum.** Pour les personnes atteintes de maladies du foie, du pancréas, de l'intestin ou qui souffrent de constipation, ces pains peuvent aider à soulager et même oublier plusieurs symptômes désagréables de leurs maladies. Bien sûr, ils ne peuvent seuls effectuer le soin total de l'organisme. Mais ils mettront leur action bienfaisante au service de la guérison, c'est évident !

Il est salutaire de manger ces pains pour les personnes âgées, souffrant d'un désordre de **la flore intestinale,** ce qui est souvent le cas chez les seniors. Ces pains pourront aussi renforcer les os et les articulations.

Si l'appareil digestif fonctionne normalement, l'immunité pourra aussi être naturellement renforcée.
Ces types de pains **renforcent le système nerveux** chez les personnes déconcentrées, irritées, fatiguées, ayant des troubles nerveux, ainsi que dans le cas de troubles mineurs du sommeil.

Le pain vivants, et le pain préparé simplement au levain naturels, sont fortement conseillés pour **la prévention des cancers.** Ils sont souvent inclus dans les repas de tous les jours des personnes souffrant de maladies oncologiques.

Ces pains naturels et bienfaisants renforcent les parois sanguines et les purgent de l'intérieur. Cette information est à noter pour les patients atteints de **maladies cardio-vasculaires.**

Ils **purgent et renforcent l'organisme.** Les personnes qui vivent ou (et) travaillent dans des zones industrielles et urbaines doivent commencer à préparer ce pain chez eux (en attendant qu'un jour nous puissions les trouver sur les étals des magasins...).

À PARTIR DE QUEL ÂGE?

Il faut introduire tous ces types de pains dans l'alimentation infantile avec des doses de 5 à 10 g à partir de l'âge de 7 mois. Il est conseillé de nourrir le bébé avec du pain blanc jusqu'à l'âge de 3 ans.
Dans tous les cas, avant de commencer, demandez conseil à votre médecin ou diététicien.

CONTRE-INDICATIONS

Les pains peuvent provoquer des réactions allergiques au gluten s'ils sont préparés avec de la farine «habituelle».

D'après l'opinion de diététiciens, les pains blancs «courants», préparés avec ou sans levain, mais avec l'utilisation de farine de blé plus ou moins «raffinée», apportent plus de calories et de fécule que d'éléments nutritifs. Après avoir mangé une baguette blanche, un pain blanc ou une brioche au beurre, le taux de sucre dans le sang augmente brusquement. Puis l'insuline est sécrétée par le pancréas, ce qui entraîne la chute rapide du sucre. La sensation de faim réapparaît assez vite chez une personne ayant mangé du pain blanc, ce qui la pousse à grignoter. Voilà d'où vient le problème de surpoids chez les amateurs de pain blanc.

Alors, si vous appréciez beaucoup le pain blanc, ajoutez d'autres éléments (son, graines de lin, de tournesol) ou ajoutez des légumes dans la pâte. Ou si vous achetez votre pain, optez plutôt pour des pains de type complets ou aux céréales, et au levain si c'est possible. Ceux-ci contiennent des fibres et beaucoup plus de vitamines, minéraux et antioxydants que leurs «homologues blancs».
Le pain «vivant» ne se conserve pas pendant longtemps : 24 heures environ.

Tous les pains, faits maison ou industriels, se marient bien avec le lait, les produits laitiers fermentés, les soupes végétariennes et les légumes. Cependant, il ne faut pas manger de pain avec de la viande, car la combinaison de fécule et de protéines animales inhibe le processus de digestion. Ce qui peut provoquer une sensation de lourdeur et aussi de brûlure de l'estomac.

LES BOISSONS (KVAS) AUX CÉRÉALES FERMENTÉES (RÉYUVÉLAK)

Les vertus curatives de ces boissons dépendent en majorité des céréales et des pseudo-céréales utilisées pour leur préparation.
D'ailleurs, les plus curatives d'entre elles sont celles qui sont préparées à base de graines d'avoine et de sarrasin. Les boissons fermentées à base d'orge et de seigle sont aussi reconnues comme très bénéfiques pour la santé.

Le kvas à base de graines d'avoine

Les bienfaits de l'avoine sont connus de la plupart d'entre nous. Toutes ces vertus sont transmises à sa boisson fermentée. C'est une boisson saine, rafraîchissante et désaltérante.

L'histoire de la mise en culture de l'avoine – une céréale très connue pour ses vertus partout dans le monde –, commença en Mongolie et dans nord-est de la Chine. Hippocrate conseilla de « prendre une tisane d'avoine pour le soin, la purgation et le maintien des forces de l'organisme affaibli par la maladie ». En latin, l'avoine signifie « être en bonne santé ».
Dans la médecine douce, le kvas d'avoine est utilisé pour le soin naturel de plusieurs maladies. Le bienfait de ce kvas réside dans ses composants biologiquement actifs contenus dans les graines d'avoine, et dans les probiotiques (bactéries lactiques et levures curatives) naturellement présents dans cette boisson après la fermentation.
Le réyuvélak issu de l'avoine est une source importante de vitamines du groupe B, de bêta-carotène et, d'acide nicotinique (B3, PP). Sa teneur considérable en acides aminés et en minéraux (fer, fluor, potassium, chrome, magnésium, manganèse, zinc, iode et soufre) font de lui un véritable remède.

Le réyuvélak à l'avoine est donc utilisé :

- pour la normalisation et l'assainissement de l'appareil digestif (de l'estomac, du pancréas, de l'intestin et du foie);
- pendant des troubles du système nerveux central;
- pour le rétablissement du fonctionnement normal du système cardio-vasculaire et la baisse du mauvais cholestérol;
- pour la diminution du sucre dans le sang;
- pour la normalisation du métabolisme;
- pour le renforcement du capital osseux; il favorise le soin de l'ostéomyélite, des problèmes d'articulation, etc.;
- pour le renforcement des ongles et des cheveux;
- durant une carence en vitamines;
- pour le renforcement de l'immunité et des défenses naturelles;
- pour la normalisation du poids et l'amaigrissement;
- pour la détoxification et la purgation de l'organisme;

- pour aider à soigner l'émail des dents et les problèmes de gencives;
- pour améliorer la vue et aider à soigner l'atrophie du nerf optique.

Le kvas aux graines de sarrasin

Tout d'abord, le sarrasin a été utilisé comme nourriture par les peuples des forêts de l'Himalaya. Puis il a été cultivé par les Chinois, les Coréens, ainsi que dans d'autres pays d'Asie et du Caucase. Par la suite, le sarrasin trouva un très grand succès chez les Russes et dans d'autres pays slaves. Les Occidentaux ne l'ont jamais vraiment adopté, et il n'est toujours pas vraiment apprécié de nos jours. Néanmoins, la farine de sarrasin est une coutume culinaire en Bretagne, par exemple.

C'est un produit irremplaçable pour les personnes souffrant de différents problèmes de santé.

D'abord, le kvas aux graines de sarrasin est **riche en fer,** ce qui aide à monter le taux d'hémoglobine. C'est une boisson facilement assimilable et rafraîchissante.

Le kvas aux graines de sarrasin aide à se débarrasser des kilos en trop, car les graines de sarrasin sont **diététiques** et reconnues par des spécialistes de santé comme «un brûleur de graisse». Les graines de sarrasin, ainsi que la boisson fermentée qui en découle, contiennent de la rutine, une substance diurétique.

Cette boisson est **riche en potassium,** ce qui est très bénéfique pour le cœur et les vaisseaux sanguins. Le kvas aux graines de sarrasin est capable **de normaliser la tension artérielle, d'atténuer les maux de tête et les vertiges,** de protéger les parois sanguines de la formation de caillots.

Le Réyuvélak aux graines de sarrasin oppresse les processus putrifiants dans l'intestin et **assainit l'appareil digestif entier.**

Le sélénium des graines de sarrasin **empêche le développement de cellules cancérogènes** en les bloquant à un stade précoce.

Il y a aussi de la lysine et de l'arginine dans les graines de sarrasin.

La lysine est nécessaire pour le **rétablissement des tissus,** le développement et la croissance de l'organisme. Elle est aussi responsable de la fabrication des ferments et des anticorps.

L'arginine est indispensable pour **la construction et le fonctionnement des organes et des systèmes internes, du cerveau, et reproductif, ainsi que du système immunitaire.**

L'acide folique de ses graines et de ses produits dérivés est un composant indispensable pour le développement du cerveau du fœtus.

La boisson fermentée à base de sarrasin est préconisée pour les hommes, car ses graines favorisent l'érection.

Le Réyuvélak au sarrasin permet de vaincre des états dépressifs et apathiques.

Le kvas aux graines de sarrasin est aussi gorgé de vitamines (du groupe B, et PP, K, C et E). Il est une source importante de minéraux (zinc, phosphore, cobalt, nickel, etc.). Il est aussi riche en acides aminés.

Le kvas à l'orge

L'utilisation de l'orge en cuisine et dans les soins paramédicaux est connue de l'être humain depuis des milliers d'année. Il a été cultivé dans l'ancienne Égypte, en Palestine, dans la Rome antique, en Grèce, en Chine, en Russie, etc.

L'utilisation principale des ces graines a toujours été la fabrication du pain, la préparation des soupes, ainsi que la fabrication de boissons alcoolisées et non alcoolisées.

Le Réyuvélak à l'orge est très riche en vitamines B (B1, B2, B3, B4, B8, B6, B9), en vitamines A, E, D, ainsi qu'en macro et micro-éléments : silicium, phosphore, potassium, magnésium, manganèse, soufre, nickel, sélénium, iode, zinc, cuivre, brome, cobalt, chrome, fluor et d'autres.

Le kvas d'orge est utilisé pour **améliorer le fonctionnement des reins,** pour les **soins de la vessie, des organes respiratoires, de tout l'appareil digestif** et de certains problèmes au niveau des seins chez les femmes.

Il renforce l'immunité, aide à prévenir d'éventuels cancers, régularise les fonctions du système nerveux central et participe à différents processus de l'organisme (énergétique, protéinique, lipidique, fabrication du sang, etc.). Il normalise le fonctionnement du système musculaire et osseux.

Cette boisson **maintient une balance hormonale normale.** Elle favorise le **développement sain de l'organisme,** la normalisation de la vue, l'amélioration des tissus cartilagineux et osseux, la régularisation de la couche graisseuse, l'état de la peau et des membranes muqueuses des organes internes.

Le kvas à l'orge **renforce aussi l'immunité** et sert en prévention contre des maladies infectieuses et oncologiques.

Cette boisson à l'orge fermentée est reconnue pour ses **vertus anti-inflammatoires,** et est utilisée en médecine douce pour soigner des **mycoses, candidoses, dysbioses,** certains processus inflammatoires de l'appareil digestif et de la peau, ainsi que **le psoriasis.**

Les graines d'orge (surtout germées) sont utilisées dans la fabrication de remèdes et de médicaments homéopathiques bactéricides et antiviraux.

CONTRE-INDICATIONS

Il est déconseillé aux diabétiques insulinodépendants (le diabète de type 1) de consommer **des kvas,** car la préparation de ces dernières demandes l'utilisation de sucre. De plus, ces boissons sont légérement alcoolisées.

- **Le kvas d'avoine** est interdit aux personnes souffrant de la goutte.

Le kvas aux graines de sarrasin est fortement déconseillé aux personnes ayant un taux d'hémoglobine trop élevé.

Voir aussi ce qui a été dit sur les boissons alcoolisées et acides.

LE KÉFIR LAK (KÉFIRLAK)

C'est une variante de kvas aux céréales (Réyuvélak), préparé avec l'ajout de graines de kéfir de fruits. Ces dernières fermentent la boisson encore plus et fournissent des éléments curatifs et nutritionnels exceptionnels.

Pour en savoir plus sur les vertus des graines de kéfir de fruits et de la boisson préparée à partir du kéfir de fruits, consultez mon ouvrage *Lait fermenté, kéfirs de lait et de fruits. Ces probiotiques naturels d'aujourd'hui. 90 recettes et leurs bienfaits,* aux éditions du Dauphin.

LE KVAS (KVASS, KWAS, KWASS) DE PAIN AU LEVAIN

Cette boisson peu alcoolisée est un remède contre l'avitaminose. Elle contient un ensemble de vitamines, de minéraux et d'autres nutriments. Le kvas est très riche en vitamines du groupe B, et en vitamines E, C, H, PP, K, ainsi qu'en acide lactique; en calcium, phosphore, magnésium et autres minéraux. C'est une source considérable d'acides gras irremplaçables et de protéines.

Aujourd'hui, les scientifiques sont complètement persuadés que le kvas de pain, grâce à ses vertus bactéricides, influence positivement le fonctionnement de l'appareil digestif. Il aide à soigner le météorisme et les ballonnements.

Les micro-organismes du kvas de pain au levain empêchent le développement de bactéries nocives et pathogènes. Ils aident à combattre **la dysbactériose**. Ces probiotiques **normalisent le métabolisme, renforcent le système cardio-vasculaire** et influencent de manière bénéfique le système nerveux central.
Pendant la fermentation, ces micro-organismes fabriquent aussi des vitamines qui favorisent **le renforcement de l'immunité.**

Les levures spécifiques, ainsi que d'autres micro-organismes bienfaisants contenus dans ce kvas sont capables **d'améliorer l'état du pancréas** et de diminuer le taux de sucre dans le sang.

Cette boisson fermentée est capable d'évacuer de l'organisme des cellules mortes, du mauvais cholestérol, des radicaux libres et des toxines. La consommation régulière du kvas de pain favorise **l'amaigrissement.** Sa valeur énergétique est de 27 kcal/100 ml de produit.
Il est **diurétique** et aide à se débarrasser de calculs et de sable rénaux, ainsi que de petites infections au niveau du système uro-génital.

Le kvas de pain au levain a trouvé son application curative en stomatologie : **la boisson renforce**

l'émail des dents et aide à guérir les aphtes et les stomatites.
Étant une boisson préventive et diététique, elle **atténue la fatigue** et **augmente la capacité de travail.** Elle influence positivement la santé des yeux et protège de maladies respiratoires infectieuses.

Les vertus curatives du kvas de pain sont directement liées aux produits utilisés pour sa préparation. Le kvas de pain est un produit considéré comme **boisson nourrissante.** Il rafraîchit et désaltère parfaitement durant une période de grande chaleur.

Dans le cadre d'une utilisation externe, cette boisson est utilisée **dans les soins de la furonculose, de l'acné, de dermatites, de psoriasis...** Pour soigner ces problèmes de peau, il est nécessaire de boire du kvas tous les jours pendant la cure, ainsi que de l'appliquer sous forme de compresses et de cataplasmes.

La même méthode de soin concerne **les maladies articulaires** (buvez la boisson régulièrement et appliquez des compresses sur les articulations malades).

Le kvas de pain au levain est aussi utilisé depuis des millénaires dans **les soins esthétiques de la peau, des cheveux et des ongles.**

> Plusieurs spécialistes de santé comparent les vertus du kvas de pain à celles du kéfir de lait, du kéfir de fruits, du koumis ou du lait caillé.

LE KVAS BLANC

Reconnu pour ses vertus antioxydantes et anti-cancer, le «kvas blanc» est recommandé à toutes **les personnes désirant réduire le risque d'un début d'un cancer,** ainsi que son développement. Cette «boisson de jouvence» apportera le renouvellement et la préservation des cellules du corps à celles et **ceux qui veulent rester jeunes** le plus de temps possible.

Les individus ayant des **troubles du système cardio-vasculaire** et un taux de cholestérol en hausse doivent prendre pour habitude de boire 1 à 2 verres de cette boisson curative par jour.

Le kvas blanc **normalise et assainie le système digestif** dans le cas d'une digestion difficile ou de troubles de la flore intestinale. Il purge le foie et améliore son fonctionnement dans le cas de troubles de type sable, dyskinésie, etc.

Ceux qui désirent se protéger de certaines infections de l'appareil digestif (gastro-entérites, dysenterie...) doivent inclure cette boisson dans leur consommation quotidiennement. Elle rend l'appareil digestif entier plus résistant aux bactéries nocives et aux virus.

Cette boisson est une bonne alternative pour **les jours de canicule,** car elle désaltère parfaitement, purge l'organisme de manière délicate, le renforce et aide aussi à maigrir.

Les personnes souffrant d'une immunité affaiblie par le stress, la fatigue, de maladies chroniques, ainsi que les habitants des grandes villes, doivent apprécier le kvas blanc pour ses **vertus immunostimulantes, antifatigue** et son **amélioration des capacités du système nerveux central,** notamment la mémoire.
Il favorise la fabrication des globules rouges **chez les personnes souffrant d'anémie.** Ce kvas est recommandé aussi pour les femmes en période de règles, ainsi que durant la ménopause.
Il est conseillé dans le cas de troubles du métabolisme comme la goutte par exemple.

Quand **les reins ou la vessie** sont touchés par du sable et ou des calculs, les personnes concernées doivent boire ce kvas 2 à 3 fois par jour pour favoriser la détoxification et l'assainissement de leur système uro-génital de manière douce.

Les personnes ayant les dents sensibles, fragiles et les gencives saignantes et irritées doivent utiliser le kvas blanc pour des bains de bouche et le boire tous les jours.
Il rend **les cheveux plus brillants et éclatants, les ongles renforcés et la peau plus belle,** aussi bien si vous utilisez le kvas blanc dans vos soins, que si vous le consommez régulièrement.

À PARTIR DE QUEL ÂGE?

Tous ces kvas (à base de céréales ou de légumineuse) peuvent être introduits dans l'alimentation infantile à partir de l'âge de 5 à 7 ans, par petites portions de 50 ml par jour.
Dans tous les cas, avant de commencer, demandez conseil à votre médecin ou diététicien.

CONTRE-INDICATIONS

On retrouve les mêmes contre-indications que pour les kvas aux céréales fermentées.

LE KVAS DE BETTERAVE ROUGE

Impossible de ne pas apprécier les vertus de cette boisson populaire depuis des siècles par les habitants de nombreux pays. On l'appelerait même «élixir de jouvence». La betterave rouge est une plante rhizocarpée unique. Elle possède notamment une teneur très importante en vitamines A, E, B, C, PP. Elle contient aussi beaucoup de minéraux (calcium, fer, magnésium, potassium…), ainsi que des antioxydants et des bioflavonoïdes. Ses éléments chimiques (le césium et le rubidium) sont très importants pour soigner **l'hypertension.**
Toutes les substances et les éléments curatifs de la betterave rouge, ainsi que les probiotiques qui apparaissent durant la fermentation de la boisson, se trouvent dans le kvas de betterave.

SES VERTUS

La médecine parallèle considère le kvas de betterave rouge comme la meilleure méthode de traitement de l'hypertension sans utilisation de médicaments. Il peut même servir de «méthode de premier secours» durant des crises d'hypertension. La prise d'un verre de ce kvas fera baisser la tension au bout de 20 minutes. Ce traitement normalise la tension artérielle, et la consommation régulière du kvas de betterave pourra vous aider à oublier les symptômes de la maladie.

Les bienfaits du kvas de betterave rouge ne se limitent pas à la normalisation de la tension. La boisson agit de manière bénéfique sur l'organisme entier.

Le kvas de betterave rouge dilate les vaisseaux sanguins et normalise leur contraction rythmique, protège de la formation de caillots, de la hausse du cholestérol et assainit la lymphe.
Sans parler de l'appareil digestif, dont le fonctionnement s'améliore dans le cadre d'une consommation régulière de cette boisson fermentée.

Le kvas de betterave agit comme un **antiseptique** et comme un remède **accélérant la digestion.** Il aide à détoxifier le foie et les reins. De plus, il augmente l'immunité. Il est aussi utilisé dans le cas de troubles dufonctionnement du **système reproductif.**

Très riche en fer, le kvas de betterave augmente le taux de globules rouges. C'est un remède naturel pour soigner des troubles du métabolisme. Il aide à vaincre les kilos en trop.

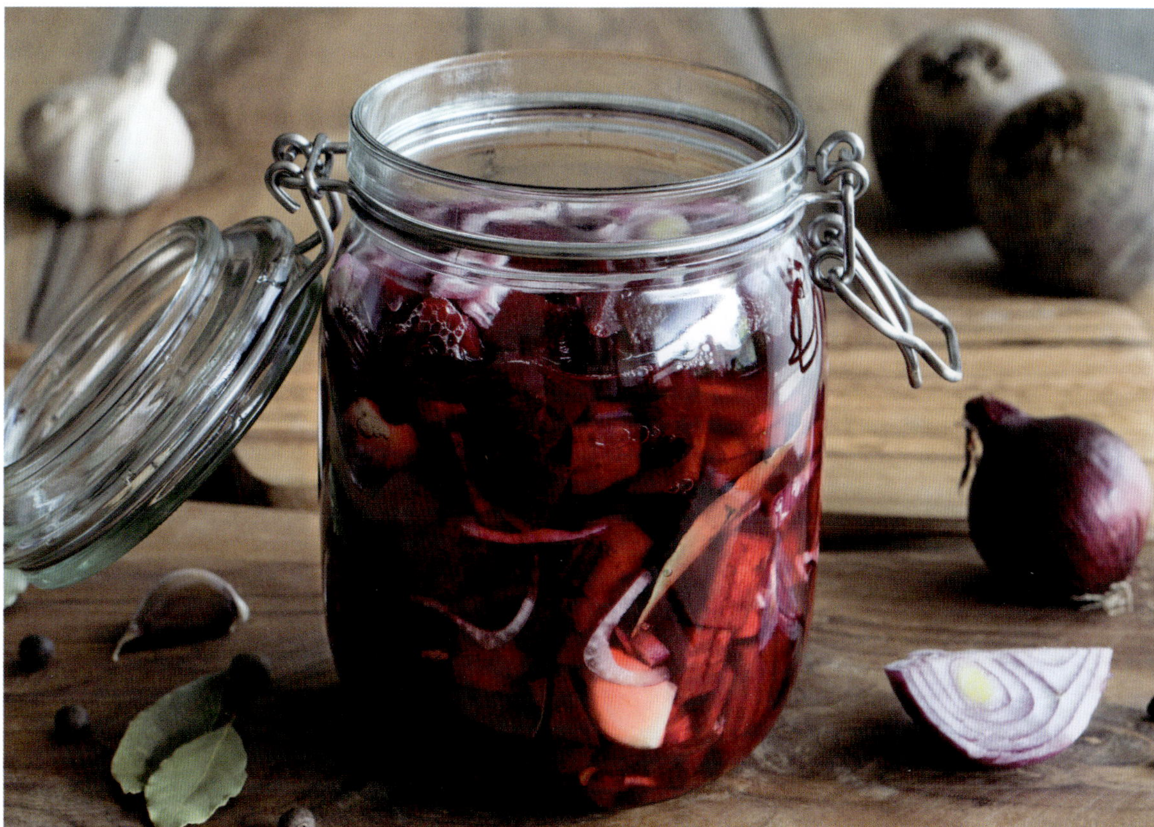

C'est un anti-cancérogène très puissant. Les résultats de différentes recherches médicales confirment que la consommation persistante du kvas de betterave rouge protège du déclenchement et du développement de cancers malins. Il évacue des toxines et des impuretés de l'organisme et aide à lutter contre la constipation et d'autres problèmes de l'intestin.

POUR QUI?

Les différentes recherches médicales permettent de dire que le kvas de betterave rouge purge l'organisme des toxines et des éléments nocifs et cancérogènes accumulés dans l'organisme durant des années. Il est préconisé à celles et ceux qui veulent se débarrasser des impuretés présentes dans leur organisme.

Sa composition biochimique et microbiologique fait de lui une boisson aux multiples vertus et ce pour différentes catégories de personnes :

- les personnes ayant des problèmes au niveau de l'intestin (atonie, constipations, hémorroïde...), pourront ressentir l'activation des processus de la digestion dès la première prise de cette boisson fermentée;
- les personnes qui souffrent d'hypertension, d'athérosclérose, d'un taux élevé de cholestérol, de varice, ainsi que d'autres dysfonctions cardio-vasculaires; consommé quotidiennement, ce kvas leur fera oublier leurs problèmes après un certain temps.

Il est aussi utilisé pour les gens souffrant :

- anémie ferriprive;
- maladies oncologiques de tous types, notamment cancer du sang et colorectaux;
- accumulation de toxines et de bactéries pathogènes au niveau du foie, de l'intestin, dans le sang et les reins;
- surpoids;
- trouble du métabolisme (goutte, troubles du métabolisme du sel et de l'eau...);
- troubles du fonctionnement des organes reproductifs (kystes aux ovaires, cystite, troubles menstruels, prostatite, troubles de l'érection...);
- avitaminose.

Le kvas de betterave est conseillé pour l'amélioration de l'état de la peau, des cheveux et des ongles.

À PARTIR DE QUEL ÂGE?

Il peut être donné aux enfants à partir de l'âge de 5 ans, par doses de 20 à 50 ml par jour.
Dans tous les cas, avant de commencer, demandez conseil à votre médecin ou diététicien.

CONTRE-INDICATIONS

Voir les précautions générales pour les boissons fermentées.
Aussi, il est déconseillé de consommer cette boisson fermentée chez les personnes atteintes de **calculs rénaux, d'insuffisance rénale,** ainsi que dans le cas de **processus inflammatoire de l'intestin.**
Ce kvas est aussi à éviter chez les personnes ayant une **tension artérielle basse,** et chez celles avec un **excès d'hémoglobine.**

LE KVAS DE FRUITS OU (ET) DE BAIES

SES VERTUS

Tous les bienfaits des fruits et des baies que vous utilisez pour la préparation du kvas lui sont transmis. De plus, cette boisson est **très riche en probiotiques** (des levures spécifiques et des bactéries lactiques). Donc, si vous désirez préparer un kvas en utilisant tels ou tels fruits ou baies, renseignez-vous sur les vertus curatives de ceux-ci. Le choix est propre à chacun d'entre vous, car il doit prendre en compte les particularités de votre organisme, vos préférences gustatives et, bien sûr, des maladies ou les troubles chroniques dont vous souffrez éventuellement.

POUR QUI ?

Tous les kvas de fruits ou (et) de baies sont riches en probiotiques et donc préconisés aux personnes souffrant **de troubles de la digestion ou de dysbactériose.** Ils sont salutaires pour ceux présentant certains **problèmes au niveau du foie, de l'intestin, de l'estomac.** Ils aident à purger, **à assainir les reins** et à **renforcer l'immunité.**

Savoir pour quelles catégories de personnes ces kvas sont bienfaisants dépend beaucoup des vertus des fruits et des baies avec lesquels les boissons fermentées sont préparées.

À PARTIR DE QUEL ÂGE ?

Les kvas de fruits et (ou) de baies peuvent être consommés par les enfants à partir de 5 à 7 ans, par petites portions de 30 à 50 ml par jour.

Dans tous les cas, avant de commencer, demandez conseil à votre médecin ou diététicien.

CONTRE-INDICATIONS

Les précautions sont les mêmes que pour les autres kvas.

De plus, la consommation de ce kvas n'est pas conseillée pour les **diabétiques** à cause des sucres présents dans cette boisson fermentée. Selon les fruits et les baies contenus, ce kvas peut provoquer des allergies chez les certaines personnes.

LE KVAS DE GINGEMBRE (DZIDZIBIRA, BOISSON GRECQUE FERMENTÉE)

Le kvas de gingembre contient des vitamines C, PP et pratiquement toutes les vitamines du groupe B. Il regorge aussi de potassium, de calcium, de magnésium, de phosphore, de natrium, de fer, de manganèse, de zinc, de sélénium et de cuivre. La liste d'éléments bienfaisants de cette boisson comprend aussi l'acide nicotinique, l'acide caprylique, l'acide linoléique, l'asparagine, la choline, ainsi que des acides aminés pour ne citer qu'eux.

Le kvas de gingembre contient du gingérol, un élément qui donne un goût piquant au gingembre. Cette boisson est aussi extrêmement riche en huiles essentielles.

SES VERTUS

Cette boisson désaltérante, énergisante et ouvrant l'appétit soulage les nausées et les vomissements. Le gingembre cru possède déjà des vertus renforçant les défenses naturelles, ainsi que des vertus anti-inflammatoires, bactéricides et antivirales. Ces bienfaits sont accentués par la présence de probiotiques.
Elle aide à soigner **certaines maladies de l'appareil digestif,** ainsi que du **système respiratoire et uro-génital.** Cette boisson soulage aussi durant une crise d'asthme.
Elle **atténue les douleurs et processus inflammatoires** dans le cas d'arthrose, d'arthrite, de rhumatisme, ainsi que les douleurs musculaires.

Le dzidzibira renforce et purge les vaisseaux sanguins du **mauvais cholestérol** et empêche la formation de caillots sanguins. Il augmente la **tension** et **l'activité cérébrale,** ainsi que les pouvoirs mnésiques.

Cette boisson peut aussi être utilisée dans la lutte contre des maladies oncologiques, dans le cadre d'une prévention. Elle réduit également la croissance des tumeurs.

Chez les femmes, le kvas de gingembre agit positivement **sur l'utérus.** Pendant les règles, il soulage les douleurs spasmodiques et aide à lutter **contre l'infertilité.**
Grâce à son contenu en huiles essentielles, en lysine et en vitamine C, le Dzidzibira augmente la libido aussi bien chez la femme que chez l'homme. C'est un **puissant aphrodisiaque.**

POUR QUI ?

Cette boisson grecque fermentée est utilisée dans le cadre de prophylaxie et de soin de différentes maladies.

Le kvas de gingembre est recommandé :

- aux personnes qui ont besoin d'une stimulation du fonctionnement de l'appareil digestif ; à celles et ceux souffrant de mauvaise digestion, de gastrite avec un taux d'acidité bas ; ainsi qu'aux personnes qui ont besoin de normaliser leur sécrétion gastrique ;
- aux personnes subissant une perte d'appétit ;
- aux personnes souffrant de troubles digestif ; pour la normalisation de la balance bio de l'appareil digestif et aider à tuer des bactéries, des levures, des champignons, des virus nocifs et des vers chez les personnes atteintes de certaines infections ou de parasites de l'appareil digestif (provoquant une gastro-entérite saisonnière, par exemple, la dysenterie, la helminthose...). Les personnes souffrant de dysbactériose ou de météorisme doivent consommer ce kvas quotidiennement ;
- aux personnes souffrant d'une haleine désagréable, celles-ci doivent boire cette boisson, elle les aidera à se débarrasser de ce symptôme gênant.

Il est aussi conseillé aux patients souffrant de candidose, de dysbiose vaginale, de cystite, de prostatite, de pyélonéphrite et d'autres problèmes du système uro-génital.
Le dzidzibira légèrement réchauffé au bain-marie est très salutaire pour les personnes atteintes de **grippe, de bronchite ou de pneumonie.** C'est une boisson **expectorante, réchauffante, anti-inflammatoire et immunostimulante** en cas de

maladies respiratoires infectieuses. Il est profitable pour les asthmatiques, car il soulage les crises.
Il stimule aussi le fonctionnement de la **thyroïde** chez les gens souffrant de son hypofonction.
Enfin, le kvas de gingembre est bienfaisant pour :

- les personnes ayant les vaisseaux fragiles;
- les personnes ayant trop de mauvais cholestérol;
- les personnes hypotendues, affaiblies, apathiques, asthéniques;
- les personnes souffrant de maux articulaires (arthroses, arthrites, rhumatisme);
- les femmes souffrant de symptômes désagréables qui accompagnent parfois les règles (maux spasmodiques et nausées)
- lutter contre l'infertilité, aussi bien chez les femmes que chez les hommes;
- les personnes disposées aux maladies oncologiques et celles atteintes d'un cancer;
- les personnes ayant des problèmes de peau comme des blessures, coupures... Dans ce cas, il est aussi appliqué en compresses;
- les personnes désirant booster leur libido;
- les personnes qui exercent une détoxification régulière de l'organisme.

À PARTIR DE QUEL ÂGE ?

Il est déconseillé de donner cette boisson aux jeunes enfants. Dans tous les cas, avant de commencer, demandez conseil à votre médecin ou diététicien.

CONTRE-INDICATIONS

Voir les précautions générales pour les kvas.
Il est à noter que le kvas de gingembre ne doit pas être consommé par des personnes souffrant **d'ulcère de l'estomac ou du duodénum, de maladies du foie, de colite ulcéreuse, de reflux gastro-œsophagien, de maladies de la peau ou d'hémorragies.**

Il est interdit de boire cette boisson aux personnes atteintes **de maladies de l'intestin** comme la diverticulose. De plus, une consommation en grande quantité de ce produit durant les règles peut provoquer des saignements importants.

Les femmes enceintes, et celles qui allaitent, ne doivent pas non plus consommer de kvas de gingembre.

Il n'est pas souhaitable pour les cardiaques et les hypertendus.

Si vous prenez des médicaments, sachez que ceux-ci peuvent être incompatibles avec cette boisson. Par exemple, cette dernière peut provoquer une arythmie si vous prenez un relaxant musculaire. Dans le sens contraire, les effets de remèdes contre le diabète, ainsi que pour l'amélioration de la coagulation du sang, sont accentués avec la consommation du kvas de gingembre.

Enfin, vous devez savoir qu'il ne faut pas consommer cette boisson **en grande quantité !** Sinon, à la place d'effets curatifs, vous risquez de provoquer des conséquences néfastes (vomissement, troubles de l'appareil digestif, tachycardie...).

Consommée avec prudence, cette boisson est néanmoins bénéfique pour la santé !

LES BOISSONS AU MIEL FERMENTÉES CURATIVES (KVAS AU MIEL)

Ces boissons rafraîchissantes et désaltérantes sont une source précieuse de vitamines, de minéraux, de ferments, d'antioxydants, d'acides aminés et d'autres substances biologiquement actives, très importantes pour la santé. Elles sont connues pour leur capacité donner de la force, de la bienveillance et à améliorer l'état d'esprit.

LEURS VERTUS

Les vertus des kvas au miel dépendent en majorité de la sorte de miel utilisée. Par exemple, la boisson fermentée au miel d'acacia n'a pas les mêmes impactes sur l'organisme que celle au miel de sarrasin... Il faut choisir un miel compatible avec vos besoins pour fabriquer votre boisson au miel fermentée.

Le kvas préparé au miel de sarrasin augmente l'hémoglobine du sang. Celui réalisé avec du **miel de tilleul** est préconisé pour soigner les toux et les maladies respiratoires. La boisson fermentée au **miel de montagne** aide à soigner des maladies de l'estomac, du foie, de l'appareil digestif en général, ainsi que l'anémie, l'athérosclérose, les troubles du système nerveux et l'hyperfonction thyroïdienne.
Les kvas au miel, quelle que soit la sorte de miel utilisée, sont curatifs et influencent de manière bénéfique l'appareil digestif. Ces boissons sont notamment : **bactéricides, antivirales, anti-candida,** elles favorisent l'amélioration du fonctionnement du foie et la digestion.
Elles **renforcent le système cardio-vasculaire et assainissent les poumons et les bronches** dans le cas de maladies respiratoires. Autrefois, on préparait aussi les boissons aux miels fermentées dans les hôpitaux pour soigner les malades souffrant de pneumonie, de tuberculose et d'autres problèmes de santé.

Ces boissons **boostent l'immunité et les défenses naturelles** à leur maximum.

Elles améliorent l'état des os et des dents, fournissent beaucoup de calcium à l'organisme et l'y retienne.

POUR QUI ?

Ces boissons sont bénéfiques pour les personnes souffrant :

- de dysbactériose intestinale, de processus inflammatoires du foie et de l'intestin;
- de stress, d'une grande fatigue, d'un état dépressif, d'un trouble mineur de la mémoire ou de la concentration;
- de maladies respiratoires infectieuses bactériennes ou virales;
- de défenses naturelles fragiles;
- de maladies cardio-vasculaires;
- d'excès de cholestérol.

Pour obtenir des résultats optimaux, préparez ce type de boisson fermentée à base d'un miel possédant les vertus et les bienfaits correspondant à vos besoins.

À PARTIR DE QUEL ÂGE ?

Les boissons curatives au miel, peuvent être consommées par les enfants à partir de l'âge de 5 ans, par petites portions. Dans tous les cas, avant de commencer, demandez conseil à votre médecin ou pédiatre.

CONTRE-INDICATIONS

Voir les précautions générales pour les kvas. De plus, cette boisson peut provoquer des **allergies** chez les personnes souffrant d'intolérance au miel. À utiliser avec prudence chez les personnes souffrant **de calculs biliaires.**
Ce kvas est **interdit aux diabétiques.**

LE CHAMPIGNON DE THÉ (champignon japonais, méduse de thé, médusomisète, kvas de champignon, kombucha)

Le champignon de thé *(Medusomyces gisevii)* n'assimile pas les substances aromatiques, les tanins et d'autres éléments du thé. Mais dans l'ambiance du thé noir ou vert sucré uniquement, il est capable de synthétiser des acides grâce à ses composants microbiologiques (des levures et bactéries spécifiques).
Le processus de fermentation est initié par ses levures. Dans un premier temps, le sucre est transformé en alcool et en acide carbonique. Ensuite, ses bactéries commencent à oxygéner l'alcool, et l'acide acétique, issu de l'alcool, achève la fermentation. À la fin de ce processus, la boisson transformée à partir du thé sucré contient encore un petit peu de sucre non transformé, de l'acide carbonique, des vitamines C, PP et des vitamines du groupe B. Cette solution au champignon de thé est aussi riche en acides organiques (lactique, citrique, gluconique...), acides gras, substances aromatiques, caféine, ferments et encore d'autres éléments.

LEURS VERTUS

L'infusion à la méduse de thé est utilisée pour soigner les **stomatites** depuis déjà plus d'un siècle. Au milieu du XXe siècle, ses vertus bactéricides ont été prouvées par des chercheurs de différents pays. Elle est utilisée pour soigner **les rhumes, les bronchites, les angines, les laryngites et d'autres maladies respiratoires infectieuses.**

Cette boisson tonifiante et rafraîchissante sert aussi à **atténuer les maux de tête, les migraines,** et à **lutter contre l'insomnie, les petites anxiétés et des troubles nerveux mineurs.**

Le kvas de champignon améliore l'état général de personnes âgées, en ciblant les organes vitaux principaux et en influençant positivement les capacités du cerveau. Il possède des **effets métaboliques** et rétablit un fonctionnement normal dans les membranes des cellules cérébrales. Après nombre de recherches scientifiques, il a été prouvé que le champignon de thé a encore plusieurs autres effets curatifs sur l'organisme. Plus précisément :

- il évacue les toxines, les impuretés et des bactéries pathogènes de l'organisme, notamment les *Escherichia coli.*

- il assainit la flore intestinale, en aidant à améliorer l'état général de l'humain;
- il améliore la digestion et aide à vaincre plusieurs maladies de l'appareil digestif (colites, constipations, maladies du foie et de la vésicule biliaire...);
- il possède des vertus antibiotiques;
- il est aussi utilisé pour soigner quelques problèmes oculaires (conjonctivite, candidose des yeux);
- il aide à soigner des inflammations et des processus purulents de la peau;
- il protège des cancers;
- il est utilisé pour baisser le taux de sucre et de cholestérol dans le sang;
- il soulage dans le cas de tuberculose et inhibe son développement;
- il renforce le système nerveux central;
- il est utilisé avec d'autres remèdes, ainsi qu'avec un ensemble de médicaments, pour soigner l'angine blanche et le typhus abdominal.

En 1947, Naumova E. K., une scientifique soviétique, a confirmé par un certain nombre d'expériences que les médicaments fabriqués à base de champignon de thé (à base de médusine) aident à soigner très efficacement les infections dues aux pneumocoques, ainsi que celles de la salmonellose et de la diphtérie. Durant cette période, des scientifiques de la Clinique de recherches expérimentales ont élaboré un médicament qui a été nommé «Médusoménitine». Il a reçu de la pellicule de champignon de thé et possède des vertus antibiotiques et thérapeutiques. Ce médicament a été activement utilisé pour soigner le typhus abdominal, la dysenterie, le pneumocoque, le staphylocoque doré, ainsi que la diphtérie.

Quelques informations supplémentaires à connaître sur le champignon de thé :

- On prépare du champignon de thé concentré, «Kombuka», avec cette méduse de thé. Ce médicament naturel est utilisé pour améliorer l'état général et cérébral des personnes âgées.
- Un antibiotique «Médusine» a été synthétisé à partir de ce champignon de thé.
- La boisson «Kom-Bancha» est fabriquée avec du thé vert japonais et le champignon de thé. Cette boisson est destinée au rétablissement de la santé des alcooliques et des toxicomanes. Elle est aussi appliquée pour soigner des personnes atteintes de cancers (pour améliorer leur état général, leur donner de la force et de l'appétit), ainsi que des diabétiques.
- La boisson «Kom-Chungmee», préparée avec du thé vert chinois et la méduse de thé, est utilisée pour soigner le diabète, des maladies de la prostate et les problèmes de reins.
- En outre, la boisson «Kom-Sencha», fabriquée, elle aussi, avec le champignon de thé, ainsi qu'avec du thé vert, aide à soigner l'hypertension et à diminuer le taux de cholestérol dans le sang.

CONTRE-INDICATIONS

Voir les précautions générales pour les boissons fermentées.

Cette boisson peut provoquer des allergies et une intolérance individuelle.

Les recettes de pain et de soupe miso sont à retrouver dans la partie «Recettes culinaires».

RECETTES DE PRÉPARATIONS ARTISANALES DES PROBIOTIQUES VÉGÉTAUX

Boisson au champignon de thé

INGRÉDIENTS (POUR 3 L)

- 6 cuillères à café de thé noir ou vert (préférable en grandes feuilles)
- 3 l d'eau de source plate
- 15 cuillères à soupe de sucre en poudre (ou un petit peu moins).

PRÉPARATION : 30 À 40 MINUTES
FERMENTATION : 4 À 13 JOURS

1 • Préparez du thé noir ou vert dans un grand récipient (pour le thé vert, il est préférable de prendre de l'eau à une température de + 90 °C). Ajoutez-y le sucre, remuez jusqu'à dissolution complète du sucre. Couvrez le récipient avec un couvercle et laissez infuser pendant 15 à 20 minutes. 2 • Filtrez le thé. Laissez-le refroidir jusqu'à une température tiède. 3 • Pour les champignons de thé très « jeunes » : ajoutez un petit peu de la solution dans laquelle il était immergé (« le levain de départ ») dans le thé préparé. Cette solution doit constituer 1/10e de tout le liquide nécessaire pour la boisson que vous êtes en train de préparer. 4 • Versez le liquide (le thé préparé) dans un bocal en verre de 3 l ayant un col large. 5 • Déposez méticuleusement le champignon de thé (préalablement lavé à l'eau minérale plate à une température tiède) dans le bocal. 6 • Couvrez le bocal avec une double couche de gaze, et fixez-la avec un élastique. 7 • Déposez le bocal dans un endroit chaud et à l'abri du soleil. La température idéale pour le champignon japonais est + 25 °C. 8 • Après 2 à 7 jours (parfois plus), la boisson est prête à être consommée. Quand le liquide du bocal atteindra l'acidité qui vous convient et sera pétillant, retirez le champignon de thé du bocal à la main (propre). Lavez le champignon japonais dans l'eau de source plate, et mettez-le dans un autre bocal avec du thé préparé avec la même recette. 9 • Filtrez la boisson obtenue grâce au champignon, et versez-la dans un bocal en verre ou des bouteilles en verre. Fermez bien les récipients avec leurs couvercles (ou bouchons), et déposez-les au frais pour la fermentation définitive, cela dure de 2 à 5 jours environ. 10 • Goûtez la boisson, et gardez le reste au réfrigérateur pendant 3 à 7 jours, voire même plus.

EN SAVOIR PLUS SUR « LE CHAMPIGNON DE THÉ »

- Quand le champignon de thé devient «âgé», son épaisseur peut atteindre quelques centimètres. Sa surface dépend du diamètre du bocal dans lequel il se développe petit à petit.

- Ne mettez jamais le champignon de thé dans une solution avec le sucre mal dilué ! Ne saupoudrez pas le champignon de thé avec le sucre ! Celui-ci peut provoquer des brûlures sur le champignon de thé.

- Utilisez de l'eau minérale sans beaucoup de sels de calcium, car ils sont nocifs pour le champignon de thé. La température de l'eau pour le champignon de thé doit être tiède ou légèrement fraîche, mais jamais trop froide, ni trop chaude !

- Ne préparez jamais de thé corsé pour le champignon de thé !

- Filtrez bien le thé préparé pour que des feuilles ou des granules de thé n'y restent pas. Elles peuvent aussi endommager le champignon de thé.

- Lavez le champignon de thé dans de l'eau de source plate tiède avant chaque préparation de boisson. N'utilisez jamais d'eau du robinet !

- Si vous versez le liquide du champignon de thé (la boisson préparée) dans un bocal et le laissez dans un endroit chaud, après 1 à 2 semaines, vous apercevrez la formation d'une pellicule transparente une colonie de micro-organismes qui se transformeront en champignons de thé «adultes».

- Si la surface du champignon devient beige foncé, cela signifie qu'il commence à périr. Ne paniquez pas, vous pouvez, éventuellement, le sauver si vous le lavez soigneusement dans l'eau de source plate, en retirant sa surface assombrie. Et pour la suite, prenez plus de soin de lui.

- Vous pouvez préparer l'infusion de champignon de thé avec l'ajout de différentes plantes médicinales (feuilles d'ortie, de plantain, de fraises, de mûre sauvage, de fleurs de tilleul ; feuilles de bouleau, de pas-d'âne, de baies d'églantier…). Pour 1 l de solution nutritive habituelle pour le champignon de thé, il faut prendre 1 à 3 c. à c. de plantes médicinales émincées. Mais il est déconseillé d'utiliser les plantes riches en huiles essentielles, comme la camomille, la sauge, etc., car durant la fermentation, le champignon de thé modifie les huiles essentielles et leurs vertus. Il est impossible d'en connaître les conséquences, qui peuvent même être nocives pour la santé.

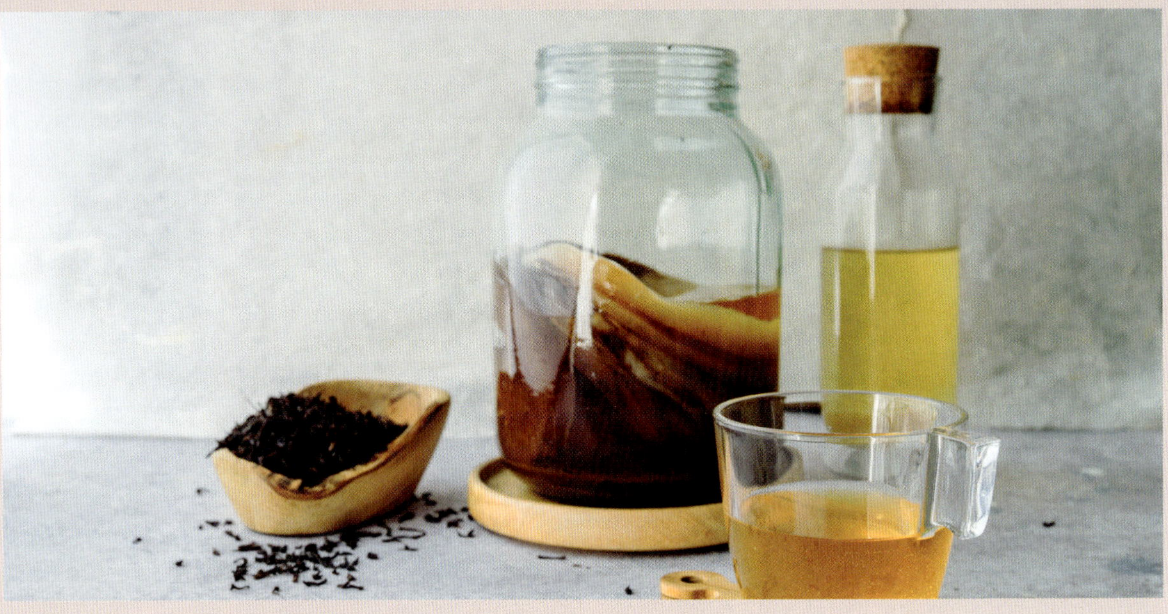

Comment faut-il conserver le champignon de thé ?

La meilleure méthode de conservation du champignon de thé est de le laisser dans son ambiance naturelle – la solution de thé sucrée – et de changer régulièrement cette solution (la boisson préparée). Si vous ne pouvez pas vous occuper de lui durant 2 à 4 semaines, mettez le champignon de thé dans sa solution fraîchement préparée et installez-le au bas du réfrigérateur.

Mais si vous prévoyez de partir pour quelques jours, et que personne ne pourra s'occuper de lui, il existe une méthode de séchage du champignon de thé :

1 Retirez le champignon de thé de la boisson et mettez-le sur une assiette propre et sèche.

2 Tournez-le 2 fois par jour pour éviter la formation de moisissure sur sa surface. Veillez à ce que de petites mouches de fruits et de vin n'attaquent pas le champignon. Il en va de même pour tous autres insectes bien sûr.

3 Lorsque le champignon de thé sera desséché et se présentera sous la forme d'une pellicule fine et sèche, mettez-le dans un pot en verre propre et sec, couvert d'un tissu léger.

4 Gardez-le dans un meuble de cuisine ou en bas du réfrigérateur, pendant 1 à 4 semaines.

5 Pour réanimer le champignon, préparez la solution de thé sucrée décrite dans cet ouvrage, changez-la régulièrement, jusqu'au moment où le champignon reprendra sa forme normale. Habituellement, le temps de « réanimation » du champignon de thé est d'environ 1 semaine.

Kéfir de fruits

INGRÉDIENTS (POUR 1 L)

- 1 L D'EAU MINÉRALE PLATE (JAMAIS DE L'EAU DU ROBINET À CAUSE DES SUBSTANCES DÉSINFECTANTES)
- 4 C. À S. DE GRAINES DE KÉFIR DE FRUITS LAVÉES À L'EAU MINÉRALE FRAÎCHE DANS UNE PASSOIRE NON MÉTALLIQUE
- 3 C. À S. DE SUCRE ROUX OU BLANC NATURE, SANS ADDITIFS
- DES FRUITS SECS DE VOTRE CHOIX : 10 À 15 RAISINS SECS, 2 À 7 ABRICOTS SECS (OU FIGUES, PRUNEAUX) DÉNOYAUTÉS, ETC

ILS DOIVENT ÊTRE SANS CONSERVATEURS NI AUTRES ADDITIFS, CAR CELA PEUT OPPRESSER LES MICRO-ORGANISMES DES GRAINES DE KÉFIR DE FRUITS

FERMENTATION : 1 À 2 JOURS

PRÉPARATION : MOINS DE 5 MINUTES

1 • Dans un bocal en verre propre et à l'aide d'une cuillère en bois, dissolvez complètement le sucre dans l'eau minérale à température ambiante.

2 • Dans une passoire, lavez les graines de kéfir de fruits à l'eau minérale, puis déposez-les délicatement dans le bocal.

3 • Ajoutez les fruits secs préalablement rincés à l'eau, puis couvrez le bocal d'un morceau de mousseline ou de gaze. Fixez le tout avec un élastique et déposez le bocal dans un endroit sec, à l'abri du soleil et à température ambiante (entre +20 °C et +27 °C) pour fermentation 1 à 2 jours.

4 • Retirez les fruits (récupérez les graines de kéfir à part et rincez-les à l'eau minérale) et filtrez la préparation. Le jus se conservera au réfrigérateur dans une bouteille en verre pendant 2 à 4 jours.

CONSEIL

CONSERVATION DES GRAINES DE KÉFIR DE FRUITS

APRÈS LES AVOIR RINCÉES, ÉGOUTTEZ LES GRAINES POUR POUVOIR LES DÉPOSER DANS UN POT EN VERRE PROPRE. RECOUVREZ-LES ENSUITE D'UNE SOLUTION SUCRÉE BIEN DILUÉE, PUIS REFERMEZ LE POT AVEC UN COUVERCLE (NON HERMÉTIQUE). DÉPOSEZ LE POT AU BAS DU RÉFRIGÉRATEUR POUR POUVOIR CONSERVER LES GRAINES JUSQU'À 1 MOIS.

Kvas de fruits ou (et) de baies

Recette 1

INGRÉDIENTS (POUR 2,5 L)

- 500 G DE BAIES (FRAMBOISES, FRAISES, MYRTILLES, CASSIS, MÛRES…)
- 2 L D'EAU DE SOURCE PLATE
- 200 À 300 G DE SUCRE EN POUDRE
- 8 À 12 RAISINS SECS.

FERMENTATION : 12 À 24 HEURES - REPOS : 1 À 2 SEMAINES

PRÉPARATION : 10 MINUTES

1 • Triez les baies, retirez leurs queues et leurs feuilles. Lavez-les délicatement à l'eau froide. Laissez-les s'égoutter. Puis broyez-les dans un grand saladier. 2 • Mettez-les dans un bocal en verre de 3 l. Diluez le sucre dans l'eau tiède. Versez cette solution dans le bocal. 3 • Couvrez le bocal avec un morceau de tissu léger, fixez-le avec un élastique. Déposez le bocal dans un endroit chaud et à l'abri des rayons du soleil. Laissez fermenter pendant 12 à 24 h. 4 • Lorsque la surface de la préparation deviendra légèrement mousseuse, versez le contenu du bocal dans des bouteilles en verre d'un litre chacune. Remplissez les bouteilles en laissant un petit peu de volume libre. Mettez 4 à 6 raisins secs dans chaque bouteille. 5 • Fermez hermétiquement les bouteilles avec des bouchons ou leurs couvercles, et installez les bouteilles dans un endroit frais mais pas froid pendant 1 à 2 semaines, pour que la boisson mûrisse définitivement. 6 • Filtrez la boisson et dégustez-la.

Conservation : gardez le reste au réfrigérateur pendant 2 à 3 jours.

KVAS

Recette 2

INGRÉDIENTS (POUR 2,5 L)

•••

POUR LE LEVAIN

- 8 À 10 C. À C. DE RAISINS SECS - 1 C. À C. DE SUCRE - 5 C. À S. D'EAU DE SOURCE PLATE.

POUR LE KVAS

- 250 À 300 G DE BAIES OU DE FRUITS DE VOTRE CHOIX (BANANES ÉPLUCHÉES, FRAMBOISES, FRAISES, CANNEBERGES, MYRTILLES, CASSIS, MÛRES, ABRICOTS DÉNOYAUTÉS, BAIES DES MARAIS...) - 2 L D'EAU DE SOURCE PLATE - 140 À 160 G DE SUCRE EN POUDRE

FERMENTATION : 5,5 À 6,5 JOURS

PRÉPARATION : 20 À 25 MINUTES

•••

1 • Préparez le levain. 2 • Versez les raisins secs dans un bol. 3 • Diluez le sucre dans l'eau et recouvrez les raisins secs avec ce sirop. 4 • Couvrez le bol avec une serviette et laissez fermenter à température ambiante pendant 2 à 3 jours.

Préparez le kvas.

1 • Triez les baies, retirez leurs feuilles et les queues. Lavez les baies à l'eau fraîche avec attention. Si vous utilisez des bananes, veillez à ce qu'elles soient sans traces brunes à l'intérieur. Épluchez-les et coupez-les en petits morceaux. 2 • Broyez les baies (les fruits) dans un grand récipient en verre ou en terre. Versez-y de l'eau bouillante. Couvrez le contenu du saladier avec un couvercle et laissez reposer pendant 10 à 12 h.
3 • Filtrez la préparation aux baies (fruits) à l'eau. 4 • Dissolvez le sucre dans cette préparation. 5 • Versez-la dans un bocal en verre; laissez-y un espace.
6 • Ajoutez le levain aux raisins secs. 7 • Couvrez le bocal avec une double couche de gaze et fixez-la avec un élastique. Installez le bocal dans un endroit frais, mais pas très froid.
8 • Après 3 jours environ, votre kvas aux baies (fruits) sera prêt. 9 • Dégustez.

Conservation : gardez le reste au frais durant 2 à 3 jours.

Kvas de gingembre

(dzidzibira, boisson grecque fermentée)

INGRÉDIENTS (POUR 1 L)

POUR LE LEVAIN

- 4 À 8 RAISINS SECS
- ½ C. À C. DE SUCRE EN POUDRE
- 2 À 3 C. À C. D'EAU DE SOURCE PLATE

POUR LE KVAS

- 80 G DE RACINE DE GINGEMBRE
- 2 CITRONS JAUNES BIO
- 200 G DE SUCRE EN POUDRE
- 1 L D'EAU DE SOURCE PLATE
- QUELQUES FEUILLES DE MENTHE FRAÎCHE.

FERMENTATION : 58 HEURES À 4 JOURS - REPOS : 3 À 5 JOURS

PRÉPARATION : 25 À 30 MINUTES

Tout d'abord, réalisez le levain

1 • Versez les raisins secs dans un bol.

2 • Diluez le sucre dans l'eau et recouvrez les raisins secs avec ce sirop.

3 • Couvrez le bol avec une serviette et laissez fermenter à température ambiante pendant 2 à 3 jours.

Préparez le kvas

1 • Épluchez le gingembre, rincez-le à l'eau froide et râpez-le grossièrement.
2 • Pressez les citrons pour extraire leur jus et découpez leurs zestes en morceaux. Jetez les graines.
3 • Diluez le sucre dans de l'eau tiède. 4 • Dans un bocal en verre, déposez le gingembre, le jus de citron, les zestes de citron et de la menthe ; ajoutez-y le levain aux raisins secs et la solution au sucre.
5 • Couvrez le bocal avec un couvercle, mais pas hermétiquement. Installez le bocal dans un endroit chaud et à l'abri des rayons directs du soleil. Laissez fermenter pendant 10 à 24 h. La préparation deviendra légèrement pétillante à la fin. La durée de la fermentation dépendra de la température dans la pièce.
6 • Filtrez le contenu du bocal, et versez la préparation filtrée dans une bouteille en verre, en la remplissant aux 4/5e environ. Fermez-la bien.
7 • Mettez la bouteille au réfrigérateur pendant 3 à 5 jours pour achever la fermentation.
8 • Déguster le dzidzibira ainsi réalisé.

Conservation : gardez le reste au frais pendant 2 à 3 jours.

REMARQUE

VOUS POUVEZ METTRE MOINS DE ZESTES DE CITRON, CAR IL DONNE UN GOÛT AMER À LA BOISSON.

KVAS DE MIEL

Kvas de miel à la rhubarbe, au citron et à la menthe

INGRÉDIENTS (POUR 2 L)

- 2 L D'EAU DE SOURCE PLATE - 5 C. À S. DE MIEL NON CRISTALLISÉ
- 2 À 3 C. À S. DE SUCRE EN POUDRE
- 1 BRANCHE DE RHUBARBE - 1 CITRON BIO
- QUELQUES FEUILLES DE MENTHE FRAÎCHE
- 5 À 6 FEUILLES FRAÎCHES DE CASSIS

FERMENTATION : 12 À 24 HEURES - MATURATION : 1 SEMAINE

PRÉPARATION : 10 MINUTES

1 • Versez l'eau tiède dans un bocal en verre. 2 • Ajoutez-y le miel et le sucre. Remuez bien jusqu'à leur dissolution complète. 3 • Ajoutez la rhubarbe émincée. 4 • Lavez et essuyez le citron, pressez le jus et mettez-le dans le bocal. 5 • Émincez le zeste, mettez-le, lui aussi, dans le bocal. Remuez. 6 • Rincez les feuilles de menthe et de cassis à l'eau fraîche, ajoutez-les dans le bocal. 7 • Couvrez le bocal avec une double couche de gaze, en la fixant avec un fil ou un élastique. Laissez fermenter la boisson à une température tiède et à l'abri du soleil pendant 24 h environ (durant une canicule, la fermentation peut durer 12 h). 8 • Filtrez la boisson, mettez-la dans des bouteilles en verre. Fermez-les bien et installez-les au réfrigérateur ou dans une cave fraîche. 9 • Après 1 semaine, vous pouvez déguster votre kvas.

Conservation : gardez le reste au frais pendant 3 à 4 jours.

REMARQUE

SELON VOS BESOINS, VOUS POUVEZ METTRE MOINS DE ZESTE DE CITRON, CAR IL DONNE UN GOÛT AMER À LA BOISSON.

KVAS DE MIEL

Kvas de miel au malt de seigle et aux raisins secs

INGRÉDIENTS (POUR 3 L)

- 200 G DE FARINE DE SEIGLE
- 700 ML D'EAU (POUR LEVAIN)
- ½ VERRE DE MALT DE SEIGLE
- 125 G DE RAISINS SECS
- 2,2 L D'EAU DE SOURCE PLATE
- 7 C. À S. DE MIEL DE FLEURS NON CRISTALLISÉ.

CUISSON : 5 À 6 H - REPOS : 1 H - FERMENTATION : 4, 5 À 5,5 JOURS

PRÉPARATION : 30 À 45 MINUTES

1 • Versez la farine de seigle dans un récipient en terre thermorésistant. 2 • Ajoutez-y 400 ml d'eau bouillante, remuez bien. 3 • Versez-y le malt de seigle. Mélangez soigneusement pour obtenir une préparation lisse et sans grumeaux. Laissez reposer pendant 1 h.
4 • Préchauffez le four à 90 °C (th. 3). Installez le récipient à mi-four et laissez réduire la préparation pendant 5 à 6 h. 5 • Retirez le récipient du four, versez-y 300 ml environ d'eau bouillante, en remuant la préparation sans cesse. 6 • Couvrez la préparation avec une serviette et laissez reposer à température ambiante pendant une journée. 7 • Versez la préparation dans un bocal en verre de 3 l. Ajoutez-y les raisins lavés et égouttés et 2,2 l d'eau. Remuez bien. Couvrez le bocal avec un tissu léger. Laissez reposer pendant 12 h à température ambiante.
8 • Ajoutez le miel, remuez soigneusement. Recouvrez le bocal avec le tissu et laissez fermenter la boisson à la température ambiante et à l'abri du soleil, pendant 3 à 4 jours.
9 • Filtrez la boisson et dégustez-la.

Conservation : gardez le reste au réfrigérateur, dans des bouteilles en verre bien fermées, pendant 3 à 4 jours.

KVAS AUX CÉRÉALES FERMENTÉES

Reyuvelak aux graines d'avoine complète

INGRÉDIENTS (POUR 2-2,5 L)

- 500-700 G DE GRAINES D'AVOINE COMPLÈTE
- 5 À 7 RAISINS SECS - 4 À 5 L D'EAU DE SOURCE PLATE TIÈDE OU FRAÎCHE
- 10 C. À S. DE MIEL OU DE SUCRE

FERMENTATION : 1 À 4 JOURS

PRÉPARATION : 10 À 15 MINUTES

1 • Mettez les graines d'avoine lavées et les raisins secs dans un bocal en verre de 3 l. 2 • Dissolvez 5 c. à s. de miel ou de sucre dans 2 à 2,5 l d'eau. Versez la solution dans le bocal. 3 • Couvrez le bocal avec un tissu léger (une double couche de gaze, par exemple) et fixez-le avec un élastique. 4 • Installez le bocal dans un endroit chaud et à l'abri du soleil. Laissez fermenter de 12 h à 2 jours environ. 5 • À la fin de la fermentation, vous obtiendrez une boisson beige sombre qui sentira l'avoine. Récupérez les graines d'avoine; puis jetez le jus, mais sachez que la boisson est consommable. 6 • Préparez une nouvelle solution avec le reste du miel (ou du sucre) et de l'eau. 7 • Versez-la dans le bocal avec les mêmes graines d'avoine. Recouvrez le bocal avec le même tissu et fixez-le avec l'élastique. Laissez fermenter de 12 h à 2 jours. Quand la boisson aura une couleur blanchâtre verdâtre et sera mousseuse, elle sera prête. 8 • Filtrez-la et dégustez.

Conservation : gardez le reste au frais pendant 2 jours.

REMARQUE

- VOUS POUVEZ UTILISER LES MÊMES GRAINES D'AVOINE AVEC LES RAISINS SECS COMME « LEVAIN » POUR D'AUTRES KVAS, PENDANT 1 MOIS ENVIRON. DANS CE CAS, LES GRAINES N'AURONT PAS BESOIN ÊTRE PRÉSERVÉES AU FRAIS. SINON, GARDEZ CE « LEVAIN » AU RÉFRIGÉRATEUR PENDANT QUELQUES JOURS.
- LA DURÉE DE LA FERMENTATION DÉPENDRA DE LA TEMPÉRATURE DE LA PIÈCE.

Reyuvelak aux graines de sarrasin ou à l'orge, ou au seigle

(réalisé avec des graines germées)

INGRÉDIENTS (POUR 1,5 L)

- 200 ML DE GRAINES DE CÉRÉALE OU DE LÉGUMINEUSES COMPLÈTES (ORGE OU SEIGLE, SARRASIN VERT...) NON GRILLÉES
- 3 C. À S. DE JUS DE CITRON FRAÎCHEMENT PRESSÉ
- 10 À 12 RAISINS SECS
- 5 VERRES D'EAU DE SOURCE PLATE

FERMENTATION : 1 À 3 JOURS

PRÉPARATION : 20 MINUTES

VARIANTE SIMPLIFIÉE DE PRÉPARATION DE KVAS AUX GRAINES DE SARRASIN NON GERMÉES

1 • Faites germer les graines de céréales ou de légumineuses.

2 • Mettez les graines germées dans un mixeur, versez-y 2 verres d'eau et mixez pendant 20 à 30 secondes. Versez le mélange dans un bocal en verre.

3 • Ajoutez-y 3 verres d'eau tiède, 2 c. à s. de jus de citron et les raisins secs. Secouez le bocal.

4 • Couvrez le bocal avec une double couche de gaze, fixez-la avec un élastique et laissez fermenter dans un endroit chaud et à l'abri de la lumière pendant 1 à 3 jours. Quand la boisson sera mousseuse et aura une odeur agréablement acidulée, elle sera consommable.

5 • Filtrez la boisson et dégustez-la.

Conservation : gardez le reste au réfrigérateur pendant 2 à 3 jours.

KVAS - KVAS AUX CÉRÉALES FERMENTÉES

POUR FAIRE GERMER LES GRAINES DE CÉRÉALES OU DE LÉGUMINEUSE

1 • Lavez les graines dans de l'eau fraîche.

2 • Mettez-les dans un saladier en verre ou en terre, versez-y de l'eau mélangée avec 1 c. à s. de jus de citron, de manière qu'elle recouvre juste les graines.

3 • Couvrez le saladier avec un couvercle, mais pas hermétiquement. Vous pouvez en plus couvrir les graines avec une couche de gaze, mais ce n'est pas vraiment nécessaire.

4 • Installez le saladier dans un endroit chaud (à une température comprise entre 20 et 25 °C). Après environ 24 h, les jeunes pousses de 1 à 2 mm commenceront à être visibles. Laissez-les pousser encore pendant 12 à 24 h. Ajoutez de l'eau de temps en temps si nécessaire. L'eau doit en permanence légèrement couvrir les graines. Quand les pousses seront de la taille des graines, les céréales (de légumineuses) germées seront prêtes pour la suite.

REMARQUES

- L'utilisation du jus de citron est optionnelle, tant pour faire pousser les graines que pour préparer le kvas. Vous pouvez dissoudre 1 c. à s. de miel ou de sucre dans l'eau à l'étape 3 de la préparation. Dans ce cas, la fermentation sera plus rapide et votre réyuvélak aura un goût légèrement différent.
- Vous pouvez utiliser des graines de céréales et de légumineuses complètes non germées et les faire tremper à l'eau pendant quelques heures, pour les ramollir. Ensuite, elles peuvent être utilisées entières ou mixées pour la préparation de votre boisson fermentée.
- Les graines de blé non germées et germées sont utilisées autant les unes que les autres pour la préparation du kvas.
- Des épices et des herbes aromatiques (des grains d'aneth, de fenouil, de coriandre, des baies de genièvre, des clous de girofle) peuvent être ajoutées à l'étape 3 de la préparation.

Variante simplifiée de préparation de

Reyuvelak aux graines de sarrasin non germées

INGRÉDIENTS (POUR 1 L)

- 200 G DE GRAINES DE SARRASIN ENTIÈRES NON GRILLÉES
- 1 L D'EAU DE SOURCE PLATE
- 1 C. À S. DE MIEL OU DE SUCRE EN POUDRE

FERMENTATION : 1 À 3 JOURS

PRÉPARATION : 5 À 10 MINUTES

1 • Lavez les graines de sarrasin dans de l'eau fraîche. Mettez-les dans un bocal en verre de 1,5 l. 2 • Versez-y l'eau tiède dans laquelle vous avez préalablement dissous le miel (ou sucre). 3 • Couvrez le bocal avec une double couche de gaze, fixez-la avec un élastique. Installez le bocal dans un endroit chaud et à l'abri des rayons du soleil. 4 • Après 1 à 3 jours, votre boisson bienfaisante est prête. Filtrez-la. Utilisez les graines de sarrasin qui vous ont servi pour la préparation du kvas, ou dans des préparations de plats cuisinés.

Conservation : gardez le reste au réfrigérateur durant 2 jours environ.

CONSEIL

VOUS POUVEZ Y AJOUTER 5 RAISINS SECS À L'ÉTAPE 1.

Kéfirlak (kéfir lak)

La recette de préparation du kéfirlak est presque la même que celle du **kvas (réyuvélak) aux graines de sarrasin,** à l'orge et au seigle. L'utilisation des graines de kéfir de fruits assure une fermentation sans propagation de mauvaise flore dans la boisson.

PRÉPARATION

1 • Suivez la recette de kvas (réyuvélak) aux graines de sarrasin ou à l'orge, ou au seigle.
2 • À l'étape 3, ajoutez 1,5 c. à s. de graines de kéfir de fruits dans le bocal (pour 1,5 l de boisson).

REMARQUE

UTILISEZ DES GRAINES DE KÉFIR DE FRUITS LAVÉES À L'EAU MINÉRALE PLATE. SI VOUS PRATIQUEZ LA PRÉPARATION DU KÉFIR DE FRUITS, PRENEZ UNIQUEMENT L'EXCÈS DE GRAINES CAR, PENDANT LA PRÉPARATION DE KÉFIRLAK, ELLES PEUVENT ÊTRE ABÎMÉES ET LEUR RÉUTILISATION NE SERA PAS ENVISAGEABLE DANS CE CAS.

UNE AUTRE VARIANTE DE PRÉPARATION

1 • Suivez la recette de kvas (réyuvélak) aux graines de sarrasin ou à l'orge, ou au seigle.
2 • Ajoutez 100 ml de kéfir de fruits préalablement préparé ; il servira de ferment. En fonction de la température dans la pièce, la fermentation dure entre 18 et 48 h. La préparation est prête lorsque de petites boules de gaz et de la mousse se forment à sa surface. 3 • Quand le kéfirlak est préparé, filtrez-le et consommez-le.

Conservation : gardez le reste au réfrigérateur durant 2 à 3 jours.

CONSEIL

JETEZ LES GRAINES DE CÉRÉALES (DE LÉGUMINEUSES) AVEC LES GRAINES DE KÉFIR DE FRUITS.

Kvas au pain de seigle sans levure

INGRÉDIENTS (POUR 1 L DE BOISSON)

- 1 L D'EAU DE SOURCE PLATE,
- 1 TRANCHE (150 G ENVIRON) DE PAIN DE SEIGLE AU LEVAIN,
- 1 CUILLÈRE À SOUPE DE SUCRE EN POUDRE,
- 5 À 7 RAISINS SECS.

PRÉPARATION : 10 MINUTES

1 • Dans un bocal en verre, dissolvez le sucre dans l'eau tiède.
2 • Mettez-y le pain coupe en morceaux et les raisins secs. Couvrez le bocal avec un tissu léger. Fixez-le avec un élastique et installez le bocal dans un endroit chaud et à l'abri de la lumière. 3 • Laissez fermenter pendant 18 à 48 h selon la température de la pièce. À la fin de la fermentation, la surface de la préparation deviendra légèrement mousseuse. Filtrez. 4 • Dégustez cette délicieuse et rafraichissante boisson.

« Kvas blanc »

INGRÉDIENTS (POUR 1,5 L)

- 40 G DE FARINE DE SEIGLE
- 30 G DE FARINE DE SARRASIN
- 15 G DE MALT EN POUDRE DE VOTRE CHOIX
- 700 ML D'EAU BOUILLANTE
- 1 C. À S. DE LEVAIN POUR KVAS (UN MÉLANGE DE FARINE DE SEIGLE ET DE LEVURE À VIN) OU 1 C. À S. DE LEVAIN POUR PAINS
- 10 À 12 RAISINS SECS
- 1 L D'EAU DE SOURCE PLATE

FERMENTATION : 3 JOURS ENVIRON

PRÉPARATION : 20 À 25 MINUTES

1 • Mélangez les farines et le malt dans un petit saladier en terre ou en verre. 2 • Versez-y l'eau bouillante et remuez bien pour obtenir une préparation homogène. Laissez tiédir la préparation. 3 • Ajoutez-y le levain, mélangez. Mettez-y les raisins secs. Remuez. Couvrez le saladier avec une serviette et laissez fermenter à température ambiante pendant une journée environ. 4 • Ajoutez 0,5 l d'eau de source et remuez. Laissez fermenter encore une journée. 5 • Répétez une fois encore l'opération et laissez fermentez cette fois 18 à 24 h. 6 • Votre kvas blanc est prêt à être dégusté. Filtrez-le et versez-le dans une bouteille ou dans un pot en verre. Consommez-le.

CONSEIL

GARDEZ LE RESTE AU RÉFRIGÉRATEUR PENDANT 2 JOURS.

Kvas de betterave rouge

INGRÉDIENTS (POUR 2 L)

-1 GROSSE BETTERAVE OU 2 BETTERAVES ROUGES MOYENNES
- 2 L D'EAU DE SOURCE PLATE - 4 C. À S. DE SUCRE EN POUDRE
- 1 PETITE TRANCHE SÈCHE DE PAIN DE SEIGLE AU LEVAIN

FERMENTATION : 2 À 3 JOURS

PRÉPARATION : 15 À 20 MINUTES

1 • Épluchez les betteraves, lavez-les à l'eau froide et coupez-les en pailles. Dissolvez le sucre dans l'eau. 2 • Déposez les betteraves dans un bocal en verre de 3 L. Versez-y la solution au sucre et le pain de seigle. 3 • Couvrez le bocal avec une double couche de gaze, fixez-le avec un élastique. 4 • Laissez fermenter à température ambiante et à l'abri des rayons directs du soleil, pendant 2 à 3 jours. 5 • Filtrez le kvas et versez-le dans des bocaux ou des bouteilles en verre. Dégustez. 6 • Gardez le reste au réfrigérateur durant 3 jours au maximum.

REMARQUES

- UTILISEZ LA BETTERAVE DU KVAS POUR LA PRÉPARATION DE SALADES ET DE SOUPES.
- VOUS POUVEZ AJOUTER 5 À 7 RAISINS SECS À L'ÉTAPE 2 DE LA PRÉPARATION.

Variante à base de carottes

Pour 2 L d'eau de source plate tiède, prenez 2 à 3 carottes moyennes, 4 c. à s. de sucre et 1 petite tranche sèche de pain de seigle au levain. Ajoutez, si vous le désirez, 5 à 7 raisins secs à l'étape 2. La méthode de préparation et de préservation du kvas à base de carotte est identique à celle du kvas à base de betterave.

Airelles lacto-fermentées aux pommes

INGRÉDIENTS (POUR 6 KG)

- 4 À 5 L D'EAU - 1 KG DE SUCRE EN POUDRE
- 1 C. À C. DE CANNELLE EN POUDRE - 3 À 5 CLOUS DE GIROFLE
- 5 KG D'AIRELLES ROUGES- 500-750 G DE POMMES ACIDULÉES

FERMENTATION : 2 SEMAINES

PRÉPARATION : 40 À 50 MIN

1 • Préparez la marinade : faites chauffer l'eau dans une casserole; versez dans l'eau frémissante le sucre, la cannelle et les clous de girofle; laissez la casserole sur le feu encore quelques instants, puis éteignez le feu et refroidissez la marinade jusqu'à température ambiante. 2 • Pendant ce temps, avec attention, triez et lavez les baies dans l'eau froide. 3 • Retirez les queues et les feuilles des pommes. Lavez les pommes soigneusement à l'eau fraîche. 4 • Lavez et rincez un grand bocal en verre, un tonneau en chêne, ou encore un grand pot en terre. 5 • Versez la moitié des baies dans le récipient choisi. Déposez les pommes par-dessus, puis le reste des baies. 6 • Recouvrez avec la marinade. 7 • Couvrez complètement la surface du récipient avec un plateau rond ou avec une grande assiette. Ce plateau ou l'assiette serviront aussi de presse. 8 • Déposez le récipient avec les airelles rouges et les pommes dans un endroit sec et frais, mais pas froid. Après 2 semaines, vos fruits lacto-fermentés seront prêts. 9 • Gardez les baies et les pommes préparées bien fermées au frais, pendant 2 à 5 mois.

REMARQUE

D'AUTRES BAIES (CASSIS, AIRELLES DES MARAIS, MYRTILLES, GROSEILLES...) PEUVENT ÊTRE LACTO-FERMENTÉES DE LA MÊME MANIÈRE. VARIEZ LES ÉPICES SELON VOS GOÛTS ET BESOINS.

Airelles rouges lacto-fermentées

INGRÉDIENTS (POUR 2 KG)

- 1 KG D'AIRELLES ROUGES FRAÎCHES
- 1 L D'EAU
- 20 À 30 G DE SUCRE DE CANNE OU DE CASSONADE
- 5 G DE GROS SEL
- 1 PINCÉE DE CANNELLE RÂPÉE

1 À 2 CLOUS DE GIROFLE

FERMENTATION : 3 À 7 JOURS - REPOS : 2 À 3 SEMAINES

PRÉPARATION : 30 MINUTES

1 • Triez et lavez délicatement les baies dans l'eau fraîche. 2 • Lavez, rincez et échaudez les pots en verre. Mettez-y les airelles rouges. 3 • Préparez une marinade avec le sucre, le sel, la cannelle et les clous de girofle, en les mélangeant dans de l'eau bouillante. Veillez à ce que le sucre et le sel soient complètement dissous. Refroidissez la marinade jusqu'à 30-40 °C. 4 • Recouvrez les bais avec la marinade. Fermez les pots avec leurs couvercles, mais pas hermétiquement. 5 • Déposez les pots dans un endroit chaud et à l'abri du soleil pour réaliser la première étape de lacto-fermentation. Laissez fermenter les baies pendant 3 à 7 jours, cela dépendra de la température de la pièce. 6 • Fermez les pots hermétiquement et achevez la fermentation au frais durant 2 à 3 semaines.

Conservation : gardez les airelles rouges lacto-fermentées à une température entre 2 à 5 °C pendant 3 à 5 mois.

Salade aux légumes lacto-fermentée-marinée

(recette israélienne, sans utilisation de sel)

INGRÉDIENTS (10 PERSONNES)

- 1 CHOU-FLEUR MOYEN - 1 CAROTTE MOYENNE
- 1 POIVRON ROUGE - 1 PETIT PIMENT - 1 POIREAU
- 1 FEUILLE DE RAIFORT - QUELQUES GOUSSES D'AIL
- 1 À 2 BRANCHES DE CÉLERI - PERSIL
- 3 À 4 FEUILLES DE LAURIER - 12 À 16 GRAINS DE POIVRE NOIR
- 1 PETIT MORCEAU DE RAIFORT

POUR 1 L DE MARINADE

- 1 L D'EAU - 1 C. À S. DE MIEL DE VOTRE CHOIX
- ½ VERRE (ENVIRON 100 ML) DE VINAIGRE DE POMME (OU LE JUS DE 2 CITRONS JAUNES) - 1 C. À S. DE CURCUMA EN POUDRE

FERMENTATION : 12 H À 5 JOURS - REPOS : 15 À 30 MIN

PRÉPARATION : 20 À 25 MIN

1 • Débarrassez le chou-fleur de ses feuilles. Épluchez la carotte, épépinez le poivron et le piment. Pelez le poireau et le raifort. Pelez les gousses d'ail. Lavez bien tous les légumes à l'eau froide. 2 • Taillez le chou-fleur en petits bouquets. Coupez la carotte en rondelles ou en pailles, le poivron en morceaux ou en lamelles, le piment en rondelles fines. Émincez le poireau, le céleri, le persil et l'ail. 3 • Lavez, rincez et échaudez un bocal en verre de 3 l environ (ou 3 à 4 pots en verre de 1 l). 4 • Préparez la marinade. Dans un saladier, mélangez tous les ingrédients indiqués. 5 • Mettez la feuille de raifort, le laurier, les grains de poivre noir dans le fond du bocal (ou coupez la feuille de raifort en 3-4 morceaux et déposez chaque morceau sur le fond d'un des pots).

6 • Mettez les légumes dans le bocal. Saupoudrez de raifort émincé. Versez la marinade dans le bocal (ou des pots) pour qu'elle couvre bien le mélange de légumes. 7 • Couvrez le bocal avec un tissu léger. Fixez-le avec un élastique. 8 • Installez le bocal dans un endroit chaud et à l'abri de la lumière. Laissez lacto-fermenter et mariner la salade pendant 12 h à 5 jours. Elle est prête ! 9 • Piquez la salade profondément à 4 à 5 endroits différents à l'aide d'un bâtonnet en bois, pour évacuer le gaz qui apparaît durant la fermentation. Laissez reposer 15 à 30 minutes. 10 • Fermez le bocal avec un couvercle.

Conservation : gardez la salade au réfrigérateur pendant 1 à 3 mois.

REMARQUE

- VOUS POUVEZ VARIER LA QUANTITÉ ET LA DIVERSITÉ DE LÉGUMES ET D'ÉPICES SELON VOS BESOINS.
- LA DURÉE DE LA FERMENTATION DÉPEND DE LA TEMPÉRATURE DE LA PIÈCE.

Salade mixte aux légumes lacto-fermentés

INGRÉDIENTS (POUR 1 L)

- 20 À 25 RADIS ROSES - 2 CAROTTES MOYENNES
- QUELQUES FINES BRANCHES DE CÉLERI AVEC LEURS FEUILLES - UNE PETITE BOTTE DE PERSIL OU D'ANETH FRAIS
- 2 À 3 GOUSSES D'AIL - 2 PAK CHOÏ
- 1 GROS POIVRON ROUGE - QUELQUES PINCÉES DE GROS SEL
- QUELQUES PINCÉES DE SUCRE - GRAINS DE CORIANDRE
- 3 FEUILLES DE LAURIERS - UN PETIT PEU D'EAU DE SOURCE PLATE (SI NÉCESSAIRE)

FERMENTATION : 12 H À 2 JOURS - REPOS : 15 À 30 MIN

PRÉPARATION : 25 À 30 MINUTES

1 • Pelez les gousses d'ail. Ôtez les queues des radis, ainsi que leurs bouts. Épluchez les carottes, épépinez le poivron et retirez la chair autour de la queue. Lavez soigneusement tous les légumes à l'eau fraîche. 2 • Lavez, rincez et échaudez un bocal en verre de 1,5 l environ. 3 • Émincez les légumes et broyez l'ail. Mélangez-les dans une grande jatte avec du sel et du sucre (veillez à ce que le mélange ne soit ni trop sale ni trop sucre !). 4 • Ajoutez de la coriandre à votre guise. 5 • Déposez 1 à 2 feuilles de laurier sur le fond du bocal. Mettez-y le mélange de légumes et d'épices petit à petit, en le malaxant et en le pressant bien pour obtenir le maximum de jus. 6 • Déposez le reste du laurier au-dessus. 7 • Ajoutez juste un petit peu d'eau si nécessaire et mélangez bien, car le mélange doit être couvert de liquide, mais il ne doit pas baigner. 8 • Couvrez le bocal avec une double couche de gaze et fixez-la avec un élastique. 9 • Déposez le bocal dans un endroit chaud, à l'abri de la lumière. Laissez lactofermenter le mélange à température ambiante (22 à 23 °C) durant 2 jours environ. Vous verrez l'apparition des petites bulles de gaz à la fin de la fermentation. Sachez que pendant un été chaud, la fermentation peut durer moins longtemps (de 12 à 18 h).

Pommes lacto-fermentées

N'utilisez que des variétés de pommes «tardives» pour la lacto-fermentation.

INGRÉDIENTS (POUR 5 KG DE POMMES)

- QUELQUES FEUILLES DE CASSIS - QUELQUES FEUILLES DE CERISIER
- QUELQUES FEUILLES DE MENTHE - 5 KG DE POMMES

POUR 1,7 L DE MARINADE

- 1,25 À 1,5 L D'EAU DE SOURCE PLATE - 18 À 20 G DE GROS SEL
- 30 À 40 G DE MIEL - 15 À 20 G DE MALT DE VOTRE CHOIX (OU 18 À 20 G DE FARINE DE SEIGLE)

FERMENTATION : 3 À 7 JOURS - REPOS : 4 À 6 SEMAINES

PRÉPARATION : 20 À 25 MINUTES

1 • Lavez, rincez et échaudez la casserole. 2 • Lavez et laissez égoutter les feuilles de cassis, de cerisier et de menthe. 3 • Lavez les pommes soigneusement dans de l'eau froide. 4 • Mettez quelques feuilles de cassis dans le fond de la casserole, mais pas beaucoup. 5 • Déposez-y étroitement les pommes en 2 ou 3 couches. Mettez quelques feuilles de cerisier sur les pommes. Puis déposez un petit peu de menthe. 6 • Réalisez la marinade. Faites bouillir l'eau, puis laissez-la refroidir jusqu'à 40 °C environ. Mettez-y le sel, le miel et le malt (la farine de seigle). Dissolvez les ingrédients. 7 • Versez la marinade dans la casserole pour qu'elle couvre bien les pommes. Déposez une assiette au-dessus. 8 • Déposez la casserole dans une pièce à température ambiante. La lacto-fermentation dure environ 3 à 7 jours, cela dépendra de la température de la pièce. 9 • Ensuite, installez les pommes dans un endroit frais (dans la casserole ou dans des pots en verre fermés, les pommes doivent être toujours immergées dans leur marinade) pour la maturation définitive, qui dure 4 à 6 semaines. 10 • Les pommes lacto-fermentées sont prêtes. Dégustez.

Conservation : gardez-les (bien couvertes de leur marinade et hermétiquement fermées) au frais pendant 2 à 5 mois.

Prunes ou mirabelles lacto-fermentées

Nous vous présentons ici quatre recettes de marinade pour la lacto-fermentation de ces fruits.

INGRÉDIENTS (POUR 5 KG DE FRUITS)

RECETTE 1 : 2,5 L D'EAU DE SOURCE PLATE, 75 G DE SUCRE, 35 À 40 G DE GROS SEL
RECETTE 2 : 2,5 L D'EAU MINÉRALE PLATE, 200 G DE MIEL DE VOTRE CHOIX, 35 À 40 G DE GROS SEL
RECETTE 3 : 2,5 L D'EAU MINÉRALE PLATE, 125 G DE SUCRE, 35 À 40 G DE GROS SEL, 3 À 5 FEUILLES DE LAURIER, 12 À 15 G DE MOUTARDE EN POUDRE
RECETTE 4 : 75 G DE PAILLE DE BLÉ OU DE SEIGLE SÈCHE (POUR METTRE DANS LE FOND D'UN TONNEAU), 2,5 L D'EAU DE SOURCE PLATE, 125 G DE SUCRE, 75 G DE GROS SEL, 50 G DE MALT DE VOTRE CHOIX

FERMENTATION : 4 À 7 JOURS - REPOS : 2 À 3 SEMAINES

PRÉPARATION : 20 MINUTES

1 • Triez et lavez bien les prunes (les mirabelles) dans de l'eau froide.
2 • Si vous utilisez un tonneau en chêne, lavez-le bien et mettez de la paille dans le fond. Si vous utilisez une casserole ou des bocaux en verre, lavez, rincez et échaudez-les.
3 • Versez attentivement les fruits dans votre récipient pour la fermentation.
4 • Préparez une marinade, avec les composants de l'une des recettes proposées ci-dessus : dissolvez les ingrédients dans l'eau tiède.
5 • Couvrez les fruits avec la marinade. 6 • Déposez une assiette plate pour qu'elle recouvre toute la surface de votre récipient et empêche les fruits de monter à la surface. Si vous utilisez des bocaux, couvrez-les simplement avec leurs couvercles, mais pas de façon hermétique. 7 • Déposez les récipients dans un endroit chaud et à l'abri du soleil pendant 4 à 7 jours environ. Mais sachez que la fermentation

peut durer moins longtemps en cas de forte chaleur et, au contraire, elle prendra plus de temps pendant l'hiver. 8 • Installez ensuite les récipients bien fermés au frais, pour la maturation définitive, qui durera 2 à 3 semaines environ. Vos fruits lacto-fermentés sont prêts à être dégustés.

Conservation : gardez les prunes et les mirabelles dans leur marinade (bocaux bien fermés) à une température de 2 à 8 °C pendant 2 à 5 mois.

REMARQUE

VOUS POUVEZ LACTO-FERMENTER D'AUTRES FRUITS (DES ABRICOTS, DES PÊCHES, DES PASTÈQUES, ETC.) COUPÉS EN MORCEAUX, EN SUIVANT L'UNE DES RECETTES POUR LA FERMENTATION DES PRUNES ET DES MIRABELLES.
LAISSEZ LIBRE COURT À VOTRE FANTAISIE !

ALIMENTS LACTO-FERMENTÉS

Champignons forestiers lacto-fermentés

Pour la lacto-fermentation, choisissez l'une ou des variétés de champignons forestiers suivante(s) : cèpes, girolles, bolets bais, bolets raboteux, armillaires, bolets jaunes, lactaires délicieux.

INGRÉDIENTS (POUR 3 KG DE CHAMPIGNONS)

- 3 L D'EAU - 3 C. À S. DE GROS SEL
- 10 G D'ACIDE CITRIQUE EN POUDRE (OU LE JUS D'UN CITRON JAUNE)

POUR LA MARINADE :

- 1 L (OU PLUS) D'EAU DE SOURCE PLATE - 3 C. À S. DE GROS SEL
- 1 C. À S. DE SUCRE (OU DE SUCRE DE CANNE, DE CASSONADE)
- 1 C. À S. DE PETIT-LAIT (FRAÎCHEMENT PRÉPARÉ) OU DE JUS DE CHOU LACTO-FERMENTÉ

FERMENTATION : 3 JOURS - CUISSON : 25 À 40 MINUTES

PRÉPARATION : 1 H À 1 H 30

1 • Nettoyez bien les champignons forestiers et débarrassez-les du reste de la terre, du sable, des feuilles colées, etc. Relavez-les soigneusement à plusieurs reprises dans des eaux bien fraîches. 2 • Faites un tri dans les champignons : séparez les champignons plus grands des champignons de petite taille. Coupez les grands champignons en morceaux. 3 • Préparez une solution pour la cuisson en mélangeant l'eau, le gros sel et l'acide citrique dans un bocal. 4 • Versez la solution dans une casserole et déposez-la sur le feu. Mettez à ébullition et versez les champignons. 5 • Faites-les mijoter 15 à 20 minutes. Retirez l'écume de temps en temps, en remuant les champignons avec prudence. Lorsqu'ils commenceront à descendre vers le fond de la casserole, ils seront prêts. 6 • Retirez les champignons de la casserole à l'aide d'une écumoire et rincez-les sous l'eau froide.

7 • Laissez les champignons s'égoutter et sécher sur une serviette. 8 • Lavez, rincez et échaudez des pots en verre. 9 • Déposez-y les champignons cuits. 10 • Préparez la marinade et versez-la marinade dans les pots pour qu'elle couvre les champignons. 11 • Fermez les pots avec leurs couvercles (échaudés), mais pas hermétiquement. 12 • Déposez les pots dans un endroit chaud et à l'abri du soleil. Laissez fermenter pendant 3 jours environ. Ensuite, mettez les pots bien fermés dans une cave bien fraîche ou au réfrigérateur durant 1 mois.

POUR LA MARINADE

1 • Versez l'eau dans une marmite. 2 • Ajoutez-y le sel et le sucre. 3 • Mélangez bien pour les dissoudre dans l'eau. 4 • Installez la marmite sur le feu et, dès que l'eau se mettra à ébullition, éteignez le feu et laissez la solution refroidir jusqu'à 35-40 °C. 5 • Ajoutez-y le petit-lait ou le jus de chou lacto-fermenté et remuez.

Conservation : pour les conserver, il faut fermer hermétiquement les pots avec des couvercles spéciaux destinés à la préparation et à la conservation (suivez les suggestions exactes de leurs emballages). Si vous désirez garder vos champignons pour une longue période, suivez une méthode de stérilisation. Faites cuire les champignons dans leurs pots, installés au bain-marie, pendant 50 minutes environ. Fermez ensuite les pots avec leurs couvercles pour la conservation de longue durée. Gardez les champignons au frais pendant 1 an environ.

REMARQUE

VOUS POUVEZ MANGER DIRECTEMENT LES CHAMPIGNONS APRÈS LES AVOIR PRÉPARÉS DE CETTE MANIÈRE, OU LES CONSERVER.

Tomates lacto-fermentées aux herbes aromatiques et aux épices

INGRÉDIENTS (POUR UN BOCAL DE 3 L)

- 1,5 À 2 KG DE TOMATES BIEN ROUGES
- 1 BOUQUET D'HERBES AROMATIQUES (QUELQUES FEUILLES DE CASSIS, QUELQUES FEUILLES DE RAIFORT, QUELQUES FEUILLES DE CERISIER, 1 BRANCHE D'ANETH DESSÉCHÉ, 2 FEUILLES DE LAURIER...)
- 3 À 5 GOUSSES D'AIL - 2 CLOUS DE GIROFLE
- 5 À 10 GRAINS DE POIVRE NOIR - 2 À 3 GRAINS DE POIVRE GRIS
- 1 L ENVIRON D'EAU DE SOURCE PLATE - 50 À 70 G DE GROS SEL

FERMENTATION : 3 JOURS - REPOS : 2 SEMAINES

PRÉPARATION : 20 MINUTES

1 • Lavez, rincez et échaudez un bocal en verre. 2 • Lavez bien les tomates à l'eau froide, en retirant les queues. 3 • Lavez les herbes aromatiques délicatement à l'eau fraîche, émincez-les. Rincez les gousses d'ail sans les peler. 4 • Mettez une partie des herbes aromatiques dans le fond du bocal pour qu'elles le recouvrent. Déposez-y les poivres et les clous de girofle. 5 • Préparez une solution de sel. Faites bouillir ¼ L d'eau, puis dissolvez-y soigneusement le sel. 6 • Versez la solution de sel dans le bocal. 7 • Mettez les tomates et l'ail dans le bocal. Déposez au-dessus le reste des herbes aromatiques. Versez le reste d'eau fraîche, elle doit recouvrir le contenu du bocal. 8 • Couvrez avec une double couche de gaze, fixez-la avec un élastique. 9 • Installez le bocal sur un meuble de cuisine, par exemple, pas obligatoirement à l'abri de la lumière, mais pour que les rayons du soleil n'atteignent pas le bocal.

10 • Laissez fermenter les tomates durant 3 jours environ. Lorsque la lacto-fermentation sera terminée, déposez le bocal hermétiquement fermé au réfrigérateur pendant 2 semaines.

11 • Vos tomates lacto-fermentées, naturellement parfumées, sont prêtes ! Régalez-vous !

Conservation : gardez les tomates lacto-fermentées au réfrigérateur ou dans une cave à une température entre 1 et 8 °C, pendant 3 à 5 mois.

Une méthode de préparation de tomates lacto-fermentées sans sel

Cette recette ressemble à la précédente. Choisissez les plantes aromatiques à votre goût (céleri, thym, ail, laurier, feuilles de cerisier, feuilles de cassis…) et d'autres ingrédients donnant du parfum et un goût appétissant aux tomates fermentées. Suivez les mêmes étapes de préparation que dans la recette précédente. Mis à part que, pour cette recette, vous devez tout simplement utiliser de l'eau de source plate, sans ajout de sel. La lacto-fermentation dure dans ce cas plus longtemps que dans la méthode « avec sel » (environ 5 jours en été, et jusqu'à 2 semaines en hiver). Puis poursuivez l'achèvement de la lacto-fermentation au réfrigérateur pendant 1 à 2 semaines. Avant de mettre le bocal avec les tomates au réfrigérateur, fermez-le avec son couvercle.

Conservation : vous pouvez garder les tomates lacto-fermentées sans sel à une température entre 1 et 8 °C pendant 1 à 3 mois environ. Assurez-vous qu'il n'y a pas de trace de moisissure à la surface, car la fermentation sans sel peut parfois provoquer ce type de problème.

ALIMENTS LACTO-FERMENTÉS

Verdure lacto-fermentée aux plantes aromatiques

Comme verdure et plantes aromatiques, choisissez des branches de céleri, du persil, de l'aneth, du basilic, de l'ortie, des verts d'oignon, de l'oignon sauvage, des épinards, du pakchoï, des feuilles de plantain, des feuilles de pissenlit, de la roquette, des pousses d'ail, des verts d'échalote..., ou encore mieux, un mélange de verdure.

INGRÉDIENTS (POUR 1 KG DE VERDURE)

- 2 C. À C. DE GROS SEL (SI VOUS UTILISEZ BEAUCOUP D'ÉPINARD, PRENEZ MOINS DE SEL, 1,5 C. À C. ENVIRON)
- 0,5 L D'EAU DE SOURCE PLATE ENVIRON - DU POIVRE
- DES ÉPICES DE VOTRE GOÛT.

POUR LANCER LA FERMENTATION

- 1 C. À S. DE JUS DE CHOU FERMENTÉ, OU DE PETIT-LAIT NATUREL, OU ENCORE, UN PETIT MORCEAU DE PAIN DE SEIGLE AU LEVAIN

FERMENTATION : 1 À 4 JOURS - REPOS : 15 À 30 MIN

PRÉPARATION : 20 MINUTES

1 • Triez la verdure et lavez-la soigneusement dans de l'eau fraîche. 2 • Lavez, rincez et échaudez le bocal en verre. 3 • Émincez la verdure ou broyez-la grossièrement au robot. 4 • Dissolvez le sel dans l'eau tiède ou fraîche. Ajoutez-y des ingrédients indiqués pour lancer la fermentation. Remuez. 5 • Mettez la verdure dans le bocal, ajoutez-y du poivre et des épices. Pressez la verdure à la main pour que le jus apparaisse. 6 • Versez la solution de sel dans le bocal pour qu'elle recouvre seulement la verdure. Couvrez le bocal avec une double couche de tissu léger. Fixez-le avec un élastique.

7 • Laissez lacto-fermenter la verdure pendant 1 à 4 jours dans un endroit chaud et à l'abri de la lumière. Ensuite, piquez le mélange de verdure profondément à 4 ou 5 endroits différents à l'aide d'un bâtonnet en bois, pour que le gaz qui apparaît pendant la fermentation soit évacué. Laissez reposer 15 à 30 minutes. 8 • Couvrez le bocal avec un couvercle et installez-le dans le réfrigérateur ou dans une cave fraîche.

Conservation : vous pouvez garder la verdure fermentée pendant 2 à 5 mois.

CONSEIL

LA VERDURE FERMENTÉE EST UN INGRÉDIENT PARFAIT POUR DES SALADES. ELLE EST UNE SOURCE INESTIMABLE DE VITAMINES, DE MINÉRAUX, D'ANTIOXYDANTS, DE PROBIOTIQUES ET DE PRÉBIOTIQUES. LA VERDURE LACTO-FERMENTÉE SERT AUSSI COMME ACCOMPAGNEMENT DE PLATS ET COMME ASSAISONNEMENT VITAMINÉ POUR DES SOUPES.

Une méthode de lacto-fermentation de la verdure sans sel

Suivez les suggestions et les indications de la recette précédente.
La seule différence est que, pour la fermentation, il n'y a pas besoin de sel, utilisez simplement de l'eau de source plate.
En revanche, un ingrédient pour lancer la fermentation est souhaitable.

Conservation : gardez la verdure fermentée au frais pendant 1 à 2 mois environ.

« Bombe vitaminée » Chou blanc fermenté à la géorgienne

INGRÉDIENTS (POUR 5 KG)

- 3 KG DE CHOU BLANC - 1,5 KG DE BETTERAVES FRAÎCHES
- 2 TÊTES D'AIL - 1 À 3 PIMENTS DE CAYENNE ROUGES
- QUELQUES BRANCHES DE CÉLERI

POUR LA MARINADE

- 2 L D'EAU - 3 GRANDES C. À S. DE GROS SEL
- QUELQUES GRAINS DE POIVRE NOIR - QUELQUES GRAINS DE POIVRE GRIS
- 3 CLOUS DE GIROFLE - 3 FEUILLES DE LAURIER

FERMENTATION : 3 JOURS REPOS : 2 JOURS

PRÉPARATION : 1 H 20 À 1 H 30

1 • Préparez la marinade. Mettez l'eau à ébullition. Dissolvez-y le sel et ajoutez-y les grains de poivres, les clous de girofle et le laurier. Laissez la marinade refroidir.

2 • Retirez les feuilles extérieures du chou. Épluchez les betteraves. Lavez les légumes.

3 • Coupez les choux en grosses lamelles et les betteraves en rondelles.

4 • Pelez et lavez l'ail et coupez-le en morceaux.

5 • Épépinez et lavez les piments, puis taillez-les en rondelles.

6 • Lavez, rincez et échaudez des bocaux en verre.

7 • Mettez un petit peu de betterave, puis du chou blanc, dans le fond des bocaux. Ensuite, déposez encore de la betterave. Parsemez d'ail et de rondelles de piments.

8 • Lavez les branches de céleri. Mettez le céleri coupé grossièrement sur le piment.

9 • Répétez les couches : betterave, chou blanc, puis encore betterave, ail, piment, céleri.

10 • Couvrez la surface avec quelques rondelles de betterave. Pressez bien les légumes à la main. Remplissez les bocaux, en laissant un espace pour la future accumulation de jus.

11 • Versez la marinade refroidie pour qu'elle recouvre les légumes.

12 • Couvrez les bocaux avec des morceaux de tissu de type gaz (double couche). Fixez-les avec des élastiques.

13 • Déposez les bocaux dans un endroit chaud et à l'abri des rayons directs du soleil. Laissez fermenter la salade pendant 3 jours environ. Goûtez la marinade pendant la fermentation, s'il n'y pas suffisamment de sel, ajoutez-en un petit peu.

14 • Piquez le mélange de légumes profondément à 4 ou 5 endroits différents à l'aide d'un bâtonnet en bois, pour évacuer le gaz qui apparaît durant la fermentation. Laissez reposer 15 à 30 minutes.

15 • Placez ensuite la salade dans le réfrigérateur durant 2 jours.

16 • Votre salade gorgée de vitamines est prête !

Conservation : gardez cette salade au réfrigérateur pendant 3 à 4 mois.

ALIMENTS LACTO-FERMENTÉS

Chou blanc à la carotte lacto-fermentés

INGRÉDIENTS (POUR 1 BOCAL DE 3 L)

- 2 CHOUX BLANCS DE TAILLE MOYENNE - 6 À 8 GROSSES CAROTTES
- 2 C. À S. ENVIRON (OU UNE PETITE POIGNÉE) DE GROS SEL (IODÉ OU NON) - 2 C. À S. ENVIRON DE SUCRE DE CANNE
- 1 GRAIN DE CORIANDRE - 3 À 4 FEUILLES DE LAURIER

FERMENTATION : 3 JOURS

PRÉPARATION : 30 À 40 MINUTES

1 • Lavez, rincez soigneusement et échaudez le bocal en verre (l'échaudage n'est pas obligatoire, mais dans ce cas assurez-vous de la propreté du bocal). 2 • Retirez les feuilles extérieures des choux blancs. Epluchez les carottes. Lavez les légumes. 3 • Coupez les choux en pailles fines, râpez les carottes grossièrement. 4 • Mélangez le chou et les carottes avec du sel (il ne faut trop saler !), le sucre et la coriandre dans un récipient non métallique. 5 • Mettez ce mélange de légumes et de coriandre dans le bocal, en le pressant fortement a la main, pour que le jus apparaisse bien. 6 • Remplissez le bocal avec le mélange, en laissant un espace pour la future accumulation de jus durant la fermentation. 7 • Couvrez le bocal avec un morceau de double gaze, fixez-le avec un élastique. 8 • Mettez le bocal dans un endroit chaud, à l'abri des rayons du soleil. 9 • Laissez fermenter le chou pendant 3 jours environ. Veillez à ce que les légumes soient couverts de jus. Sinon, pressez-les a la main encore une ou deux fois durant la fermentation. À la fin de la lactofermentation vous verrez des petites bulles de gaz à la surface du jus. Laissez achever la fermentation pendant quelques heures encore.

10 • Lorsque la fermentation sera terminée, les légumes prendront un gout agréable et acidule.

11 • Piquez le chou a la carotte profondément dans 4-5 endroits différents à l'aide d'un bâtonnet en bois, pour que du gaz apparu durant la fermentation soit évacue.

12 • Laissez reposer 15 à 30 minutes, voire même un petit peu plus longtemps.

13 • Couvrez le bocal hermétiquement avec un couvercle. Déposez le bocal dans le réfrigérateur ou dans une cave.

Conservation : vous pouvez garder le chou blanc à la carotte (immerges dans leur jus), ainsi que d'autre chou blanc lactofermenté préparé d'autres manières, à une température entre 3 à 8 °C pendant 4 à 6 mois environ.

CONSEIL

- VOUS POUVEZ AJOUTER DES LAMELLES DE POIVRON, DU VERT DE CÉLERI, DU PERSIL, D'AUTRES ÉPICES, ETC., DANS VOTRE RECETTE.
- LA RECETTE PEUT ÊTRE PRÉPARÉE SANS CAROTTE, DANS CE CAS METTEZ MOINS DE SEL ET DE SUCRE.
- SACHEZ QUE LE SEL ET LE SUCRE AJOUTÉS ASSURENT UNE BONNE LACTOFERMENTATION ET LA CONSERVATION DES LÉGUMES FERMENTÉS.
- LE CHOU BLANC LACTOFERMENTÉ SE PRÉPARE AUSSI DANS DES TONNEAUX EN CHÊNE, SI VOUS DÉSIREZ FAIRE UNE GRANDE PORTION DE CHOU BLANC LACTOFERMENTÉ POUR LA PÉRIODE HIVERNALE, PAR EXEMPLE. LE TONNEAU DE CHOU FERMENTÉ DOIT ÊTRE GARDÉ DANS UNE CAVE FRAÎCHE.

Cornichons lacto-fermentés à la campagnarde

INGRÉDIENTS (POUR UN BOCAL DE 3 L)

- 2 KG DE CORNICHONS MOYENS - 70 À 80 G DE RAIFORT (RACINE ET FEUILLES)
- 1 TÊTE D'AIL - 1 À 2 PIMENTS - 4 C.S. DE GROS SEL ENVIRON
- 2 L ENVIRON D'EAU DE SOURCE PLATE - 1 À 2 FEUILLES DE LAURIER
- 4 À 5 GRAINS DE POIVRES NOIRS - 5 À 6 GRAINS POIVRES GRIS
- 1 BOUQUET D'ANETH - QUELQUES FEUILLES DE CERISIER, DE CASSIS ET DE CHÊNE

FERMENTATION : 2 À 7 JOURS

PRÉPARATION : 40 MINUTES

1 • Lavez, rincez soigneusement et échaudez le bocal en verre. 2 • Lavez bien les cornichons à l'eau fraîche, en retirant leurs queues. 3 • Épluchez la racine de raifort et lavez-la avec toutes les feuilles et le bouquet d'aneth dans l'eau froide. Pelez l'ail. Épépinez les piments et lavez-les, ainsi que les gousses d'ail. 4 • Préparez la solution de sel : dissolvez 2 grosses c. à s. de sel dans 1 l d'eau fraîche. 5 • Déposez les poivres, l'ail, le laurier, la racine de raifort émincée, de gros morceaux de piment et le bouquet d'aneth ciselé grossièrement dans le fond du bocal. 6 • Remplissez le bocal avec les cornichons, en les entremettant avec les feuilles de raifort, de cassis, de cerisier et de chêne. 7 • Couvrez le contenu du bocal avec la solution de sel. 8 • Couvrez le bocal avec une double couche de gaze, fixez-la avec un élastique. Installez le bocal dans un endroit chaud (à une température comprise entre 18 et 22 °C), à l'abri du soleil pendant 2 à 7 jours. La marinade des cornichons deviendra trouble au bout d'un certain temps, ce qui marquera la fin de la lacto-fermentation. 9 • Versez le jus du bocal, retirez les cornichons et rincez-les à l'eau fraîche. Jetez toutes les herbes aromatiques et les épices, en ne laissant que le raifort et les piments. Rincez-les eux aussi à l'eau froide. 10 • Relavez, rincez et échaudez de nouveau le bocal en verre. 11 • Préparez une solution de sel avec 1 l d'eau de source et 2 petites c. à s. de sel. 12 • Remettez le raifort, les piments

et les cornichons dans le bocal. Couvrez-les avec la solution de sel. Fermez le bocal hermétiquement avec son couvercle bien propre, et déposez le bocal dans un endroit bien frais (dans une cave ou au réfrigérateur).

Conservation : gardez-y les cornichons durant 2 à 5 mois.

CONSEIL

VOUS POUVEZ PRÉPARER UNE GRANDE PORTION DE CORNICHONS LACTO-FERMENTÉS DANS UN TONNEAU EN CHÊNE, POUR LA PÉRIODE HIVERNALE, PAR EXEMPLE, OU EN PRÉPARER PLUSIEURS BOCAUX.

En suivant cette recette, vous pouvez aussi préparer des concombres et des courgettes coupés en gros tronçons, des pâtissons coupés en gros morceaux, ainsi que des betteraves, des carottes, des aubergines, etc., ou des mélanges de légumes.

La préparation des poivrons lacto-fermentés est identique à celle des cornichons, mis à part que vous utiliserez d'autres plantes et épices pour faire une bonne marinade (ail, piment, oignons coupés en rondelles, carottes taillées en pailles, laurier, persil, céleri, basilic, menthe, clous de girofle, poivres...).
Vous pouvez les fermenter entiers (sans leurs queues) ou épépinés et coupés en morceaux.
Prenez environ 60 à 70 g de sel pour 1 l d'eau.
La fermentation des poivrons dure de 2 à 4 jours environ. Ensuite, couvrez le bocal avec les poivrons et mettez-le au frais.
La durée de la fermentation dépend de la température de la pièce.

Gardez les légumes lacto-fermentés avec l'utilisation du sel au frais pendant 2 à 5 mois.

Kéfirkraut (kéfir kraut)

Si vous êtes adepte du kéfir de fruits, cette méthode de lacto-fermentation de légumes et de fruits devrait vous intéresser.

INGRÉDIENTS (POUR 3 KG)

- 2 C. À S. DE GRAINES DE KÉFIR DE FRUITS
- 2 KG DE LÉGUMES OU DE FRUITS
- ½ À 1 L D'EAU DE SOURCE PLATE

FERMENTATION : 3 À 5 JOURS

PRÉPARATION : 5 À 10 MINUTES

En fait, le principe de préparation du kéfirkraut est le même que pour la lacto-fermentation sans sel.

1 • Lavez, rincez et échaudez un grand bocal en verre. Laissez-le tiédir.

2 • Épluchez les fruits ou les légumes si nécessaire. Lavez-les à l'eau fraîche.

3 • Si vous lacto-fermentez du chou blanc, émincez-le et pressez-le à la main dans un récipient pour obtenir son jus. Sinon, mettez certains légumes ou fruits entiers, découpez les autres en gros morceaux.

4 • Déposez 1 cuillère à soupe de graines de kéfir de fruits sur le fond du bocal. Mettez les produits végétaux dans le bocal.

5 • Déposez le reste des graines de kéfir de fruits par-dessus.

6 • Si vous fermentez d'autres végétaux que le chou blanc, versez de l'eau tiède dans le bocal, pour qu'elle recouvre les légumes (ou les fruits).

7 • Couvrez la surface du bocal avec une assiette plate ou tout simplement avec un tissu léger, et fixez-le à l'aide d'un élastique.

8 • Laissez fermenter les légumes ou les fruits à température ambiante, à l'abri du soleil et de la lumière pendant 3 à 5 jours. Veillez à ce que les végétaux soient toujours immergés dans leur jus (l'eau) !

9 • Au 3e jour, vérifiez si une pellicule blanche ne se forme pas sur la surface du bocal. Si c'est le cas, cela veut dire que des micro-organismes différents se développent en même temps que les micro-organismes des graines de kéfir de fruits. Retirez donc cette pellicule à l'aide d'une cuillère en bois. Mais sachez que, normalement cette pellicule ne doit pas apparaître, car les micro-organismes des graines de kéfir de fruits éliminent les « mauvais micro-organismes ». Veillez à ce que vos légumes et fruits aient une odeur agréable de produits végétaux lacto-fermentés. D'autres parfums et odeurs ne doivent pas être présents dans votre produit final ! Les légumes et les fruits d'un kéfirkraut réussi doivent être craquants.

10 • Piquez profondément le kéfirkraut à 4 à 5 endroits différents à l'aide d'un bâtonnet en bois, pour que le gaz qui apparaît pendant la fermentation soit évacué. Laissez reposer 15 à 30 minutes.

11 • Après cette 1re étape de lacto-fermentation, fermez le récipient hermétiquement et poursuivez la fermentation au frais pendant 4 à 7 jours, ceci pour avoir encore plus de vitamines et de probiotiques dans le produit final. Mais vous pouvez aussi manger votre kéfirkraut à cette étape.

Kimchi

Ce plat peut se préparer à base de différents légumes. Nous vous proposons le kimchi réalisé avec du chou chinois, c'est un vrai régal et une source d'éléments curatifs !

INGRÉDIENTS (X PERSONNES)

- 2 CHOUX CHINOIS

MARINADE

- 2 TÊTES D'AIL - GINGEMBRE (SELON VOTRE GOÛT) - 1 OIGNON BLANC OU ROUGE
- 1 GROSSE CAROTTE - 1 BOTTE D'OIGNONS VERTS
- ½ TASSE (ENVIRON 125 ML) DE SAUCE THAÏ (OU SAUCE DE POISSON, ACHETÉE EN ÉPICERIE ASIATIQUE, À NE PAS CONFONDRE AVEC « SAUCE POUR POISSON »)
- ½ TASSE (ENVIRON 125 ML) DE PIMENT ROUGE DE CAYENNE BROYÉ (DOSEZ SELON VOTRE GOÛT) - SEL

ASSAISONNEMENT

- 3 C. À S. ENVIRON DE FARINE DE RIZ - 2 À 3 VERRES DE 200 ML D'EAU
- 3 À 4 C. À S. DE SUCRE DE CANNE

REPOS : 2 À 4 H - FERMENTATION : 12 H À 2 JOURS

PRÉPARATION : 35 À 40 MINUTES

1 • Débarrassez les choux chinois de leurs feuilles extérieures. Lavez les choux soigneusement. Coupez-les en deux, dans le sens de la longueur. Incisez chaque chou sur le côté vers la base, mais pas jusqu'au bout. 2 • Mettez les choux chinois sous un filet d'eau froide, pendant quelques secondes, pour qu'ils s'imprègnent de l'eau. 3 • Salez copieusement chaque feuille. Déposez les quatre parties de choux chinois dans un récipient et laissez-les reposer durant 2 à 4 h environ. 4 • Préparez l'assaisonnement. Réservez.
5 • Préparez la marinade. 6 • Lavez attentivement les choux chinois à l'eau fraîche pour ôter le sel complètement. Essorez-les un petit peu pour retirer le reste d'eau.

7 • Mettez des gants de cuisine (pour éviter que la sauce ne pique et ne colore vos mains). 8 • Badigeonnez chaque feuille de choux chinois avec la marinade, en mettant à l'intérieur des pailles de carotte et d'oignons verts. 7 • Déposez les choux chinois dans un récipient en verre. Couvrez avec une serviette ou un couvercle, mais pas hermétiquement. Laissez mariner et fermenter les choux chinois à température ambiante et à l'abri du soleil, pendant 12 h à 2 jours. À la fin de la lacto-fermentation, les choix chinois auront un goût acidulé, voire même acide. La durée de la fermentation dépend de la température de la pièce.

ASSAISONNEMENT

1 • Dissolvez la farine de riz dans de l'eau fraîche à l'aide d'un fouet. 2 • Versez la préparation dans une marmite et installez-la sur le feu. 3 • Remuez sans cesse jusqu'à ce que la préparation frémisse. Quand de grandes bulles apparaîtront à la surface de la préparation, éteignez le feu. 4 • Ajoutez-y le sucre et mélangez bien. Laissez refroidir. La préparation à la farine et au sucre doit être assez épaisse.

MARINADE

1 • Pelez les gousses d'ail, le gingembre et l'oignon. Lavez-les. Émincez-les dans un mixeur. 2 • Épluchez la carotte. Lavez-la, ainsi que les oignons verts. 3 • Coupez la carotte en pailles et les verts d'oignons en grands morceaux (en pailles). 4 • Dans une jatte, mélangez la carotte, le vert d'oignon, la sauce thaï, le mélange d'ail, de gingembre, d'oignons, et l'assaisonnement. 5 • Mettez-y le piment épépiné, lavé et coupé en morceaux. Mélangez.

Conservation : gardez les choux chinois lacto-fermentés et marinés dans un récipient en verre bien fermé, au réfrigérateur jusqu'à 2 semaines environ.

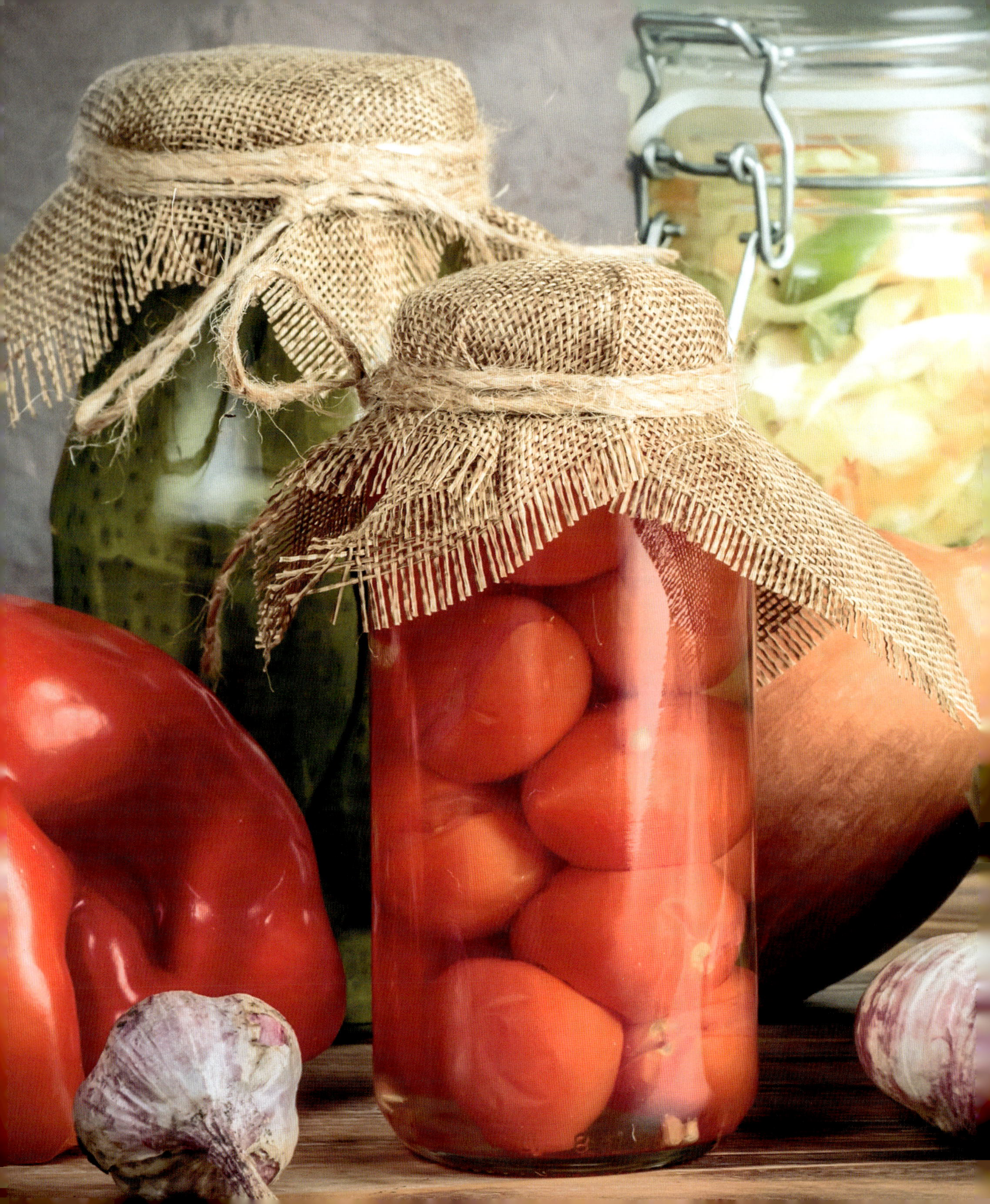

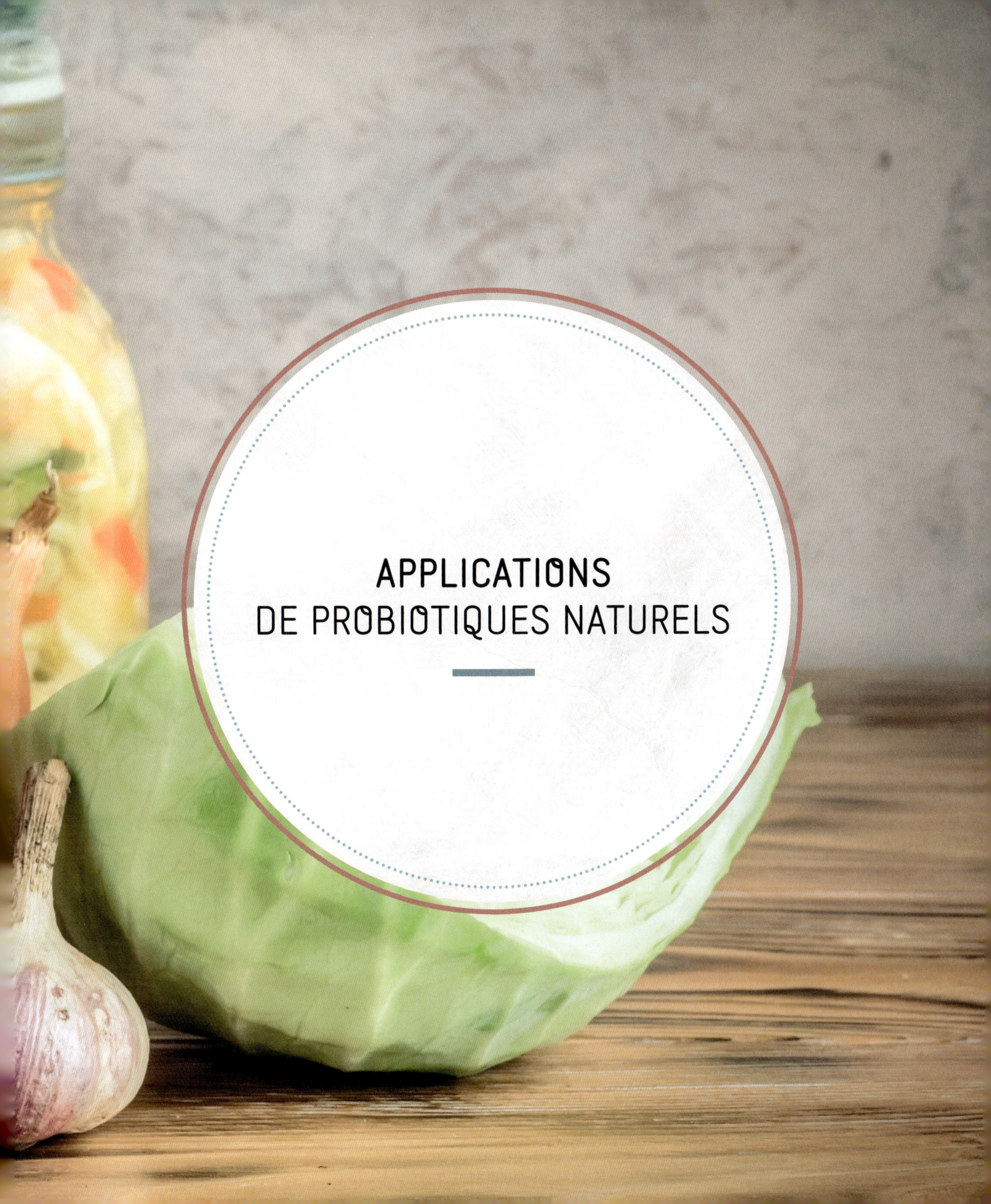

APPLICATIONS DE PROBIOTIQUES NATURELS

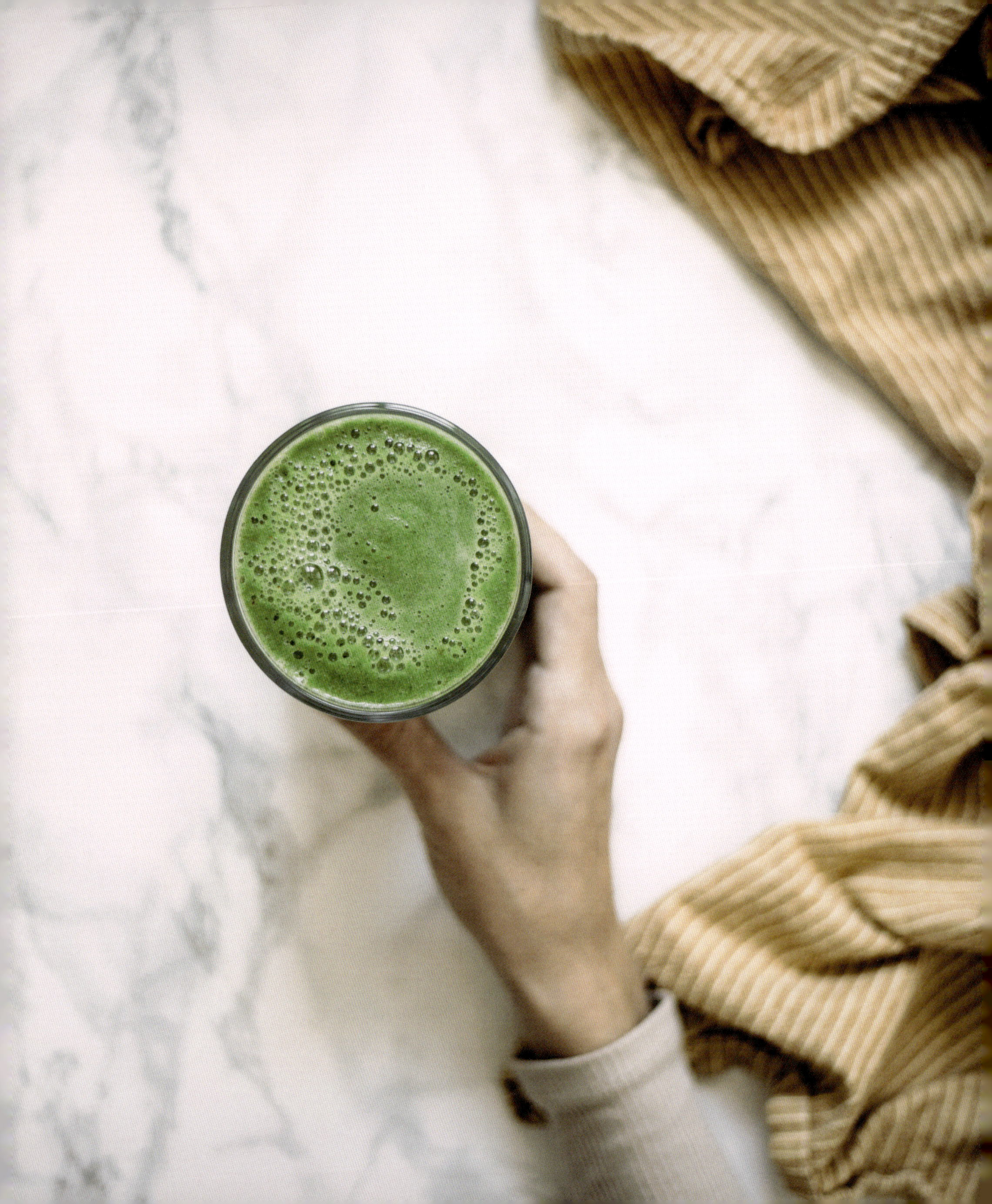

NETTOYER SON ORGANISME À L'AIDE DE PROBIOTIQUES NATURELS

De récentes recherches ont confirmées le fait que la santé, à 90%, est liée à la propreté du gros intestin et du rectum.

Au fil du temps l'organisme accumule des toxines et des impuretés qui induisent différents problèmes de santé. Ceci concerne surtout les personnes abusant d'une alimentation déséquilibrée, vivant dans une ambiance polluée, celles qui sont souvent stressées, celles qui mènent une vie sédentaire et qui ont de mauvaises habitudes (consommation fréquente d'alcool, tabagisme...).

C'est dans les courbures du gros intestin que s'accumulent le plus de toxines, car il est plus difficile de les y éliminer. Les résidus de nourriture restent coincés dans ces endroits et commencent à y moisir.

Si vous n'effectuez pas de purgation de l'intestin de manière opportune, avec le temps, les impuretés durcissent et se transforment en «rochets d'excrément» soudés aux parois intestinales. Des toxines qu'ils dégagent pénètrent dans le sang par les parois des vaisseaux sanguins de l'intestin. Puis, avec la circulation sanguine elles atteignent différents systèmes et organes et empoisonnent l'organisme entier. C'est souvent de là que viennent des coups de fatigue malgré un repos régulier, des maux de tête fréquents, l'irritabilité, des éruptions cutanées, la mauvaise haleine, même si les dents sont en bon état, ainsi, que des maladies chroniques (allergies, gastrites, colites, ulcères, arthroses, arthrites, bronchites...) et des maladies graves (cancers, infarctus...). L'organisme vieillit plus vite s'il contient beaucoup de toxines qui doivent être éliminées.

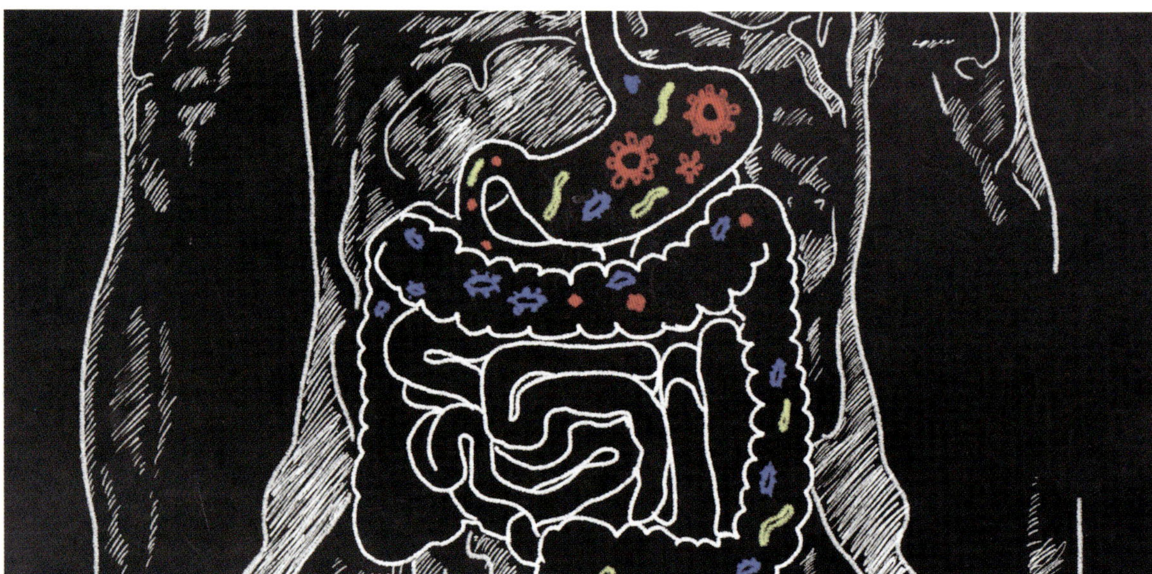

COMMENT SAVOIR À QUEL DEGRÉ VOTRE ORGANISME EST-IL IMPUR?

Voici un test pour le savoir :

1 • Avez-vous des maux de tête?
SOUVENT - 2, PARFOIS - 1, RAREMENT - 0

2 • Ressentez-vous de la somnolence?
SOUVENT - 2, PARFOIS - 1, RAREMENT - 0

3 • Vous sentez-vous apathique, fatigué?
SOUVENT - 2, PARFOIS - 1, RAREMENT - 0

4 • Avez-vous une mauvaise haleine?
SOUVENT - 2, PARFOIS - 1, RAREMENT - 0

5 • Avez-vous la langue chargée?
SOUVENT - 2, PARFOIS - 1, RAREMENT - 0

6 • Sentez-vous une lourdeur au bas du ventre?
SOUVENT - 2, PARFOIS - 1, RAREMENT - 0

7 • Avez-vous des ballonnements, des flatulences et des douleurs au ventre?
SOUVENT - 2, PARFOIS - 1, RAREMENT - 0

8 • Avez-vous des éruptions cutanées?
SOUVENT - 2, PARFOIS - 1, RAREMENT - 0

9 • Vous arrive-t-il d'être constipé?
SOUVENT - 2, PARFOIS - 1, RAREMENT - 0

10 • Vous arrive-t-il d'avoir la cavité buccale irritée et enflammée?
SOUVENT - 2, PARFOIS - 1, RAREMENT - 0

11 • Avez-vous de petits papillomes sur le cou, sous les aisselles?
BEAUCOUP - 2, UN PETIT PEU - 1, NON - 0

12 • Avez-vous une plaque sur les dents?
OUI - 1, NON - 0

Maintenant, additionnez les points, et consultez les résultats du test.

De 17 à 23 points

Votre intestin est très intoxiqué par des impuretés. On ne va pas entrer dans les détails pour savoir ce qui a provoqué cela (une alimentation malsaine, le métabolisme ralenti, le stress...). Mais pour éviter l'apparition et le développement de différentes maladies, il faudra purger votre organisme. Prenez soin de vous!

De 9 à 16 points

Un résultat honorable, bien que vous ayez quelques symptômes d'intoxication de l'organisme par des impuretés. Faites des cures de nettoyage de temps en temps, pour maintenir votre organisme.

De 0 à 8 points

Félicitation! Vous avez un résultat parfait! Il y a deux explications : ou vous êtes encore très jeune, doté d'une bonne hérédité, ou vous menez une vie saine et veillez bien sur votre santé. Continuez comme ça! Faire ou ne pas faire de cure de détox, c'est à vous de décider.

APRÈS UNE CURE DE DÉTOXIFICATION AVEC DES PROBIOTIQUES NATURELS...

On obtient :

- une amélioration de la santé ;
- un amaigrissement ;
- un rajeunissement
- la fraîcheur du teint ;
- une énergie et la joie de vivre retrouvées !

Certains effets de la désintoxication de l'organisme seront ressentis tout de suite, d'autres, après quelques cures, se montreront petit à petit.

Pendant les cures de détox, des **sensations désagréables et parfois gênantes peuvent se manifester.** Par exemple, une faiblesse, de la transpiration « froide », des frissons, un tremblement, un mal de tête, une augmentation de la tension à court terme, une gêne dans la gorge, de la toux, des nausées, de la tachycardie mineur, des maux de ventre, aux reins et au dos, des envies d'uriner fréquentes, des douleurs aux articulations...

Ces réactions sont tout à fait normales et signifient une purgation profonde de votre organisme. Tout simplement, il est en train de se débarrasser des impuretés accumulées au niveau des organes et des systèmes. Ne vous arrêtez pas, et **continuez la cure de nettoyage.**

Sachez que votre premier repas après une cure de détox doit être composé d'abord de jus de fruits ou de légumes frais (100% naturels) ; de fruits et de légumes crus, de céréales, de légumineuses, de pain complet, de noix, de laitage fermenté et d'œufs. Il peut aussi contenir une petite quantité de viande, de volaille et de poisson cuits à la vapeur. Utilisez de l'huile d'olive, de colza, de lin ou de noix pour assaisonner vos plats. Le miel est aussi salutaire.

Pour le nettoyage de l'organisme, n'utilisez que des probiotiques frais (pas plus d'une journée après leur préparation).

INTERDICTIONS POUR LES CURES DE NETTOYAGE DE L'ORGANISME AVEC LES PROBIOTIQUES NATURELS

Il est interdit d'effectuer des cures de détox :

- chez les personnes qui souffrent de maladies chroniques (diabète insulo-dépendant, gastrites aiguës avec un taux d'acidité élevé, ulcères, pancréatite, colites, entérites, maladies endocriniennes) ;
- chez les personnes ayant subi une opération récente au niveau des organes internes ;
- chez les enfants, les femmes enceintes, qui allaitent, ou durant leurs règles.

Avant de commencer une cure de nettoyage de l'organisme à l'aide de probiotiques naturels, assurez-vous auprès de votre médecin ou naturopathe que votre santé vous le permet.

DÉTOX DE L'ORGANISME À L'AIDE DE PROBIOTIQUES NATURELS LAITIERS TRADITIONNELS

Tous les laitages doivent être consommés à température ambiante, jamais froids.

Yaourt nature

UNE CURE DE DEUX JOURS

Premier jour
Matin : 1 yaourt nature.
Midi : 1 yaourt nature, quelques lamelles d'ananas frais.
Soir : 1 yaourt nature, 2 pommes, 1 c.s. d'huile de lin, 1 tasse de tisane détox.
Et buvez 1l d'eau de source entre chaque repas.

Deuxième jour
Matin : 1 yaourt nature.
Midi : 2 pommes, quelques lamelles d'ananas, 1 yaourt nature.
Soir : 1 yaourt nature, 1 morceau d'ananas, 1 c.s. d'huile de lin et 2 tasses de tisane favorisant la détoxification.
Et buvez 1l d'eau de source entre chaque repas

Après cette cure, il est préférable de manger de la nourriture végétarienne pendant quelques jours. La cure est à refaire sous 2 semaines à 1 mois.

Lait fermenté

Utilisez les types de laits fermentés présentés dans le chapitre dédié aux probiotiques laitiers traditionnels et nouveaux, ainsi que ceux qui sont vendus en magasin. Les laits fermentés aux probiotiques peuvent être remplacés par des laits caillés. Choisissez des produits contenant peu de matières grasses.

UNE CURE DE 10 JOURS

Le soir, mettez 10 pruneaux dénoyautés dans 1 verre de lait fermenté, laissez macérer pendant une nuit.
Le matin suivant, buvez ce lait fermenté et mangez les pruneaux macérés. Préparez aussitôt la même portion de lait fermenté avec 10 pruneaux.
Le soir du même jour, buvez le lait fermenté et mangez les pruneaux avant d'aller vous coucher.
Mangez léger durant ces 10 jours.
Répétez la cure tous les 3 à 4 mois.

UNE MÉTHODE POUR UNE SOIRÉE :

- Prenez 1 verre de lait fermenté ayant peu de matières grasses, ajoutez-y 1 c.s. d'huile végétale (préférablement de l'huile d'olive, de colza ou de lin). Mélangez, et buvez ce mélange avant d'aller vous coucher.
- Le lendemain matin, préparez une salade avec 1 pomme râpée, 1 petite betterave fraîche râpée, 1 gousses d'ail broyée. Assaisonnez-la salade avec 1 c.à c. d'huile végétale. Buvez de l'eau ou du thé vert.

À refaire 1 fois toutes les 1 à 2 semaines.

DÉTOX DE L'ORGANISME À L'AIDE DES NOUVEAUX PROBIOTIQUES LAITIERS

Lait caillé de Metchnikov

Pour purger l'organisme, vous pouvez boire 1 à 1,5 l de lait caillé de Metchnikov en une journée, ceci durant 1 à 3 jours, sans manger d'autres produits.
Vous pouvez aussi boire de l'eau minérale et du thé vert à volonté pendant la cure (hors consommation du lait caillé de Metchnikov).
À refaire chaque 2 à 4 semaines.

Acidophiline

UNE CURE D'UNE JOURNÉE

Toute la journée, buvez 2 l d'acidophiline et 1 l d'eau tiède. C'est tout!
À répéter chaque 2 à 4 semaines.

Lait d'acidophilus (lait aux acidophilus)

Pour purger l'organisme à l'aide de lait d'acidophilus, utilisez l'une des méthodes de nettoyage de l'organisme au lait fermenté.

Produits de type kéfir (kéfir de lait habituel, acidophiline, bifido-kéfirs)

Pour ces méthodes de purgation touchant en particulier l'intestin et le système sanguin, choisissez l'un des produits préparés à base de graines de kéfir de lait. N'utilisez que des boissons contenant peu de matières grasses (1 à 2,5 %).

Méthode 1 : Nettoyage au kéfir de lait.

Durant une journée, buvez 2 l d'un produit type kéfir et c'est tout. De l'eau minérale est autorisée.

Méthode 2 : Nettoyage de l'organisme avec du kéfir et des graines de sarrasin.

Pour effectuer cette cure de purgation, vous devez préparer une bouillie aux graines de sarrasin.
Il existe deux recettes de préparation de la bouillie pour cette cure de détox.

Cette méthode est aussi autorisée pour certains diabétiques (les types non insulino-dépendants) sous surveillance médicale, car elle favorise la baisse du taux de sucre dans le sang.

Première recette de bouillie au sarrasin
Lavez les graines de sarrasin dans de l'eau froide, versez-les dans un thermos ou une casserole. Ajoutez-y de l'eau chaude ou tiède (le double de votre volume de graines ; par exemple, 100 ml de graines pour 200 ml d'eau). Laissez reposer pendant 8 à 10 heures (toute une nuit, par exemple). N'y ajoutez ni sel, ni lait, ni sucre, ni beurre, ni aucune sauce. À la fin, si tout le liquide n'a pas été absorbé par les graines de sarrasin, ôtez l'excès.

Seconde recette de bouillie au sarrasin
Mettez les graines de sarrasin lavées (6 c. à s.) dans un pot en verre, versez-y le kéfir de lait (200 ml environ). Fermez le pot avec un cou-

vercle. Installez le pot au réfrigérateur durant 6 à 8 heures (une nuit, par exemple). N'utilisez ni sel, ni épices, ni matières grasses, ni d'autres produits.

LA PREMIÈRE CURE, DURÉE 10 JOURS

- Au réveil, buvez 1 verre d'eau tiède à jeun.
- 1 heure après, mangez une portion de bouillie de graines de sarrasin (la seconde recette ci-dessus).
- 1 heure après, buvez encore 1 verre d'eau tiède.
- 2 heures après, mangez votre menu habituel, hormis tout ce qui est gras, sucré et salé.

Reproduire pendant les 9 jours suivants.
Vous pouvez refaire la cure de détox encore 2 fois, chaque 10 à 14 jours.

LA SECONDE CURE, 2 À 7 JOURS

Ne mangez que de la bouillie de graines de sarrasin à volonté (utilisez la première ou la seconde recette) et buvez du kéfir de lait (un produit de type kéfir de lait). Il est autorisé de boire 1 l de kéfir par jour. Buvez aussi de l'eau minérale et du thé sans sucre pendant la cure. Il est préférable de diviser les 3 portions journalières en 6 à 8.

Cure à répéter 1 à 2 fois, chaque 1 à 2 mois.

Méthode 3 : Nettoyage de l'intestin et des vaisseaux sanguins, avec du kéfir de lait et de la farine de graines de sarrasin.

Cette méthode est admise pour certains diabétiques (les types non insulino-dépendants) sous surveillance médicale, car elle favorise la baisse du sucre dans le sang.

- Mélangez 1 c. à s. de farine de sarrasin avec 1 verre d'un produit de type kéfir. Mettez le mélange dans un pot en verre, fermez-le bien. Installez le pot au réfrigérateur. Laissez reposer à température ambiante durant une nuit.
- Buvez le mélange 30 minutes avant le petit déjeuner qui doit être léger (par exemple, composé d'un fruit et d'une boisson chaude non sucrée). Mangez équilibré durant les jours de cure.

La cure dure 14 jours. Faites une pause d'un mois, et répétez la cure à 2 à 3 reprises avec un intervalle d'un mois à chaque fois.

Méthode 4 : Nettoyage de l'intestin au kéfir de lait et au son.

CURE D'UNE JOURNÉE

Matin, midi et soir : Versez 2 c. à s. de son (d'avoine, de blé…) dans un verre d'eau tiède et buvez le mélange. 1 heure après, consommez 1 verre d'un produit type kéfir.
En tout, buvez 1,5 l de kéfir dans la journée.

Cure de détox à répéter chaque 10 à 15 jours.

Méthode 5 : Nettoyage de l'intestin et de l'organisme entier à l'aide de kéfir de lait et de farine de graines de lin.

UNE CURE DE 3 SEMAINES

Durant la première semaine. Mélangez 1 c. à c. de farine de lin avec 100 ml de kéfir de lait (ou un produit de type kéfir de lait). Mangez le mélange à la place de votre petit déjeuner habituel.

Durant la deuxième semaine. Mélangez 2 c. à c. de farine de lin avec 100 ml de kéfir de lait. Consommez ce mélange en guise de petit déjeuner.

Durant la troisième semaine. Prenez 3 c. à c. de farine de lin pour 100 ml de kéfir de lait. C'est votre petit déjeuner pour les 7 jours suivants.

Mangez équilibré durant les jours de cure.

UNE CURE DE 4 SEMAINES

Tous les mélanges doivent être consommés uniquement le matin, à la place de vos petits déjeuners habituels.
Semaine 1 h 10 à 15 g de farine de lin mélangée avec 100 ml de kéfir de lait.
Semaine 2 h 20 à 30 g de farine de lin mélangée avec 100 ml de kéfir de lait.
Semaines 3 et 4 h 30 à 45 g de farine de lin mélangée avec 150 ml de kéfir de lait.

Mangez équilibré durant les jours de cure.

Méthode 6 : purgation de l'organisme avec du kéfir de lait et des flocons d'avoine (gommage pour l'intestin)

CURE DE 3 À 7 JOURS

Le soir, mélangez 2 c. à s. de flocons d'avoine avec 1 verre de kéfir de lait. Laissez reposer à température ambiante pendant une nuit.
Au matin, mangez ce mélange à la place de votre petit déjeuner habituel.

30 minutes après ce petit déjeuner, mangez 1 fruit et buvez une tasse de boisson chaude. Mangez équilibré durant les jours de cure.

À répéter après 1 mois.

Remarque : vous pouvez remplacer le kéfir de lait par un yaourt nature.

DÉTOX DE L'ORGANISME À L'AIDE DE PROBIOTIQUES VÉGÉTAUX

Chou blanc fermenté et kéfirkraut de chou blanc

Méthode 1 : Nettoyage de l'intestin avec du chou blanc fermenté

Mangez du chou blanc fermenté régulièrement (au moins 1 à 2 fois par jour) durant la période automnale et hivernale.

Méthode 2 : purgation de l'intestin avec du chou blanc fermenté et son jus

CURE DE 1 À 3 JOURS

Matin : à jeun, buvez 250 ml de jus de chou blanc fermenté, puis mangez 100 à 150 g de chou blanc fermenté.
Midi : une soupe à la choucroute et aux légumes verts (végétarienne).
Soir : une salade au chou blanc lacto-fermenté, avec de la pomme râpée grossièrement. Ajoutez-y une pincée de cumin en poudre, assaisonnée avec de l'huile d'olive.

Vous pouvez aussi manger du pain complet pendant les repas.
Buvez beaucoup d'eau minérale durant la cure.
À répéter une fois par mois durant l'automne et l'hiver.

Méthode 3 : Nettoyage de l'organisme à l'aide d'une salade au chou blanc fermenté, au potiron et à l'ail

CURE D'UNE JOURNÉE

Préparez une salade curative et purgative pour l'intestin :

- Mélangez le chou blanc fermenté avec du potiron cru râpé grossièrement. Assaisonnez la salade avec un mélange d'huile d'olive, de cumin en poudre et d'ail broyé.

Mangez cette salade avec des pommes de terre cuites en robe des champs et du pain de seigle. À consommer 3 à 4 fois dans la journée.

Buvez de l'eau de source à volonté pendant la cure. Vous pouvez répéter cette cure 1 fois par mois pendant l'automne et l'hiver.

Les légumes, les fruits, la verdure, les baies fermentés et leur kéfirkraut (kéfir kraut)

Pour le nettoyage de l'intestin : il faut régulièrement inclure ces produits végétaux fermentés dans votre menu (au moins 1 à 3 fois par jour) pendant les périodes automnale et hivernale.

Kvas (kvass, kwas, kwass) de pain au levain

CURE D'UNE JOURNÉE (POUR LE NETTOYAGE DE L'INTESTIN)

1h avant le petit déjeuner : buvez une tasse de thé vert non sucré. Après 15 à 20 minutes, mangez une pomme et buvez un verre de kvas de pain.
Pour le petit déjeuner : buvez 100 ml de jus de raisins fraîchement pressé, mélangé avec 100 ml de kvas de pain.
Après encore 1 heure : rebuvez le même mélange.
Pour le deuxième petit déjeuner : mangez 100 g de raisins frais, buvez un verre de jus de carotte mélangé avec du kvas de pain (50/50).
Déjeuner : 100 g de raisins frais, plus 100 g de jus de raisins frais.
Après 3 heures : buvez 3 tasses de thé vert (sans précipitation, sur 15 min à 1 h).
Pour votre goûter, 1 heure plus tard : 100 ml de jus de carotte frais, mélangé avec 100 ml de kvas de pain.
1 heure après votre goûter : buvez 200 ml d'eau minérale plate.
1 heure plus tard : mangez 1 à 2 poivrons rouges frais.
Pour votre dîner : 100 ml de jus de pomme fraîchement pressé, mélangé avec 100 ml de kvas de pain.

Répétez cette cure 1 fois par mois pendant les périodes d'été et d'automne.

Champignon de thé (champignon japonais, méduse de thé, médusomisète, kvas de champignon, kombucha)

L'infusion du champignon de thé est l'une des meilleures méthodes de purgation des toxines de l'organisme. L'effet détox sera très productif si vous buvez tout simplement 2 à 3 verres de solution de champignon de thé quotidiennement. Mais vous pouvez aussi faire une cure de détox en complément pour effectuer un nettoyage profond de votre corps.

CURE DE 2 JOURS

Matin : ne mangez qu'une bouillie aux céréales complètes (sans lait, ni beurre, ni sel, ni sucre, etc.)
Midi : une grande salade aux légumes crus de saison (sauf les pommes de terre).
Soir : un fruit.

Buvez 1 verre d'infusion de champignon de thé 3 fois par jour, 45 minutes à 1 heure avant le repas. Buvez aussi de l'eau minérale et des tisanes favorisant la purgation de l'intestin pendant la cure.

Après deux jours de cure, repassez doucement à une alimentation normale et équilibrée. Mangez d'abord des légumes frais, en ajoutant du laitage fermenté dans le menu. Puis du poisson et enfin, de la viande.

Effectuez cette cure 1 fois par mois.

QUELQUES SOLUTIONS DE THÉ SPÉCIFIQUES

Pour purger les reins : ajoutez des graines de plantain dans la solution sucrée pour préparer l'infusion de champignon de thé.

Pour purger l'estomac et le foie : ajoutez des fleurs de centaurée paramédicale en préparant une infusion de champignon de thé.

Pour purger le foie : il est courant de mettre de la chicoré, de l'immortelle et de la chélidoine pour préparer une infusion de méduse de thé.

Les effets curatifs des infusions de plantes médicinales sont encore plus efficaces que ceux des infusions réalisées tout simplement à base d'eau et de thé.

Il faut boire ces solutions de thé 1 heure avant le repas, au maximum 4 fois par jour, avec des portions de 100 à 150 ml. Il est préférable de s'allonger après la prise de ces remèdes et de se reposer durant 30 minutes.

CONSEILS DE SOINS PARAMÉDICAUX BASÉS SUR QUELQUES PROBIOTIQUES NATURELS

Les produits-probiotiques sont aussi largement utilisés dans les soins de plusieurs maladies, ciblant les pathologies au sein des organes et des systèmes touchés. Ces soins sont reconnus comme efficaces et sont utilisés dans la pratique de naturopathes et de personnes prenant soin d'elles. Les médecins qui s'intéressent aux méthodes de traitement naturel les conseillent aussi à leurs patients.

Mais avant tout, sachez que, pour soigner telle ou telle maladie, il est indispensable qu'un médecin instaure un diagnostic exact et que, dans tous les cas, vous soyez suivi par un spécialiste de santé ! Pensez également à informer votre médecin de toute consommation annexe de remèdes issus de la médecine douce ; celle-ci pourrait interférer avec un traitement médical.

Les soins basés sur les probiotiques naturels peuvent vous aider à soigner des problèmes de santé, en complément d'un traitement établi, ou, dans certains cas, en tant que remède unique.

Sachez que, si vous prenez des médicaments, les probiotiques naturels (ainsi que synthétiques d'ailleurs) peuvent inhiber ou, au contraire, accélérer les effets des substances chimiques contenues dans vos médicaments. Pour éviter cela, prenez les soins basés sur les probiotiques naturels et les médicaments en respectant un écart entre les prises de 2 à 3 heures.

Les recettes de soins présentées dans ce livre conviennent aux personnes adultes, ainsi qu'aux adolescents à partir de l'âge de 12 ans environ.

Avant d'entamer un soin à base de probiotiques, il est nécessaire de consulter votre médecin !

Pour toutes les recettes, consultez les recettes culinaires.

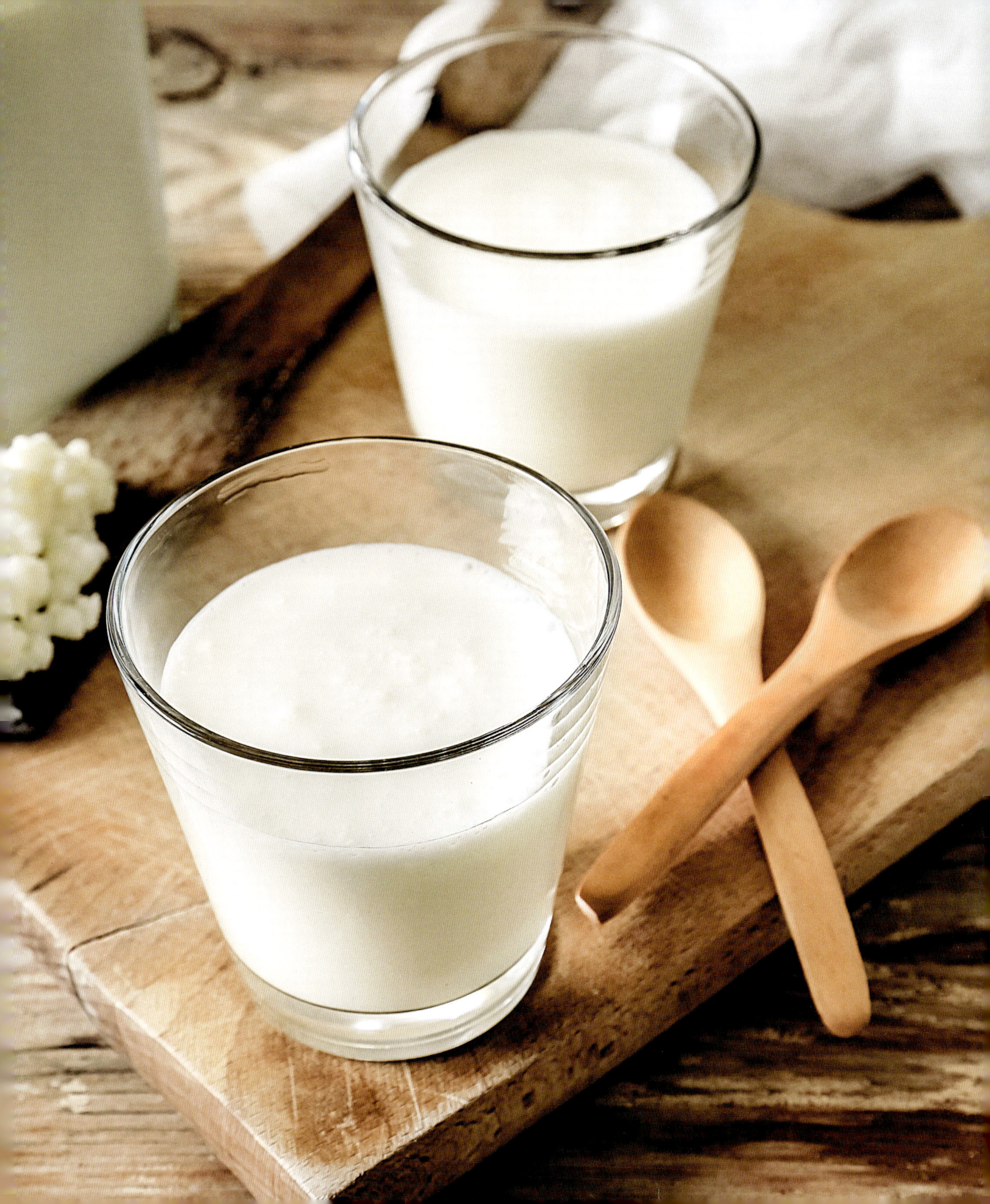

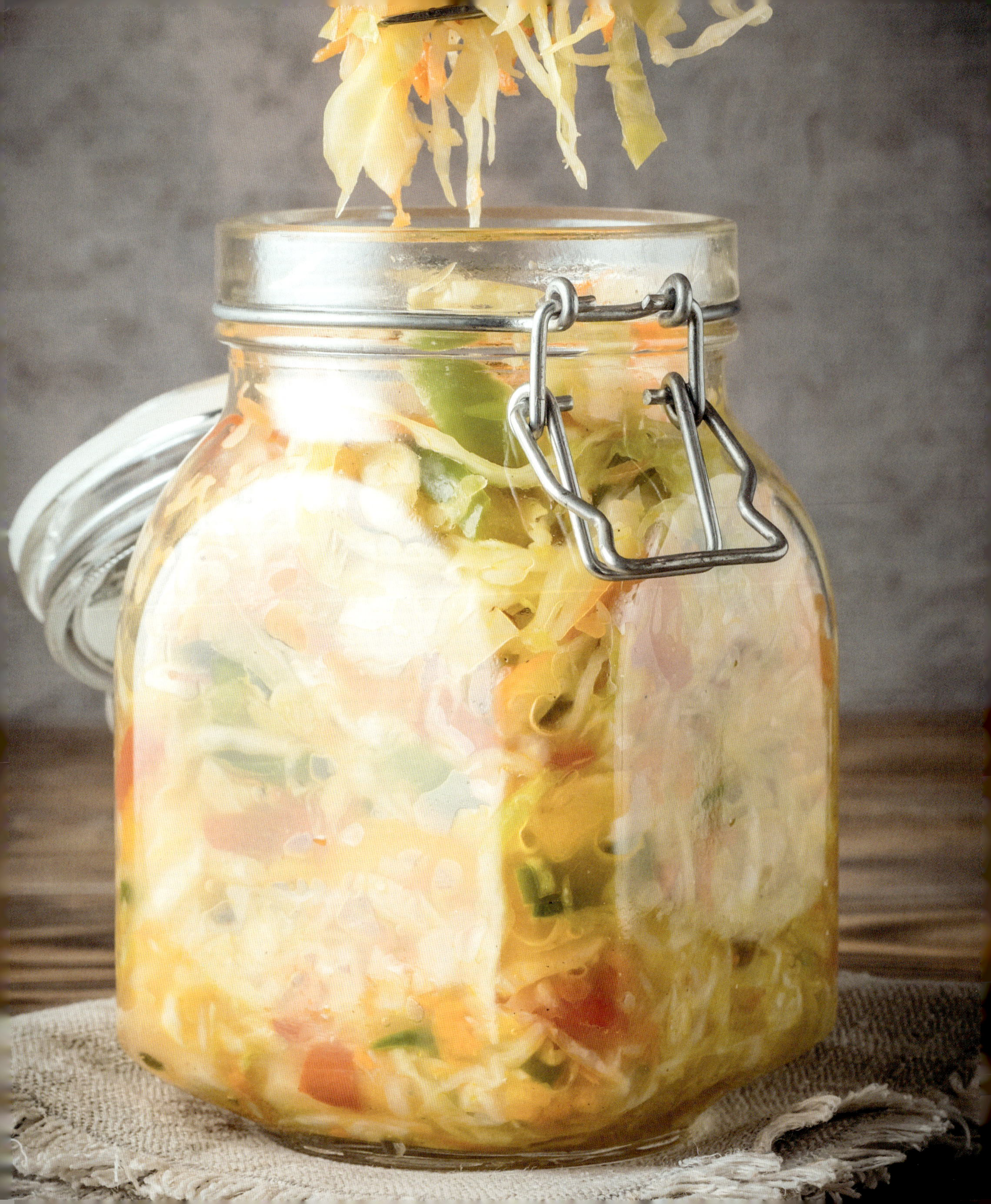

RECETTES CULINAIRES

Soupe amaigrissante aux plantes aromatiques

INGRÉDIENTS (2 PERSONNES)

- 500 ML D'AYRAN
- 1 PETITE BOTTE D'ANETH
- 1 BOUQUET DE PERSIL PLAT
- 1 PETITE BRANCHE DE CÉLERI
- QUELQUES BRANCHES DE CUMIN FRAIS
- 1 GOUSSE D'AIL
- 1 PINCÉE DE SEL
- POIVRE ROUGE OU NOIR (FRAÎCHEMENT MOULU)
- 2 PINCÉES DE CURCUMA EN POUDRE - 5 À 6 NOIX.

PRÉPARATION : 15 MINUTES

1 • Versez l'ayran froid dans une soupière. 2 • Lavez toute la verdure, laissez-la égoutter et émincez-la. 3 • Pelez et lavez la gousse d'ail, broyez-la avec du sel. 4 • Mettez la verdure et l'ail dans la soupière, ajoutez-y le poivre et le curcuma. 5 • Concassez les noix, broyez les cerneaux et mettez-les dans la soupière. Remuez bien. 6 • Servez aussitôt.

CONSEIL

VOUS POUVEZ AJOUTER ½ CORNICHON MOYEN LAVÉ, PUIS RÂPÉ FINEMENT.

Boisson aux baies rouges et à l'infusion de champignon de thé

INGRÉDIENTS (POUR 1 L)

- 1 L D'INFUSION DE CHAMPIGNON DE THÉ
- 300 À 400 G DE MÉLANGE DE BAIES ROUGES

REPOS : 4 À 7 JOURS

PRÉPARATION : 5 MINUTES

1 • Versez l'infusion de champignon de thé dans un bocal en verre bien propre.
2 • Mettez-y les baies rouges préalablement équeutées, lavées et égouttées.
3 • Fermez hermétiquement le bocal et installez-le au réfrigérateur pendant 4 à 7 jours pour une bonne macération des baies.
4 • Filtrez le contenu du bocal, en gardant la partie liquide et les baies pour la suite.
5 • Pressez les baies, pour récupérer leur jus. Mélangez ce jus avec le liquide issu de la macération.
6 • Ajoutez ce mélange dans de l'eau minérale pour préparer vos boissons rafraîchissantes, où vous pouvez ajouter un petit peu de miel ou de sirop d'érable, ou d'agave.

CONSEIL

VOUS POUVEZ AUSSI PRÉPARER CE GENRE DE BOISSON AVEC DES ABRICOTS, DES PÊCHES, DES NECTARINES, DES PRUNES DÉNOYAUTÉES, ET BIEN D'AUTRES FRUITS.

Salade « colorée »

INGRÉDIENTS (2 PERSONNES)

- 100-150 G DE CÈPES
- ½ C. À S. D'HUILE DE COLZA OU D'OLIVE
- 200 G DE GRUYÈRE
- 1 POMME MOYENNE (ACIDULÉE)
- 1 POIRE - 1 ORANGE
- 1 POIVRON ROUGE MOYEN.

PRÉPARATION : 20 MINUTES - CUISSON : 10 MINUTES

1 • Épluchez les cèpes et lavez-les soigneusement dans de l'eau fraîche. Découpez les champignons en lamelles et faites-les dorer légèrement à l'huile dans une poêle. Éteignez le feu et laissez refroidir les champignons. 2 • Coupez le fromage en cubes. 3 • Lavez et essuyez la pomme et la poire. Retirez leur trognon, coupez la pomme et la poire en cubes. 4 • Épluchez l'orange, coupez ses quartiers en deux. 5 • Épépinez, lavez et essuyez le poivron; coupez-le en cubes. 6 • Préparez la sauce. 7 • Mettez le fromage, les champignons, la pomme, la poire, le poivron et l'orange sur des assiettes plates. Enrobez de sauce. 8 • Servez la salade immédiatement.

Pour la sauce : mélangez 250 g de yaourt nature avec 2 c. à s. de jus d'orange avec pulpe fraîchement pressé, 2 c. à s. de miel, 1 c. à c. de moutarde, 2 c. à s. d'infusion de champignon de thé, 1 c. à c. de jus de citron fraîchement pressé, 1 pincée de zeste d'orange.

CONSEIL

DÉCOREZ LA SALADE AVEC DES QUARTIERS D'ORANGE ET DES FEUILLES DE MENTHE.

Sauce aux noix

INGRÉDIENTS (POUR 4 À 5 PORTIONS)

- 100 G DE MIE DE PAIN BLANC AU LEVAIN (FAIT MAISON)
- 100 ML DE LAIT FRAIS PASTEURISÉ
- 10 À 12 NOIX
- 2 À 3 GOUSSES D'AIL
- ½ VERRE DE BEURRE DOUX FONDU
- SEL
- 2 C. À S. D'INFUSION DE CHAMPIGNON DE THÉ
- 1 C. À S. DE JUS DE CITRON JAUNE FRAÎCHEMENT PRESSÉ

PRÉPARATION : 10 À 15 MINUTES

1 • Faites tremper la mie de pain blanc au lait dans un saladier. 2 • Pendant ce temps, décoquillez les noix et broyez les cerneaux. 3 • Pelez et lavez-les gousses d'ail. Écrasez-les. 4 • Mixez la mie de pain blanc à l'aide d'un robot, ajoutez-y les noix et l'ail en continuant à mixer. 5 • Versez-y le beurre fondu, en mixant le mélange. 6 • Quand le mélange ressemblera par sa consistance à de la crème fraîche, ajoutez-y du sel, l'infusion de champignon de thé et le jus de citron. Mélangez bien. 7 • Servez la sauce sans attendre.

CONSEIL

CETTE SAUCE CONVIENT AUX PLATS DE POISSON ET DE LÉGUMES.

Soupe aux œufs de caille et à l'infusion de champignon de thé

INGRÉDIENTS (POUR 4 PERSONNES)

- 1 CORNICHON MOYEN OU 1/3 D'UN CONCOMBRE
- 1 PETIT BOUQUET DE CIBOULETTE
- 1 PETITE BOTTE DE PERSIL PLAT
- 1,2 L D'INFUSION DE CHAMPIGNON DE THÉ
- SEL
- 2 À 3 C. À S. DE CRÈME FRAÎCHE ÉPAISSE LÉGÈRE
- 8 ŒUFS DE CAILLE DURS

PRÉPARATION : 20 MINUTES

1 • Lavez le cornichon et si sa peau est dure, épluchez-le. Coupez le cornichon en petits cubes ou râpez-le grossièrement. 2 • Lavez et égouttez la ciboulette et le persil. Émincez-les. 3 • Mettez le cornichon, la ciboulette et le persil dans une soupière. Versez-y l'infusion de champignon de thé, salez et ajoutez-y la crème fraîche. Remuez bien. 4 • Décoquillez les œufs de caille, coupez chaque œuf en deux. 5 • Servez la soupe tout de suite dans des bols ou des assiettes creuses. Déposez 4 demi-œufs découpés dans chaque bol (ou assiette).

CONSEIL

VOUS POUVEZ AJOUTER LA CHAIR D'1/2 POMME VERTE ÉPLUCHÉE ET RÂPÉE GROSSIÈREMENT.

KVAS

Boisson aux myrtilles et aux mûres

INGRÉDIENTS (2 PERSONNE)

- 40 G DE MYRTILLES
- 30 G DE MÛRES
- 380 ML DE KVAS DE MIEL

PRÉPARATION : 5 MINUTES

1 • Lavez les baies sous l'eau fraîche. Déposez-les dans un mixeur.

2 • Versez-y le kvas de miel et mixez pendant 1 minute.

CONSEIL

VOUS POUVEZ METTRE 1 À 2 GOUTTES D'HUILE ESSENTIELLE DE MENTHE DESTINÉE À LA CUISINE, AVANT DE COMMENCER À MIXER LE MÉLANGE.

Smoothie au kvas de miel, à la banane et aux framboises

INGRÉDIENTS (3 PERSONNES)

- 1 BANANE MÛRE
- 30 G DE FRAMBOISES
- 350 ML DE KVAS DE MIEL

PRÉPARATION : 5 MINUTES

1 • Épluchez la banane, découpez-la en rondelles et mettez-les dans un mixeur.
2 • Ajoutez-y les framboises, rincées délicatement sous l'eau froide, et le kvas de miel.
3 • Mixez durant 1 bonne minute.
4 • Servez le smoothie dans des verres à cocktail.

CONSEIL

VOUS POUVEZ AJOUTER 1 À 2 C.C. DE MIEL AVANT DE COMMENCER À MIXEUR LE MÉLANGE. DÉCOREZ LA SURFACE DES VERRES REMPLIS DE SMOOTHIE AVEC DES FEUILLES DE MENTHE OU DE FRAMBOISE.

Soupe aux fruits et au kvas de miel

INGRÉDIENTS (4 PERSONNES)

- 1 GROSSE POMME
- QUELQUES FRAISES
- 2 C. À S. DE FRAMBOISES
- 2 C. À S. D'AIRELLES DES MARAIS
- 4 VERRES DE KVAS DE MIEL

PRÉPARATION : 10 À 15 MINUTES

1 • Lavez, essuyez et épluchez la pomme. Retirez le trognon, râpez la chair de la pomme grossièrement. 2 • Équeutez les fraises, lavez-les sous l'eau froide. 3 • Rincez délicatement les framboises et les airelles des marais. 4 • Versez le kvas de miel dans quatre bols ou assiettes à soupe. Mettez-y les fruits. 5 • Servez la soupe sans attendre.

CONSEIL

VOUS POUVEZ PRENDRE DES FRUITS ET DES BAIES DE VOTRE CHOIX POUR PRÉPARER CETTE SOUPE.

KVAS

Sauce de tomate au kvas de pain

INGRÉDIENTS (4 PERSONNES)

- 1 TOMATE MÛRE DE TAILLE MOYENNE
- 1 À 2 GOUSSES D'AIL
- 1 PETITE BOTTE D'ANETH
- 2 BRANCHES DE CORIANDRE VERTE
- 1 BRANCHE DE BASILIC
- 100 G DE CONCENTRÉ DE TOMATE
- 100-120 ML DE KWAS DE PAIN AU LEVAIN
- 1 C. À C. DE SIROP D'AGAVE
- SEL, POIVRE

PRÉPARATION : 15 MINUTES

1 • Lavez et échaudez la tomate, laissez-la refroidir, puis pelez-la. 2 • Pelez les gousses d'ail, lavez et broyez-les. 3 • Lavez la verdure. Égouttez et émincez. 4 • Mettez la tomate coupée en cubes, l'ail, la verdure, le concentré de tomate, le kvas de pain au levain et le sirop d'agave dans un robot. Mixez pendant 2 minutes. Salez et poivrez si nécessaire et mixez encore pendant quelques secondes. 5 • Servez la sauce dans une saucière.

CONSEIL

CETTE SAUCE EST TRÈS BONNE POUR DES PLATS DE VOLAILLE ET DE POISSON.

KVAS

Smoothie aux baies rouges et au kvas de pain

INGRÉDIENTS (3 PERSONNES)

- 180 G D'UN MÉLANGE DE BAIES ROUGES (FRAISES, FRAMBOISES, MÛRES, CASSIS, GROSEILLES, MYRTILLES)
- 150 ML D'EAU
- 300 ML DE KVAS DE PAIN AU LEVAIN
- 1 C. À S. DE MIEL

PRÉPARATION : 5 À 7 MINUTES

1 • Lavez les baies sous l'eau fraîche.

2 • Mettez-les dans un mixeur, ajoutez-y l'eau, le kvas de pain et le miel.

3 • Mixez durant 1 bonne minute.

4 • Servez le smoothie dans des verres immédiatement.

CONSEIL

VOUS POUVEZ CHOISIR SIMPLEMENT 2 À 3 SORTES DE BAIES ROUGES ET REMPLACER LE MIEL PAR DU SIROP D'AGAVE.

KVAS

Soupe froide à la betterave et au kvas de pain

INGRÉDIENTS (POUR 4 À 5 PORTIONS)

- 2 À 4 BETTERAVES ROUGES NOUVELLES BIO DE PETITE TAILLE
- 1 L D'EAU PLATE - 1 L DE KVAS DE PAIN AU LEVAIN
- 2 POMMES DE TERRE CUITES EN ROBE DES CHAMPS
- 200 G DE FILET DE POULET RÔTI OU CUIT À LA VAPEUR
- 1 GROS CORNICHON OU ½ DE CONCOMBRE - 2 ŒUFS DURS - 1 C. À C. DE MOUTARDE FORTE
- 4 C. À S. DE CRÈME FRAÎCHE LÉGÈRE - 3 À 4 FEUILLES DE BETTERAVE ROUGE BIO
- SEL - POIVRE NOIR FRAÎCHEMENT MOULU - 3 À 4 BRANCHES DE MENTHE FRAÎCHE.

CUISSON : 45 MINUTES À 1 HEURE - REPOS : 1 HEURE À 1 H 30

PRÉPARATION : 25 MINUTES

1 • Épluchez la moitié des betteraves rouges, lavez-les et faites-les cuire à petit feu dans de l'eau pendant 45 minutes à 1h. Après la cuisson, retirez les betteraves, laissez-les refroidir, ainsi que le bouillon de betteraves.
2 • Pendant ce temps, épluchez et lavez le reste des betteraves rouges, râpez-les grossièrement, mettez-les dans un saladier en verre ou en terre, versez-y le kvas de pain, couvrez avec un morceau de film alimentaire. Laissez macérer pendant 1h à 1h30.
3 • Coupez les betteraves cuites en pailles fines, pelez les pommes de terre, découpez-les en petits cubes, ainsi que le poulet et les cornichons préalablement lavés.
4 • Décoquillez les œufs et broyez-les avec la moutarde et 1 c. à s. de crème fraîche.
5 • Lavez et égouttez les feuilles de betterave. Émincez-les et broyez-les avec du sel.
6 • Dans une soupière, déposez toutes les betteraves, les œufs, le poulet, les feuilles de betteraves, les pommes de terre et les cornichons. 7 • Dans une marmite en verre ou en terre, mélangez le bouillon de betteraves, le kvas de pain et le reste de la crème fraîche. Salez et poivrez à votre goût. Versez ce mélange dans la soupière, remuez. 8 • Servez la soupe immédiatement dans des assiettes creuses. Saupoudrez de menthe émincée.

KVAS

Soupe froide au poisson et au kvas de pain

INGRÉDIENTS (POUR 4 À 6 PORTIONS)

- 1 KG ENVIRON DE CABILLAUD OU D'UN AUTRE POISSON À CHAIR BLANCHE, VIDÉ ET ÉCAILLÉ PAR VOTRE POISSONNIER
- 1 OIGNON - 1 CAROTTE - 3 À 4 GRAINS DE POIVRE NOIR - SEL
- 3 POMMES DE TERRE CUITES DANS LEUR PEAU - 2 À 3 PETITES BRANCHES DE CÉLERI
- 1 PETIT BOUQUET DE PERSIL PLAT OU D'ANETH - 2 À 3 CORNICHONS MOYENS
- 2 L ENVIRON DE KVAS DE PAIN AU LEVAIN - 2 C. À S. DE CÂPRES MARINÉES

CUISSON : 20 À 30 MINUTES - REPOS : 30 MINUTES

PRÉPARATION : 25 MINUTES

1 • Lavez le poisson, découpez-le en morceaux et déposez-le dans une marmite. 2 • Pelez l'oignon, épluchez la carotte, lavez-les. 3 • Coupez l'oignon en cubes et la carotte en rondelles. 4 • Mettez les légumes dans la marmite, versez-y de l'eau froide pour qu'elle couvre bien le contenu de la marmite. 5 • Ajoutez-y le poivre, salez et installez la marmite à feu vif. 6 • Quand l'eau se met à bouillir, baissez le feu et faites cuire durant 15 à 25 minutes (retirez l'écume de temps en temps). 7 • Retirez le poisson et laissez-le refroidir. 8 • Retirez les arêtes du poisson et découpez la chair du poisson en petits morceaux. 9 • Pelez les pommes de terre. 10 • Lavez et égouttez le céleri vert, le persil (ou l'aneth) et les cornichons. Émincez le céleri, le persil, coupez les cornichons en petits cubes. 11 • Déposez le poisson, les pommes de terre et les cornichons dans 4-6 assiettes à soupe. 12 • Ajoutez-y le céleri et le persil (ou l'aneth). 13 • Versez le kvas de pain par-dessus, ajoutez les câpres. 14 • Salez si nécessaire. 15 • Servez la soupe immédiatement.

CONSEIL

VOUS POUVEZ AJOUTER 1 C. À S. DE MARINADE DE CÂPRES ET ½ C. À C. DE MOUTARDE OU DE SAUCE DE RAIFORT DANS LE KVAS, MÉLANGER, ET VERSER ENSUITE CE MÉLANGE DANS LES ASSIETTES.

Velouté froid au kvas blanc et à l'ortie

INGRÉDIENTS (4 PERSONNES)

- 300 À 350 G DE FEUILLES D'ORTIE NOUVELLES ET FRAÎCHES - 1 CORNICHON MOYEN OU 1/3 DE CONCOMBRE
- 20 G DE VERTS D'OIGNON - 1 PETIT BOUQUET D'ANETH
- 25 G DE RADIS ROSES OU ROUGES - 1 L DE KVAS BLANC - SEL
- 30 À 35 G DE CRÈME FRAÎCHE ÉPAISSE LÉGÈRE
- 2 OEUFS DURS

CUISSON : 15 MIN - REPOS : 45 MIN ENVIRON

PRÉPARATION : 20 MINUTES

1 • Triez les feuilles d'ortie, lavez-les sous l'eau froide. 2 • Faites-les cuire à feu doux dans de l'eau, durant 15 minutes environ. 3 • Après la cuisson, filtrez la préparation, en gardant l'ortie. 4 • Laissez refroidir l'ortie et, ensuite, mixez-la en une purée. 5 • Lavez et épluchez le cornichon, coupez-le en très petits cubes. 6 • Lavez et égouttez les verts d'oignon et l'aneth. Émincez les verts d'oignon et hachez l'aneth. 7 • Coupez les queues des radis, lavez les radis, coupez-les en petits cubes. 8 • Dans une soupière, mettez la purée d'ortie, le cornichon, les verts d'oignon, l'aneth et les radis. 9 • Versez le kvas blanc, salez selon votre goût, ajoutez-y la crème fraîche et remuez bien. 10 • Décoquillez les œufs, coupez-les en rondelles et ajoutez-les au potage. 11 • Servez la soupe tout de suite dans des assiettes creuses. Mettez des rondelles d'œufs dans chaque assiette.

CONSEIL

À LA PLACE DES OEUFS DE POULE, VOUS POUVEZ UTILISER DES OEUFS DE CAILLE (DURS). DANS CE CAS, COMPTEZ 2 OEUFS DE CAILLE PAR PERSONNE.

Smoothie à la banane, au kvas blanc et à la cannelle

INGRÉDIENTS (2 PERSONNES)

- 1 BANANE MÛRE
- 100 À 120 ML DE KVAS BLANC
- 100 À 120 ML D'EAU MINÉRALE PLATE
- 2 C. À C. DE MIEL
- 3 PINCÉES DE CANNELLE EN POUDRE

PRÉPARATION : 5 MINUTES

1 • Épluchez la banane et coupez-la en rondelles. Passez les rondelles de banane au mixeur.

2 • Ajoutez-y les autres ingrédients.

3 • Mixez pendant 1 minute et servez.

CONSEIL

VOUS POUVEZ OMETTRE L'UTILISATION DE LA CANNELLE.

Soupe froide aux crevettes et au kvas blanc

INGRÉDIENTS (3 PERSONNES)

- 1 CORNICHON MOYEN OU 1/3 D'UN CONCOMBRE
- 3 À 4 RADIS ROUGES OU ROSES
- 1 OEUF DUR - ½ C. À S. DE MOUTARDE FORTE
- 2 C. À S. DE CRÈME FRAÎCHE ÉPAISSE LÉGÈRE
- 1 PETITE BOTTE DE PERSIL PLAT OU D'ANETH
- 750 ML DE KVAS BLANC
- SEL IODÉ - POIVRE NOIR FRAÎCHEMENT MOULU
- 180 À 200 G DE CREVETTES ROSES, CUITES ET DÉCORTIQUÉES

PRÉPARATION : 20 MINUTES

1 • Lavez et épluchez le cornichon, coupez-le en très petits cubes. 2 • Coupez les queues des radis, lavez les radis et découpez-les en rondelles fines. 3 • Décoquillez l'œuf, retirez le blanc et émincez-le. Broyez le jaune avec la moutarde et la crème fraîche. 4 • Lavez et égouttez la verdure, hachez-la. 5 • Mettez le cornichon, les radis, le blanc d'œuf et la verdure dans une soupière. Versez-y le kvas blanc, ajoutez le jaune d'œuf broyé à la moutarde et à la crème fraîche. Remuez bien, salez et poivrez selon votre goût. 6 • Versez la soupe dans des assiettes creuses. Déposez les crevettes par-dessus. 7 • Servez la soupe sans attendre.

CONSEIL

VOUS POUVEZ UTILISER DU YAOURT NATURE, TYPE « À LA GRECQUE », À LA PLACE DE LA CRÈME FRAÎCHE.

KVAS

Sauce au raifort et au kvas de betterave rouge

INGRÉDIENTS (POUR 6 PORTIONS)

- 200-220 G DE RACINE DE RAIFORT
- 1,5 À 2 C. À C. D'HUILE DE COLZA VIERGE - SEL
- ½ VERRE (ENVIRON 100 ML) DE KVAS DE BETTERAVE ROUGE

REPOS : 30 MIN

PRÉPARATION : 20 MINUTES

1 • Épluchez et lavez la racine de raifort, râpez-la finement. 2 • Mettez le raifort dans un petit saladier en verre ou en terre, et échaudez-le avec une petite quantité d'eau bouillante. 3 • Couvrez le saladier avec un couvercle et laissez-le refroidir jusqu'à ce qu'il soit tiède. 4 • Mélangez le raifort avec l'huile et du sel. 5 • Ajoutez-y le kvas de betterave et remuez bien. 6 • Servez la sauce.

CONSEIL

VOUS POUVEZ LA GARDER AU RÉFRIGÉRATEUR PENDANT 3 JOURS ENVIRON.

Soupe froide végétarienne aux épinards et aux feuilles de betterave rouge

INGRÉDIENTS (4 À 5 PERSONNES)

- 200 G D'ÉPINARDS - 150 À 200 G DE FEUILLES DE BETTERAVE ROUGE BIO
- 500 À 600 ML D'EAU - SEL
- 1 CORNICHON MOYEN - 30 G DE VERTS D'OIGNON
- 20 G D'ANETH - 50 À 70 G DE RADIS ROSES OU ROUGES
- 800 ML À 1 L DE KVAS BLANC - 3 À 4 C. À S. DE CRÈME FRAÎCHE ÉPAISSE LÉGÈRE

CUISSON : 20 MINUTES - REPOS : 2 H 30 À 3 HEURES

PRÉPARATION : 20 MINUTES ENVIRON

1 • Lavez les épinards et les feuilles de betterave rouge dans de l'eau fraîche. 2 • Émincez-les séparément. 3 • Mettez les feuilles de betterave dans une casserole avec de l'eau bouillante et faites cuire à petit feu pendant 10 minutes. 4 • Ajoutez les épinards et poursuivez la cuisson pendant encore 10 minutes. 5 • Salez à la fin de la cuisson, laissez tiédir, puis mettez la casserole au réfrigérateur pendant 30 minutes environ. 6 • Lavez le cornichon et, si sa peau est dure, épluchez-le. Coupez-le en petits cubes. 7 • Lavez et égouttez les verts d'oignon et l'aneth. Émincez-les. 8 • Coupez les queues des radis, lavez les radis. Taillez-les en pailles fines. 9 • Déposez les cornichons, les radis, les verts d'oignon et l'aneth dans une soupière. 10 • Ajoutez-y la préparation aux épinards et aux feuilles de betterave. 11 • Versez-y le kvas blanc. 12 • Salez et rectifiez avec la crème fraîche. Remuez bien. 13 • Servez la soupe sans attendre.

LASSI

Lassi à la banane

INGRÉDIENTS (3 PERSONNES)

- 1 BANANE MÛRE
- 250 ML DE YAOURT NATURE OU DE LAIT FERMENTÉ
- ½ VERRE (ENVIRON 100 ML) D'EAU PLATE FRAÎCHE
- 1 PINCÉE DE MUSCADE EN POUDRE
- 1 PINCÉE DE CANNELLE EN POUDRE
- 1 PINCÉE DE POIVRE NOIR MOULU

PRÉPARATION : 5 MINUTES

1 • Retirez la peau de la banane, coupez la banane en rondelles.
2 • Mettez tous les ingrédients dans un mixeur.
3 • Mixez pendant 1 minute et servez sans attendre.

CONSEIL

VOUS POUVEZ AJOUTER DU MIEL.

Lassi à la fraise

INGRÉDIENTS (2 PERSONNES)

- 5 À 8 FRAISES
- 200 ML DE YAOURT NATURE
- 200 ML D'EAU
- 1 À 2 C. À C. DE MIEL
- 1 PINCÉE DE VANILLE RÂPÉE.

PRÉPARATION : 7 MINUTES

1 • Équeutez et lavez les fraises à l'eau fraîche. Mettez-les dans un mixeur.
2 • Versez-y le yaourt, l'eau, le miel et la vanille. Mixez pendant 40 à 45 secondes.
3 • Servez sans attendre.

CONSEIL

VOUS POUVEZ AJOUTER 1 À 2 C. À S. DE GLACE VANILLE FAITE MAISON.

Lassi aux fruits secs

INGRÉDIENTS (2 PERSONNES)

- 1 POIGNÉE DE FRUITS SECS MOUS, LAVÉS ET ÉGOUTTÉS (RAISINS SECS, PRUNEAUX DÉNOYAUTÉS, DATTES DÉNOYAUTÉES, FIGUES ETC., OU UN MÉLANGE)
- 1 VERRE DE LAIT FERMENTÉ OU DE YAOURT NATURE
- 1 VERRE D'EAU PLATE FRAÎCHE
- 1 PINCÉE DE VANILLE RÂPÉE OU DE GINGEMBRE, OU DE CARDAMOME

PRÉPARATION : 5 MINUTES

1 • Déposez tous les ingrédients dans un mixeur.
2 • Mixez pendant 1 bonne minute. Servez aussitôt.

CONSEIL

CHOISISSEZ LES ÉPICES SELON VOTRE GOÛT.

Bortsch végétarien au chou blanc fermenté

INGRÉDIENTS (4 PERSONNES)

- 1,7 L D'EAU - 1 OIGNON MOYEN
- 1 CAROTTE DE CALIBRE MOYEN - 1 BETTERAVE ROUGE MOYENNE
- 2 PETITES POMMES DE TERRE - 2 C. À S. D'HUILE D'OLIVE OU DE COLZA
- 1 À 2 TOMATES BIEN MÛRES OU 1 C. À S. DE CONCENTRÉ DE TOMATE - ½ POIVRON ROUGE - 2 FEUILLES DE LAURIER
- 150 G DE CHOU BLANC FERMENTÉ (OU DE KÉFIRKRAUT DE CHOU BLANC) - 2 BRANCHES DE PERSIL
- 2 BRANCHES D'ANETH - SEL - POIVRE NOIR MOULU

CUISSON : 40 MINUTES

PRÉPARATION : 15 MINUTES

1 • Mettez l'eau à ébullition dans une marmite. 2 • Pelez l'oignon, épluchez la carotte, la betterave et les pommes de terre. Lavez les légumes. 3 • Coupez les pommes de terre en cubes moyens et mettez-les dans la marmite. Laissez cuire à petit feu pendant 15 minutes. 4 • Pendant ce temps, découpez l'oignon en petits cubes, taillez la carotte et la betterave en pailles fines ou râpez-les grossièrement. 5 • Réchauffez l'huile dans une poêle et faites-y blondir l'oignon, la carotte, et la betterave, tout en remuant. Ajoutez-y les tomates lavées et émincées (ou le concentré de tomate), remuez. 6 • Déposez ces légumes dans la marmite, faites frémir pendant 15 minutes. 7 • Ensuite, épépinez le poivron, lavez-le et coupez-le en petits cubes. Ajoutez-le dans la marmite, laissez cuire à petit feu durant 5 minutes. 8 • Incorporez le laurier, le chou blanc fermenté (découpez-le s'il est coupé en longues pailles), le persil et l'aneth haché. Remuez. 9 • Salez s'il le faut. Poivrez selon votre goût. 10 • Laissez frémir quelques instants et éteignez le feu. 11 • Laissez reposer la soupe pendant 10 à 15 minutes ou servez immédiatement. 12 • Servez le bortsch dans des assiettes à soupe ou des bols.

Salade au calamar, au chou blanc fermenté, aux canneberges et à la pomme

INGRÉDIENTS (4 À 5 PERSONNES)

- 500 G DE FILET DE CALMAR (PRÉCUIT DURANT 10 À 15 SECONDES, REFROIDI, PUIS PELÉ)
- 500 G DE CHOU BLANC FERMENTÉ (OU DE KÉFIRKRAUT DE CHOU BLANC)
- 50 G DE CANNEBERGES FRAÎCHES OU SURGELÉES - 1 PETITE POMME
- 1 PETITE BOTTE DE VERTS D'OIGNON - 2 BRANCHES DE PERSIL
- 2 BRANCHES D'ANETH - 3 À 4 C. À S. D'HUILE DE COLZA OU D'OLIVE
- 1 C. À S. DE MIEL LIQUIDE

PRÉPARATION : 15 MINUTES

1 • Découpez le calmar en fines lamelles. Mettez-les avec le chou blanc fermenté émincé dans un saladier. 2 • Ajoutez-y les baies de canneberges rincées sous l'eau froide (si vous en utilisez des surgelées, décongelez-les à l'avance au réfrigérateur durant quelques heures). 3 • Lavez et essuyez la pomme, retirez son trognon, découpez la chair en petits cubes. Lavez les verts d'oignon et la verdure, laissez-les s'égoutter et émincez-les. 4 • Mettez la pomme, les verts d'oignon et la verdure dans le saladier. 5 • Incorporez l'huile et le miel dans la salade. Remuez le contenu du saladier. 6 • Servez la salade.

CONSEIL

VOUS POUVEZ AJOUTER DES ÉPICES DE VOTRE CHOIX.
À LA PLACE DU CALMAR, VOUS POUVEZ UTILISER DU POULPE PRÉCUIT.

Salade au radis noir et au chou blanc fermenté

INGRÉDIENTS (3 À 4 PERSONNES)

- 1 RADIS NOIR DE CALIBRE MOYEN
- 300 G DE CHOU BLANC FERMENTÉ (OU DE KÉFIRKRAUT DE CHOU BLANC)
- 1 PETITE BOTTE DE VERTS D'OIGNON
- 2 C. À S. D'HUILE DE COLZA OU D'OLIVE

PRÉPARATION : 10 MINUTES

1 • Épluchez le radis noir, lavez-le et essuyez-le. Râpez le radis grossièrement, mettez-le ainsi que le chou blanc fermenté dans un saladier. 2 • Lavez les verts d'oignon et laissez-les s'égoutter. Coupez-les finement. Ajoutez-les dans le saladier. 3 • Rectifiez la salade avec l'huile et servez.

CONSEIL

VOUS POUVEZ AJOUTER UN PETIT PEU DE SEL, DE MIEL ET DE VINAIGRE DANS LA SALADE, SI SON GOÛT NE VOUS PARAÎT ÊTRE PAS ASSEZ PIQUANT. À LA PLACE DES VERTS D'OIGNON, VOUS POUVEZ ÉGALEMENT UTILISER UN OIGNON JAUNE HACHÉ

Salade d'hiver aux légumes

INGRÉDIENTS (4 À 5 PERSONNES)

- 1 GROSSE BETTERAVE ROUGE CUITE À LA VAPEUR
- 1 CAROTTE CUITE DANS SA PEAU À LA VAPEUR
- 2 POMMES DE TERRE MOYENNES CUITES EN ROBE DES CHAMPS
- 150 G D'HARICOTS ROUGES PRÉCUITS
- 200 G DE CHOU BLANC LACTO-FERMENTÉ (OU DE KÉFIRKRAUT DE CHOU BLANC)
- 1 OIGNON JAUNE
- 3 À 4 C. À S. D'HUILE DE COLZA OU DE TOURNESOL NON RAFFINÉE, SEL

PRÉPARATION : 15 MINUTES

1 • Pelez la betterave, la carotte et les pommes de terre. Coupez-les en petits cubes et mettez-les dans un saladier. 2 • Ajoutez-y les haricots rouges et le chou blanc lacto-fermenté émincé. 3 • Pelez l'oignon, hachez-le, mettez-le dans le saladier. 4 • Assaisonnez la salade avec l'huile. Salez selon votre goût. 5 • Servez la salade.

CONSEIL

SI VOUS AIMEZ UN GOÛT PIQUANT DANS LES SALADES, VOUS POUVEZ AJOUTER 1 CORNICHON MOYEN FERMENTÉ OU MARINÉ, DÉCOUPÉ EN PETITS CUBES.

Sauce au raifort et au jus de chou blanc lacto-fermenté

INGRÉDIENTS (8 À 10 PORTIONS)

- 140 G DE RACINE DE RAIFORT
- 2 GOUSSES D'AIL
- 50 À 70 G DE BETTERAVE ROUGE FRAÎCHE
- 200 ML DE JUS DE CHOU BLANC LACTO-FERMENTÉ (OU DE KÉFIRKRAUT DE CHOU BLANC)
- SEL

PRÉPARATION : 15 MINUTES

1 • Épluchez la racine de raifort, lavez et essuyez-la. Râpez-la finement. 2 • Pelez les gousses d'ail et lavez-les, puis émincez-les. 3 • Épluchez la betterave rouge, lavez-la, et coupez-la en petits morceaux. 4 • Déposez le raifort, la betterave et l'ail dans un robot. Versez-y le jus de chou blanc lacto-fermenté. Salez selon votre goût. 5 • Mixez durant 2 bonnes minutes. 6 • Servez la sauce.

Conservation : gardez le reste dans un pot hermétiquement fermé au réfrigérateur pendant quelques jours.

CONSEIL

CETTE SAUCE EST TRÈS BONNE POUR DES PLATS DE VIANDE.
SI VOUS NE DISPOSEZ PAS DE RAIFORT FRAIS, ACHETEZ UNE SAUCE DE RAIFORT NATURE ET UTILISEZ-LA POUR LA PRÉPARATION.

Potage mixte aux cornichons fermentés

INGRÉDIENTS (4 PERSONNES)

•••

- 1 OIGNON - 1 CAROTTE
- 1 À 2 POMMES DE TERRE - 1,8 L DE BOUILLON DE POULET - 1 C. À S. D'HUILE D'OLIVE - 4 À 5 CHAMPIGNONS DE PARIS
- ½ TASSE (ENVIRON 125 ML) DE LENTILLES ROUGES - 1 TOMATE MÛRE - 1 GROS CORNICHON FERMENTÉ - 2 BRANCHES DE PERSIL
- 2 BRANCHES D'ANETH - 2 FEUILLES DE LAURIER - 1 C. À C. DE CURRY - 12 OLIVES NOIRES OU VERTES DÉNOYAUTÉES
- SEL, POIVRE NOIR MOULU - QUELQUES MORCEAUX DE POULET CUIT

CUISSON : 40 MIN

PRÉPARATION : 20 MINUTES

•••

1 • Pelez l'oignon, épluchez la carotte et les pommes de terre. Lavez ces légumes. 2 • Coupez les pommes de terre en petites briques. Mettez-les dans une marmite avec le bouillon frémissant. Laissez cuire pendant 10 minutes. 3 • Durant ce temps, émincez l'oignon, coupez la carotte en pailles fines. 4 • Faites revenir l'oignon et la carotte à l'huile d'olive dans une poêle, tout en remuant. Mettez l'oignon et la carotte dans la marmite et laissez frémir pendant 15 minutes. 5 • Lavez les champignons, les lentilles et la tomate. 6 • Coupez les champignons en petits morceaux, émincez la tomate. 7 • Déposez les champignons et la tomate dans la marmite et faites cuire à petit feu pendant 5 minutes. 8 • Ajoutez les lentilles. Laissez cuire à petit feu pendant 2 minutes. 9 • Découpez le cornichon fermenté en petits cubes. Lavez la verdure et hachez-la. 10 • Mettez le cornichon fermenté, la verdure, le laurier, le curry et les olives dans le potage. Remuez et faites frémir pendant 1 à 2 minutes. Salez et poivrez s'il le faut. 11 • Servez le potage dans des assiettes creuses, déposez un petit peu de chair de poulet dans chaque assiette et servez le potage.

Salade au poulet, aux cornichons fermentés et aux champignons

INGRÉDIENTS (4 À 5 PERSONNES)

- 650 G D'UN MÉLANGE DE CHAMPIGNONS FORESTIERS (CÈPES, GIROLLES, BOLETS JAUNES) PRÉCUITS À L'EAU VINAIGRÉE ET REFROIDIS
- 2 À 3 CORNICHONS FERMENTÉS
- 1 FILET DE POULET CUIT
- 125 G DE YAOURT À LA GRECQUE
- 1 C. À S. DE MAYONNAISE
- SEL

MATÉRIEL : 4 À 5 RAVIERS

PRÉPARATION : 15 MINUTES

1 • Découpez les champignons forestiers égouttés en morceaux. Mettez-les dans un saladier. 2 • Coupez les bouts des cornichons fermentés, puis taillez les cornichons en cubes. 3 • Coupez le filet de poulet en petits cubes. 4 • Préparez l'assaisonnement. Mélangez le yaourt et la mayonnaise dans un bol. Rectifiez la salade avec l'assaisonnement, salez si nécessaire. 5 • Mettez la salade dans les raviers et servez sans attendre.

CONSEIL

VOUS POUVEZ REMPLACER LE YAOURT PAR DU FROMAGE FRAIS LÉGER.

ALIMENTS LACTO-FERMENTÉS

Salade aux cornichons fermentés, aux pommes de terre et aux petits pois

INGRÉDIENTS (4 PERSONNES)

- 2 CORNICHONS FERMENTÉS MOYENS, OU 2 KÉFIRKRAUT DE CORNICHONS
- 2 À 3 POMMES DE TERRE CUITES DANS LEUR PEAU
- 1 PETITE BOTTE D'OIGNONS VERTS
- 1 GOUSSE D'AIL
- 1 POIVRON ROUGE DE CALIBRE MOYEN
- 120 G DE PETITS POIS PRÉCUITS
- 2 À 3 C. À S. D'HUILE DE COLZA OU D'OLIVE
- SEL, POIVRE NOIR FRAÎCHEMENT MOULU

PRÉPARATION : 15 MINUTES

1 • Coupez les bouts des cornichons fermentés et taillez-les en petits cubes. 2 • Pelez les pommes de terre. Coupez-les en petits cubes. 3 • Mettez les cornichons et les pommes de terre dans un saladier. 4 • Pelez et lavez les oignons verts, égouttez-les, puis émincez-les. Pelez la gousse d'ail, lavez-la et broyez-la. Épépinez le poivron, lavez-le et coupez-le en petits morceaux. Déposez les oignons, l'ail, le poivron et les petits pois égouttés dans le saladier. 5 • Assaisonnez la salade avec l'huile, salez et poivrez selon votre goût. 6 • Servez la salade.

REMARQUE

L'UTILISATION DES PETITS POIS N'EST PAS OBLIGATOIRE.

Salade aux fruits de mer et aux cornichons fermentés

INGRÉDIENTS (4 PERSONNES)

- 500 G DE COCKTAIL DE FRUITS DE MER PRÉCUITS - 2 CORNICHONS FERMENTÉS MOYENS OU 2 KÉFIRKRAUT DE CORNICHONS
- 2 POMMES DE TERRE CUITES DANS LEUR PEAU - 2 CAROTTES MOYENNES CUITES DANS LEUR PEAU
- 4 À 5 C. À S. DE PETITS POIS CUITS - 125 G DE YAOURT À LA GRECQUE
- 1 C. À S. DE MAYONNAISE - SEL, POIVRE MOULU.

MATÉRIEL : 4 À 5 RAVIERS

PRÉPARATION : 15 MINUTES

1 • Mettez les fruits de mer égouttés dans un saladier. 2 • Coupez les bouts de cornichons fermentés, taillez les cornichons fermentés en petits cubes. 3 • Pelez les pommes de terre et les carottes, coupez-les en petits cubes. Mettez les pommes de terre, les carottes et les cornichons dans le saladier. 4 • Ajoutez-y les petits pois égouttés. 5 • Dans un bol, mélangez le yaourt et la mayonnaise. 6 • Assaisonnez la salade avec la sauce ainsi préparée. Salez et poivrez s'il le faut. 7 • Servez la salade dans 4 raviers.

CONSEIL

À LA PLACE DU COCKTAIL DE FRUITS DE MER, VOUS POUVEZ PRENDRE SIMPLEMENT DU CALMAR CUIT ET ÉMINCÉ OU DES CREVETTES ROSES PRÉCUITES, DÉCORTIQUÉES ET DÉCOUPÉES.

Soupe miso au poulet et au gobo (bardane)

Sachez qu'il ne faut pas réchauffer les soupes miso deux fois et donc, pour cette raison, il est préférable de ne pas les garder au réfrigérateur, car leur goût changera et leurs éléments curatifs seront détruits.

INGRÉDIENTS (4 PERSONNES)

- 1 CUISSE DE POULET - 1,2 L D'EAU
- 2 C. À S. DE POUDRE DASHI - 2 À 3 C. À S. DE GRAINES DE SOJA (PRÉALABLEMENT TREMPÉES DANS DE L'EAU TIÈDE)
- 100 G DE GOBO (BARDANE) - 200 G DE DAIKON (RADIS JAPONAIS)
- 2 À 3 C. À S. DE PÂTE MISO - 1 PETITE BOTTE DE MITSUBA (« PERSIL » JAPONAIS)

CUISSON : 50 MIN À 1 H

PRÉPARATION : 20 MINUTES

1 • Lavez la cuisse de poulet, puis découpez-la en 4 morceaux. 2 • Mettez-les dans une marmite, versez-y de l'eau froide et installez la marmite à feu vif. Dès que l'eau commencera à frémir, diminuez le feu et laissez cuire le poulet à petit feu pendant 30 à 35 minutes. 3 • Au début de la cuisson, ajoutez-y le dashi et les graines de soja ; remuez. Retirez l'écume qui se formera à la surface de la marmite de temps en temps. 4 • Épluchez le gobo et le daikon, lavez-les, puis coupez-les en petits cubes et ajoutez-les dans la marmite. Laissez frémir 15 minutes. 5 • Mettez la pâte miso dans la soupe, remuez, éteignez le feu. Ajoutez-y le mitsuba émincé. 6 • Versez la soupe dans des bols, et servez.

CONSEIL

VOUS POUVEZ AJOUTER 1 À 2 C. À S. DE SAUCE DE SOJA EN MÊME TEMPS QUE LA PÂTE MISO.

Soupe miso au saumon et aux algues

INGRÉDIENTS (4 PERSONNES)

- 150 G DE FILET DE SAUMON CRU ÉCAILLÉ - 1 L D'EAU
- 1 C. À S. DE POUDRE DASHI - 1 FEUILLE D'ALGUES NORI DESSÉCHÉES OU 6 G D'ALGUES DÉSHYDRATÉES WAKAMÉ
- 1 C. À S. DE SAUCE DE SOJA (FABRIQUÉE AU JAPON) - 100 G DE TOFU
- 1 C. À S. DE PÂTE MISO NOIRE - ½ C. À S. DE PÂTE MISO CLAIRE
- 2 C. À S. D'OIGNON VERT ÉMINCÉ - ½ C. À C. DE SÉSAME.

CUISSON : 20 À 25 MINUTES

PRÉPARATION : 10 MINUTES

1 • Mettez le saumon coupé en petits morceaux dans une casserole, versez-y l'eau et faites-le cuire à feu modéré pendant 10 minutes environ. Ajoutez la poudre dashi au début de la cuisson. 2 • Pendant ce temps, faites tremper la wakamé dans de l'eau tiède pendant 10 minutes (la nori ne demande pas à être préalablement trempée). 3 • Incorporez la sauce de soja dans la casserole et le tofu coupé en petits cubes. Faites cuire à petit feu pendant 2 minutes. 4 • Retirez la casserole du feu et mettez-y les deux pâtes miso. Remuez. 5 • Déposez les algues dans des bols (il faut émincer la nori), versez-y la soupe préparée, saupoudrez avec l'oignon vert et le sésame, puis servez.

CONSEIL

VOUS POUVEZ UTILISER UN AUTRE POISSON À CHAIR ROUGE, TRUITE OU ESTURGEON, PAR EXEMPLE.

Soupe miso aux algues

INGRÉDIENTS (4 PERSONNES)

- 2 C. À S. DE MÉLANGE DE DASHI (DE VOTRE CHOIX)
- 1 L D'EAU
- 1 POIGNÉE D'ALGUES WAKAMÉ DESSÉCHÉES OU 1 À 2 FEUILLES D'ALGUES NORI DÉSHYDRATÉES
- 200 G DE TOFU
- 3 C. À S. DE PÂTE MISO
- 2 C. À S. DE PERSIL HACHÉ.

CUISSON : 5 MIN

PRÉPARATION : 10 MINUTES

1 • Tout d'abord, préparez le bouillon. Diluez le mélange dashi dans de l'eau très chaude. Mettez les algues (wakamé) dans une petite quantité d'eau tiède et laissez-les tremper durant 10 minutes (il ne faut pas mettre la nori en feuilles à tremper).
2 • Taillez le tofu en petits cubes. 3 • Versez le bouillon dans une marmite et mettez-la sur le feu. Portez le bouillon à ébullition et diminuez le feu. 4 • Déposez-y le tofu, la pâte miso et les algues. Mélangez et retirez la marmite du feu immédiatement.
5 • Servez la soupe dans des bols, saupoudrez avec le persil, et dégustez.

CONSEIL

RÉGLEZ LA QUANTITÉ D'ALGUES PAR VOUS-MÊME, SELON VOS GOÛTS.

Soupe miso aux champignons

INGRÉDIENTS (4 PERSONNES)

- 4 À 5 CHAMPIGNONS SHIITAKÉ OU DE PARIS
- 1 L DE BOUILLON PRÉPARÉ À BASE DE POUDRE DASHI
- 100 G DE TOFU
- 2 C. À S. DE SAUCE DE SOJA (JAPONAISE)
- 3 C. À S. DE PÂTE MISO
- 4 À 5 VERTS D'OIGNON

CUISSON : 15 MIN

PRÉPARATION : 15 MINUTES

1 • Lavez les champignons sous l'eau fraîche, puis coupez-les en fines lamelles. 2 • Mettez les champignons dans le bouillon frémissant et laissez-les cuire dans la marmite à petit feu, durant 4 à 5 minutes. 3 • Découpez le tofu en petits cubes et ajoutez-le dans la marmite. Laissez frémir la soupe encore 2 minutes. 4 • Incorporez la sauce de soja et la pâte miso dans la soupe, remuez et retirez la marmite immédiatement du feu. 5 • Découpez les verts d'oignons préalablement lavés, dans le sens de la longueur, en forme de petites pailles. Servez la soupe dans des bols, mettez les verts d'oignons au-dessus.

CONSEIL

RÉGLEZ LA QUANTITÉ DE PÂTE MISO SELON VOTRE GOÛT ET VOS BESOINS.

Soupe miso aux légumes

INGRÉDIENTS (4 PERSONNES)

- 1 L D'EAU
- 1 COURGETTE
- 150 G DE POTIRON
- 2 BRANCHES DE CÉLERI
- 1 C. À C. D'ALGUE WAKAMÉ
- 1 PETITE CAROTTE
- 1 PETIT OIGNON
- 1 C. À S. D'HUILE VÉGÉTALE
- 2 C. À S. DE PÂTE MISO
- 1 À 2 C.S. DE SAUCE DE SOJA (FABRIQUÉE AU JAPON)

CUISSON : 20 MIN

PRÉPARATION : 15 MINUTES

1 • Versez l'eau dans une marmite et installez-la à feu vif. Lorsque l'eau se mettra à ébullition, mettez-y la courgette et le potiron lavés et coupés en petits cubes, ainsi que les branches de céleri émincées. Laissez frémir pendant 5 minutes. 2 • Mettez les algues à tremper dans de l'eau tiède durant 10 minutes. 3 • Pendant ce temps, épluchez la carotte, pelez l'oignon, lavez ces légumes et découpez-les en petits cubes. Faites-les blondir à l'huile, dans une poêle, tout en remuant. Puis mettez-les dans la soupe et laissez cuire à petit feu pendant 10 minutes. 4 • Ajoutez les algues, la pâte miso et la sauce de soja dans la soupe, remuez et éteignez le feu. 5 • Servez la soupe sans attendre.

CONSEIL

VOUS POUVEZ AJOUTER PLUS D'ALGUES ET METTRE MOINS D'AUTRES LÉGUMES SI VOUS LE DÉSIREZ.

Levain au houblon déshydraté

INGRÉDIENTS

- ½ VERRE (100 ML ENVIRON) DE HOUBLON DÉSHYDRATÉ
- 1 VERRE D'EAU CHAUDE
- 1,5 C. À S. DE SUCRE
- ½ VERRE DE FARINE DE BLÉ COMPLÈTE OU DE SEIGLE OU D'ORGE

FERMENTATION : 2 JOURS

PRÉPARATION : 1 HEURE

1 • Versez le houblon dans une petite casserole, versez-y l'eau bien chaude, mélangez et installez la casserole sur le feu. Veillez à ce que le houblon soit complètement immergé dans l'eau ; remuez la préparation de temps en temps à l'aide d'une cuillère. 2 • Quand la quantité de la préparation aura diminué de moitié (l'eau doit se vaporiser), filtrez la préparation. Lorsque la préparation sera à une température tiède, dissolvez-y le sucre. 3 • Versez la farine et remuez bien. 4 • Mettez le mélange dans un pot en verre couvert d'un tissu léger, et laissez fermenter dans un endroit chaud et à l'abri du soleil pendant 2 jours environ.

Conservation : gardez le reste du levain ainsi préparé dans des pots en verre ou en terre bien fermés, au frais, pendant 2 jours.

Levain au houblon frais

INGRÉDIENTS

- ½ À ¾ VERRE DE HOUBLON FRAIS
- 1 VERRE D'EAU CHAUDE
- 1,5 À 2 C. À S. DE SUCRE
- 2 PINCÉES DE SEL
- ½ À ¾ VERRE DE FARINE DE BLÉ NON RAFFINÉE DE SEIGLE OU D'ORGE
- 2 POMMES DE TERRE CUITES EN ROBE DES CHAMPS

FERMENTATION : 2 À 3 JOURS

PRÉPARATION : 1 HEURE

1 • Suivez les étapes 1 à 3 de la recette précédente, en utilisant le houblon frais, l'eau, puis le sucre, le sel et la farine. Couvrez le pot avec un morceau de gaze. 2 • Puis mettez la préparation bien mélangée et lisse dans un endroit chaud et à l'abri du soleil pendant 24 à 48 h environ. 3 • Broyez les pommes de terre cuites, préalablement pelées et refroidies. Ajoutez-les dans le levain et mélangez bien. Laissez fermenter encore une journée.

Conservation : gardez le reste du levain ainsi préparé dans des pots en verre ou en terre bien fermés, au frais, pendant 2 jours.

Levain au malt

Le malt, ce sont des grains de blé, de seigle ou d'orge germés, desséchés, puis moulus.

INGRÉDIENTS

- ½ VERRE DE FARINE DE VOTRE CHOIX
- ¼ DE VERRE DE SUCRE
- 2,5 VERRES D'EAU DE SOURCE PLATE
- 1,5 VERRE DE MALT

FERMENTATION : 1 À 2 JOURS

PRÉPARATION : 35 À 45 MINUTES

1 • Dissolvez la farine et le sucre dans l'eau, ajoutez-y le malt et faites mijoter à feu doux la préparation dans une marmite, durant 30 à 40 minutes environ. Remuez sans cesse. 2 • Versez la préparation tiède dans un pot en verre ou en terre, et installez-le dans un endroit chaud et à l'abri de la lumière. 3 • Laissez fermenter pendant 1 à 2 jours.

Conservation : gardez le reste du levain préparé dans un pot hermétiquement fermé, au frais, durant 2 jours.

Levain nature

INGRÉDIENTS POUR UN LEVAIN NATURE

- 250 ML D'EAU DE SOURCE PLATE - 10 RAISINS SECS
- 150 G DE FARINE DE VOTRE CHOIX (IL EST PRÉFÉRABLE D'UTILISER DE LA FARINE DE SEIGLE, D'ORGE OU DE LA FARINE DE FROMENT NON RAFFINÉE).

FERMENTATION : 4 À 5 JOURS

PRÉPARATION : 15 MINUTES

1 • Mettez les raisins secs dans un récipient en terre ou en verre et versez-y l'eau. Couvrez le récipient avec une serviette et laissez fermenter pendant 3 jours environ. 2 • Filtrez le contenu du récipient et versez le liquide reçu dans un bocal en verre de 1 à 1,5 l. Ajoutez-y la farine et mélangez soigneusement. Couvrez le bocal avec un tissu léger et installez le bocal dans un endroit chaud, sec et à l'abri du soleil. 3 • Au bout de 24 à 48 h, la surface du contenu du bocal se couvrira de petites bulles d'air, ce qui signifie que le processus de la fermentation est en cours. 4 • Quand le levain sera prêt, il doublera de volume et sera recouvert de bulles. Vous pouvez l'utiliser pour la préparation de votre pain au levain.

CONSEIL

- SI VOUS DÉSIREZ PRÉPARER DU PAIN RÉGULIÈREMENT, GARDEZ UNE PARTIE DE LEVAIN POUR LA SUITE. POUR CELA, CONSERVEZ LE RESTE DU LEVAIN FERMÉ, MAIS PAS HERMÉTIQUEMENT, À TEMPÉRATURE AMBIANTE ET AJOUTEZ-Y 75 À 100 G DE FARINE ET 75 À 100 ML D'EAU TOUS LES 2 JOURS, EN MÉLANGEANT TOUT.
- PARFOIS, ON AJOUTE DU SUCRE OU DU MIEL DANS LA PRÉPARATION AUX RAISINS SECS POUR ASSURER UNE FERMENTATION RAPIDE ET EFFICACE.
- POUR UN PAIN QUI DEMANDE L'UTILISATION DE 500 G DE FARINE, IL VOUS FAUT 150 G DE CE LEVAIN ENVIRON.

Bio pain

INGRÉDIENTS (POUR UN PAIN DE 700 G ENVIRON)

- 1 C. À S. DE MIEL - 1 C. À S. D'HUILE D'OLIVE, DE TOURNESOL, OU DE COLZA - 1 C. À C. DE SEL FIN
- 200 G DE LEVAIN ENVIRON (CHOISISSEZ LA RECETTE DE LEVAIN NATURE)
- 300 À 350 G ENVIRON DE FARINE DE SEIGLE, DE BLÉ (BLUTÉE, COMPLÈTE, DE GROSSE MOUTURE) OU DE LEUR MÉLANGE
- 1 POIGNÉE DE MÉLANGE DE GRAINES, DE NOIX, DE PAVOT, ETC., DE VOTRE CHOIX POUR LA FABRICATION DES PAINS
- 1 BLANC D'OEUF - 30 G DE FLOCONS D'AVOINE
- 250 ML D'EAU ENVIRON

REPOS : 2 À 4 H - CUISSON : 35 À 45 MIN

PRÉPARATION : 25 MINUTES

1 • Dissolvez le miel et le sel à l'eau tiède dans un saladier. 2 • Ajoutez-y l'huile, remuez. 3 • Ajoutez-y le levain, remuez, puis versez-y la farine par petites portions et le mélange de graines de noix. 4 • Mélangez et pétrissez bien; préparez une pâte bien épaisse, lisse, et dure. 5 • Couvrez la pâte avec une serviette et laissez-la monter durant 2 à 4 h dans un endroit chaud. Elle doit doubler de volume. 6 • Préchauffez le four à 180-200 °C (th. 6-7). 7 • Formez une boule ronde ou allongée avec la pâte, déposez-la sur une plaque à four couverte d'un morceau de papier cuisson. Lubrifiez la surface de la pâte avec le blanc d'œuf fouetté. Saupoudrez abondement de flocons d'avoine. Aspergez la boule de pâte avec de l'eau et glissez la plaque à mi-four. 8 • Laissez cuire 35 à 45 minutes environ. 9 • Retirez la plaque du four et laissez refroidir le pain. Dégustez.

CONSEIL

VOUS POUVEZ PRÉPARER VOTRE PAIN SANS LE MÉLANGE DE GRAINS, DE NOIX, ETC.

Pain sans levure

INGRÉDIENTS (POUR UN PAIN DE 1 KG ENVIRON)

- 120 À 150 G DE LEVAIN AU HOUBLON - 500 À 600 ML D'EAU
- 1 C. À C. DE MIEL OU DE SIROP D'AGAVE
- 700 À 750 G DE FARINE DE BLÉ - 3 À 4 C. À S. DE SON DE SEIGLE (OU UN AUTRE DE VOTRE CHOIX)
- 3 À 4 C. À S. D'HUILE D'OLIVE - 1,5 À 2 C. À C. DE SEL

REPOS : 6 H 40 À 9 H - CUISSON : 40 À 50 MIN

PRÉPARATION : 35 À 40 MINUTES

1 • Mettez le levain au houblon dans un saladier, ajoutez-y 3 c.s. d'eau tiède, ½ c. à c. de miel ou de sirop d'agave et 3 c. à c. de farine. Mélangez bien et laissez monter le levain dans un endroit chaud. Après environ 40 à 60 minutes, le levain doublera de volume.
2 • Préparez le levain frais. Déposez le contenu du saladier dans un grand récipient ou une casserole de 3 l environ. Ajoutez-y 250 ml d'eau tiède, ½ c. à c. de miel (de sirop d'agave) et 220 g de farine. Mélangez soigneusement. Puis versez-y 1 poignée de son (1,5 à 2 c. à s.). Remuez bien pour que la préparation soit homogène et lisse. Couvrez le récipient avec un couvercle et déposez-le dans un endroit chaud. 3 • Après 3 à 4 h, le levain doublera de volume et il y aura des petites bulles de gaz, ce qui signifie une bonne fermentation. Ajoutez-y 250 ml d'eau tiède, 220 g de farine, encore une poignée de son et remuez bien. Vous pouvez prendre environ 120 à 150 g de ce levain pour la prochaine préparation de pain et le garder au réfrigérateur pendant 2 jours (dans un récipient bien fermé).
4 • Ajoutez le sel, 1 à 2 c. à s. d'huile d'olive et le reste de la farine au levain.
5 • Préparez une pâte dure et lisse, en la pétrissant bien. 6 • Huilez un moule à pain ou nappez-le d'un morceau de papier sulfurisé. Déposez-y la pâte. Huilez la surface de la pâte, uniformisez-la à l'aide d'une cuillère. Couvrez le moule avec une serviette et déposez-le dans un endroit chaud, pendant 3 à 4 h environ, pour que la pâte monte bien.

7 • Ensuite, préchauffez votre four à 220-240 °C (th. 7-8). 8 • Déposez le moule avec la pâte à mi-four et faites cuire pendant 30 minutes. Diminuez la température jusqu'à 180-200 °C (th. 6-7) et poursuivez la cuisson encore 10 à 20 minutes. Votre pain doit avoir une croûte dorée. Vérifiez la fin de la cuisson à l'aide d'un cure-dents.

9 • Retirez le moule du four et démoulez le pain. Aspergez légèrement le pain avec de l'eau de source. Enveloppez le pain dans une serviette épaisse.

10 • Après 1 à 2 h, vous pouvez déguster votre pain.

Conservation : gardez ce pain pendant au maximum 3 jours.

CONSEIL

AU LIEU DE PRÉPARER 1 PAIN DE 1 KG, VOUS POUVEZ PRÉPARER 2 PAINS DE 500 G DANS DEUX MOULES À PAIN PLUS PETITS.

Pain « vivant »

INGRÉDIENTS (POUR UN PAIN DE 1 KG)

- 300 À 350 ML D'EAU TIÈDE
- ½ C. À S. DE MIEL
- ⅓ À ½ C. À S. DE SEL
- 250 À 300 G DE LEVAIN (CHOISISSEZ LA RECETTE DE LEVAIN NATURE)
- 200 G DE FARINE DE CÉRÉALE GERMÉE OU D'UN MÉLANGE DE FARINES DE CÉRÉALES GERMÉES (BLÉ, SEIGLE, MAÏS, ORGE...)
- 200 À 250 G ENVIRON DE FARINE ORDINAIRE DE BLÉ

REPOS : 4 À 8 H - CUISSON : 35 À 45 MIN

PRÉPARATION : 25 MINUTES

1 • Dans une grande jatte, mélangez l'eau avec le miel et le sel. Ajoutez-y le levain et mélangez bien. 2 • Ajoutez les farines petit à petit, en remuant soigneusement. Pétrissez la pâte à l'aide d'une cuillère en bois. Vous devez obtenir une pâte épaisse mais pas dure, une pâte dans laquelle vous pouvez tourner une cuillère. 3 • Déposez la pâte dans un récipient huilé, en verre ou en terre. Couvrez-le avec une serviette et installez-le dans un endroit chaud pour que la pâte monte et double de volume. Cela peut durer de 4 à 8 h. 4 • Ensuite, préchauffez le four à 180-200 °C (th. 6-7). 5 • Formez une boule avec la pâte, en la roulant dans le reste de la farine. Déposez la boule de pâte sur une plaque allant au four, couvert d'un morceau de papier cuisson. Aspergez la boule de pâte avec de l'eau et déposez la plaque à mi-four. 6 • Faites cuire le pain durant 35 à 45 minutes. 7 • Puis retirez la plaque du four. Aspergez le pain encore une fois avec de l'eau pour qu'il ne se dessèche pas trop vite. Laissez refroidir et dégustez.

Conservation : vous pouvez consommer ce pain durant 24 h environ.

Assortiment d'aubergines aux légumes et au yaourt

INGRÉDIENTS (4 PERSONNES)

- 3 AUBERGINES MOYENNES - 3 À 4 C. À S. D'HUILE D'OLIVE
- 1 CAROTTE DEMI CUITE - 200 G DE GRUYÈRE
- 2 À 3 GOUSSES D'AIL - 100 ML DE YAOURT NATURE
- 1 PETITE BOTTE DE PERSIL PLAT - 1 PETIT BOUQUET D'ANETH
- POIVRE NOIR MOULU - SEL
- 2 À 3 TOMATES - QUELQUES BRANCHES DE PERSIL PLAT POUR LA DÉCORATION
- 1 C. À S. DE SÉSAME.

CUISSON : 20 MIN - REPOS : 2 H

PRÉPARATION : 25 MINUTES

1 • Lavez et essuyez les aubergines. Coupez les extrémités. Taillez-les en languettes longues. Faites-les cuire avec de l'huile dans une poêle. 2 • Épluchez et lavez la carotte, râpez-la. 3 • Râpez aussi le fromage. 4 • Pelez, lavez et broyer les gousses d'ail. 5 • Dans un petit saladier, mélangez la carotte, le gruyère, l'ail, le yaourt, le persil et l'aneth lavés et émincés. Poivrez, selon votre goût. 6 • Nappez un saladier d'un morceau de film alimentaire. Déposez les languettes d'aubergines sur le fond et les bords du saladier. Mettez le mélange au fromage sur les aubergines, en remplissant le saladier. 7 • Mettez le saladier au réfrigérateur pendant 2 h environ. 8 • Prenez une grande assiette plate, renversez-la, mettez-la sur le saladier, retournez le saladier avec l'assiette pour que le contenu du saladier se retrouve sur l'assiette. Ôtez le film alimentaire. 9 • Lavez et essuyez les tomates, coupez-les en rondelles fines. Entourez l'assortiment d'aubergines avec les rondelles de tomates, décorez avec le persil lavé et émincé, parsemez de sésame. 10 • Découpez l'assortiment en morceaux (comme un gâteau) et servez.

YAOURT NATURE

Boisson multivitaminée au yaourt

INGRÉDIENTS (4 PERSONNES)

- 2/3 VERRE DE CERISES BIEN ROUGES
- 1/2 VERRE DE FRAMBOISES
- 1/2 VERRE DE FRAISES SAUVAGES
- 2 VERRES DE YAOURT NATURE
- 1 VERRE DE PETIT-LAIT REFROIDI
- 1 C. À S. DE MIEL

PRÉPARATION : 10 MINUTES

1 • Lavez les cerises dans l'eau fraîche, puis équeutez et dénoyautez-les. Mettez les framboises rincées à l'eau froide dans un mixeur. Équeutez les fraises sauvages et lavez-les délicatement, mais soigneusement à l'eau fraîche. Ajoutez les cerises et les fraises dans le mixeur. 2 • Versez le yaourt et le petit-lait dans le mixeur. Mettez-y le miel. 3 • Mixez l'ensemble pendant 30 à 45 secondes. 4 • Versez le cocktail dans des verres et dégustez.

Cocktail au yaourt, à la banane et à la pomme

INGRÉDIENTS (3 À 4 PERSONNES)

- 1 VERRE (ENVIRON 200 ML) DE YAOURT NATURE
- 1,5 VERRE (ENVIRON 300 ML) DE JUS DE POMME FRAÎCHEMENT PRESSÉ
- 1 BANANE MÛRE
- ½ C. À C. D'EXTRAIT DE VANILLE
- ⅔ C. À C. DE CANNELLE EN POUDRE
- 1 PINCÉE DE MUSCADE OU DE CARDAMOME EN POUDRE
- SIROP D'AGAVE SELON VOTRE GOÛT
- QUELQUES GLAÇONS

PRÉPARATION : 8 MINUTES

1 • Versez le yaourt et le jus de pomme dans un mixeur. 2 • Retirez la peau de la banane et coupez la banane en rondelles, mettez-la dans le mixeur. 3 • Incorporez le reste des ingrédients dans le mixeur (sauf les glaçons). Mixez pendant une bonne minute. 4 • Mettez le contenu du mixeur dans des verres à cocktail. Déposez-y des glaçons et servez immédiatement.

CONSEIL

SI VOTRE COCKTAIL EST TROP ÉPAIS, AJOUTEZ-Y PRÉALABLEMENT DE L'EAU PLATE OU DU KÉFIR DE LAIT ET MIXEZ LE COCKTAIL PENDANT QUELQUES SECONDES SUPPLÉMENTAIRES.

Salade « Assole »

INGRÉDIENTS (3 À 4 PERSONNES)

- 350 G DE FILET DE POULET CUIT - 1 POMME NON SUCRÉE
- 1 C. À S. DE JUS DE CITRON - 2 PETITES BRANCHES DE CÉLERI
- OIGNON ROUGE - 3 C. À S. DE YAOURT NATURE
- 1 C. À S. DE MOUTARDE DE DIJON - 1 C. À C. DE VINAIGRE DE CIDRE
- POIVRE NOIR MOULU - SEL
- 1 POIGNÉE DE RAISINS NOIRS SECS MOUS - 1 POIGNÉE DE GRAINES DE GRENADE

PRÉPARATION : 15 MINUTES

1 • Coupez le filet de poulet en petits cubes. 2 • Lavez et essuyez la pomme, retirez le trognon, coupez la pomme en petits cubes et aspergez-la avec le jus de citron. 3 • Retirez les filaments du céleri. Lavez-le, laissez-le égoutter, puis émincez-le. 4 • Pelez et lavez l'oignon, coupez-le en petits cubes. 5 • Préparez la sauce dans un bol. Mélangez bien le yaourt nature, la moutarde et le vinaigre. Poivrez et salez selon votre goût. 6 • Déposez les ingrédients coupés dans un saladier, ajoutez-y les raisins noirs secs (préalablement lavés et égouttés), ainsi que les graines de grenade. Assaisonnez la salade avec la sauce préalablement préparée. 7 • Servez aussitôt.

CONSEIL

VOUS POUVEZ REMPLACER L'OIGNON ROUGE PAR QUELQUES VERTS D'OIGNON OU UNE PETITE BOTTE DE CIBOULETTE.

Salade au poulet fumé, à l'avocat et à la pomme

INGRÉDIENTS (3 PERSONNES)

- 6 C. À S. DE YAOURT NATURE - 2 C. À S. DE MAYONNAISE
- 1 GOUSSE D'AIL BROYÉE - 5 À 6 BRANCHES DE PERSIL PLAT ÉMINCÉES
- 3 C. À C. DE JUS DE CITRON JAUNE - POIVRE NOIR MOULU
- SEL - 1 PETIT OIGNON ROUGE
- 1 CAROTTE DE CALIBRE MOYEN - QUELQUES FEUILLES DE SALADE VERTE
- 1 FILET DE POULET FUMÉ - 1 GROSSE POMME VERTE AIGRE
- 1 AVOCAT - 1 PETIT POIVRON ROUGE
- 6 NOIX

PRÉPARATION : 20 À 25 MINUTES

1 • Dans un petit saladier, mélangez le yaourt et la mayonnaise. Mettez-y l'ail, puis le persil. Aspergez le contenu du saladier avec 1 c. à c. de jus de citron, saupoudrez de poivre et de sel selon votre goût. Mélangez bien. 2 • Pelez et lavez l'oignon dans l'eau froide. Découpez-le en demi-anneaux fins. Épluchez la carotte, lavez-la et râpez-la finement. Lavez et laissez égoutter la salade. Déchirez les feuilles de salade à la main. Retirez la peau du filet de poulet. Coupez-le en lamelles fines. 3 • Lavez et essuyez la pomme. Retirez le trognon, épluchez la pomme et coupez sa chair en petits cubes. Lavez l'avocat, retirez le noyau, taillez en lamelles fines et aspergez avec le reste de citron. Épépinez le poivron, lavez-le et coupez-le en tranches fines. 4 • Sur des assiettes plates, mettez la salade, le poulet, les légumes, la pomme et les noix. Saupoudrez la salade de noix concassées et émincées. Enrobez avec la sauce préalablement réalisée. 5 • Servez la salade sans attendre.

Sauce au yaourt et aux plantes aromatiques

INGRÉDIENTS (4 PERSONNES)

- 2 VERRES DE YAOURT NATURE
- 3 VERTS D'OIGNON
- 2 C. À S. DE CUMIN FRAIS BROYÉ
- 2 C. À S. DE FEUILLES DE MENTHE FRAÎCHES ÉMINCÉES
- 2 C. À S. D'HUILE D'OLIVE
- 2 C. À C. DE VINAIGRE DE VIN BLANC
- SEL

PRÉPARATION : 5 MINUTES

1 • Mettez le yaourt dans un saladier. 2 • Lavez et égoutter les verts d'oignon. Émincez-les. 3 • Ajoutez toute la verdure dans le yaourt, mélangez bien. Puis mettez-y l'huile d'olive et le vinaigre. Salez selon votre goût. 4 • Servez immédiatement.

CONSEIL

CETTE SAUCE CONVIENT AUX PLATS DE VIANDE, DE VOLAILLE ET DE POISSON.

Sauce pour poisson grillé

INGRÉDIENTS (4 PERSONNES)

- 200 ML DE YAOURT NATURE
- 100 ML DE CRÈME FRAÎCHE LÉGÈRE
- 4 À 5 BRANCHES D'ANETH
- 2 À 3 BRANCHES DE PERSIL PLAT
- 1 À 2 GOUSSES D'AIL BROYÉES
- SEL
- POIVRE NOIR OU ROUGE FRAÎCHEMENT MOULUS

REPOS : 15 MIN

PRÉPARATION : 5 MINUTES

1 • Dans un bol, mélangez le yaourt et la crème fraîche. 2 • Lavez et laissez égoutter la verdure. Coupez-la finement. Mettez la verdure et l'ail dans le bol, salez et poivrez. 3 • Laissez reposer la sauce 15 minutes dans le réfrigérateur. 4 • Servez.

CONSEIL

CETTE SAUCE EST AUSSI DÉLICIEUSE AVEC DES BÂTONNETS DE POISSON FAITS MAISON.

Sauce universelle au yaourt

INGRÉDIENTS (3 PERSONNES)

- 1 CORNICHON MOYEN OU 1/3 DE CONCOMBRE
- QUELQUES FEUILLES DE MENTHE FRAÎCHE
- 2 À 3 BRANCHES DE PERSIL
- 2 GOUSSES D'AIL
- 300 ML DE YAOURT NATURE (À LA GRECQUE OU BULGARE)
- 1 À 2 C. À S. DE JUS DE CITRON JAUNE FRAÎCHEMENT PRESSÉ
- 1 C. À C. DE MOUTARDE DE DIJON
- SEL

PRÉPARATION : 5 MINUTES

1 • Lavez le cornichon (concombre), essuyez-le. Coupez-le en cubes et mettez-le dans un robot. 2 • Ajoutez la verdure lavée et émincée, les gousses d'ail pelées et lavées, le yaourt, le jus de citron et la moutarde. Salez si nécessaire. 3 • Mixez pendant 1 minute environ. 4 • Servez la sauce sans attendre.

CONSEIL

CETTE SAUCE EST TRÈS BONNE POUR DES PLATS DE VIANDE, DE POULET ET DE POISSON.

YAOURT NATURE

Smoothie énergisant «Lady Cherie»

INGRÉDIENTS (2 PERSONNES)

- 120 G DE CERISES BIEN ROUGES
- 125 G DE YAOURT NATURE
- 170 ML DE LAIT FERMENTÉ
- 2 C. À S. DE JUS DE GRENADE
- 1 C. À S. DE MIEL
- 2 C. À S. DE FLOCONS D'AVOINE
- 2 C. À C. DE GERMES DE BLÉ OU DE SOJA

PRÉPARATION : 10 MINUTES

1 • Lavez les cerises sous l'eau fraîche, équeutez et dénoyautez-les, puis, mettez-les dans un mixeur. 2 • Déposez les autres ingrédients dans le mixeur. Mixez pendant 1 minute environ.
3 • Versez le smoothie dans des verres et servez.

CONSEIL

CETTE BOISSON REGORGEANT DE VITAMINES, DE MINÉRAUX ET D'ANTIOXYDANTS CONVIENT SURTOUT À DES PERSONNES MENANT UNE VIE INTELLECTUELLEMENT ET PHYSIQUEMENT ACTIVES, AINSI QUE POUR LES SPORTIFS. BUVEZ-LA LORS DES PETITS DÉJEUNERS.

Soupe dessert au yaourt et aux fruits

INGRÉDIENTS (2 PERSONNES)

- 1 PETIT MELON JAUNE - 4 ABRICOTS MÛRS
- 8 À 10 FRAMBOISES - 200 G ENVIRON DE YAOURT NATURE
- 100 ML DE BABEURRE OU DE LAIT FERMENTÉ - 1 C. À S. DE JUS DE CITRON JAUNE
- 1 C. À C. DE ZESTE DE CITRON JAUNE BIO - 1 C. À S. DE MIEL
- 1 À 2 C. À S. DE FLOCONS DE MAÏS - QUELQUES FEUILLES DE FRAMBOISE POUR LA DÉCORATION

PRÉPARATION : 20 MINUTES

1 • Lavez le melon, essuyez-le et coupez-le en deux. Retirez les graines de melon et ⅔ de sa chair à l'aide d'une cuillère, réservez-la. 2 • Coupez la peau de chaque partie du melon de façon à ce que cette chaque partie puisse être stable quand on la posera sur la table. Vous obtiendrez donc un genre d'assiettes creuses. 3 • Dénoyautez les abricots lavés. Rincez délicatement les framboises à l'eau froide. Découpez la chair du melon et des abricots en morceaux. 4 • Dans un saladier, mélangez le yaourt, le babeurre (le lait fermenté), le jus de citron, le zeste de citron et le miel. 5 • Déposez des morceaux d'abricots, 4 cuillères à soupe de chair de melon émincée et les framboises dans les parties de melon. 6 • Recouvrez les fruits avec le contenu du saladier. Parsemez de flocons de maïs. Décorez le dessus avec les feuilles de framboise. 7 • Servez aussitôt.

CONSEIL

CETTE SOUPE REGORGEANT DE VITAMINES, DE MINÉRAUX ET D'ANTIOXYDANTS CONVIENT SURTOUT AUX PERSONNES MENANT UNE VIE INTELLECTUELLEMENT ET PHYSIQUEMENT ACTIVES, AINSI QUE POUR LES SPORTIFS. MANGEZ-LA LORS DES PETITS DÉJEUNERS.

YAOURT NATURE

Tiramisu au yaourt et aux fraises

INGRÉDIENTS (6 PERSONNES)

- 400 ML DE CRÈME DEMI-ÉCRÉMÉE - 170 ML DE SIROP D'AGAVE
- 500 ML ENVIRON DE YAOURT À LA GRECQUE OU BULGARE - 700 À 750 G DE FRAISES
- 200 G DE BISCUITS MAISON EN FORME DE BÂTONNETS PLATS AU MIEL OU AU SIROP D'AGAVE (SANS SUCRE, DES BOUDOIRS, PAR EXEMPLES)
- QUELQUES FRAISES POUR LA DÉCORATION

REPOS : 30 MINUTES

PRÉPARATION : 20 MINUTES

1 • Battez la crème en une mousse ferme. 2 • Ajoutez 100 ml de sirop d'agave, en continuant à battre la crème pendant encore 3 à 5 minutes. 3 • Fouettez le yaourt dans un saladier, incorporez-y délicatement la crème battue. Remuez avec prudence. 4 • Équeutez et lavez les fraises à l'eau fraîche. Mettez-les dans un récipient en verre, enrobez-les avec le reste du sirop d'agave, puis broyez-les pour obtenir une purée homogène. 5 • Dans une grande assiette creuse en verre à fond large, mettez la moitié de la purée de fraises. Déposez la moitié des biscuits sur la surface de la purée. Versez le mélange de yaourt et de crème battue au-dessus, égalisez la couche à l'aide d'une cuillère en bois. Répétez les couches : le reste de la purée de fraises, puis les biscuits et le mélange de crème et de yaourt. 6 • Placez le dessert au réfrigérateur pendant 30 minutes. 7 • Décorez le tiramisu avec les fraises équeutées et lavées et servez sans attendre.

CONSEIL

VOUS POUVEZ PARSEMER LA SURFACE DU TIRAMISU, APRÈS L'AVOIR RETIRÉ DU RÉFRIGÉRATEUR, DE CHOCOLAT NOIR RÂPÉ OU DE CACAO 100 %. CE DESSERT TRÈS JOLI ET VITAMINÉ PEUT ÊTRE AUSSI PRÉPARÉ AVEC DES CERISES ROUGES DÉNOYAUTÉES.

Tzatziki sauce grecque

INGRÉDIENTS (4 PERSONNES)

- 1 CORNICHON MOYEN OU 1/3 DE CONCOMBRE
- POIVRE BLANC MOULU
- SEL IODÉ
- ½ C. À C. DE CUMIN EN POUDRE
- 1 C. À S. DE FEUILLES DE MENTHE FRAÎCHES BROYÉES
- 2 VERRES (ENVIRON 400 ML) DE YAOURT À LA GRECQUE
- 1 C. À S. DE MIEL
- 1 GOUSSE D'AIL BROYÉE

PRÉPARATION : 8 MINUTES

1 • Râpez le cornichon grossièrement ou finement. Mettez-le dans un saladier, saupoudrez-le avec du poivre, du sel, le cumin et la menthe. Mélangez.

2 • Ajoutez-y le yaourt, le miel et l'ail. Mélangez soigneusement.

3 • Servez sans attendre.

CONSEIL

UTILISEZ CETTE DÉLICIEUSE SAUCE POUR DES PLATS DE VIANDE, DU POISSON GRILLÉ, DES PLATS AUX LÉGUMES, OU TOUT SIMPLEMENT MANGEZ-LA AVEC DU PAIN.

RECETTES CURATIVES

Nous vous rappelons que, pour tous les problèmes de santé indiqués dans cet ouvrage, **il faut tout d'abord consulter un médecin pour un diagnostic exact et pour avoir son avis avant de commencer un soin à base de probiotiques naturels.**

Note concernant le kéfir de lait : n'utilisez que des boissons contenant peu de matières grasses (1 à 2,5 %) et ayant un taux d'alcool faible (moins de 1°).

SOINS MULTIPLES

CONTRE L'HYPERTENSION, L'ATHÉROSCLÉROSE, LES MALADIES DU CŒUR ET DES VAISSEAUX, L'OBÉSITÉ, LA CONSTIPATION CHRONIQUE, DES MALADIES DU FOIE, DES REINS, DES TROUBLES DU MÉTABOLISME

Il faut faire une journée « légère » de détox (une fois par semaine), en mangeant seulement des cornichons ou des concombres (1,5 kg) et en buvant 750 ml de **lait caillé de Metchnikov**. Buvez de l'eau plate à volonté.
Pendant ce jour, il est admis de manger 1 à 2 carottes et autant de pommes, ainsi qu'une poire. Après 1 mois, vous ressentirez des résultats positifs au niveau de votre santé et de votre corps. Il est recommandé d'effectuer cette cure chaque année durant la période de récolte du cornichon (du mois de juillet au mois d'octobre).

MALADIES ONCOLOGIQUES, DE L'APPAREIL DIGESTIF ET DE L'UTÉRUS, L'ANÉMIE, MALADIES NERVEUSES, DYSTONIE VÉGÉTATIVE VASCULAIRE

Il faut boire 150 à 200 ml de **lait caillé de Metchnikov** à 30-50 minutes avant le repas, 1 à 3 fois par jour.

Ce traitement favorise aussi le rajeunissement de l'organisme, améliore le métabolisme et aide à soigner les maux de tête.

ANÉMIE

Mélangez ⅔ d'un verre de **kéfir de lait** et ⅓ d'un verre de **jus de fraises** fraîchement pressées.
Ajoutez 1 c. à c. de **miel de sarrasin** (ou de sucre de canne en poudre). Mélangez bien.

Posologie

Buvez cette préparation 15-20 minutes avant le repas, 3 fois par jour (en préparant à chaque fois un nouveau mélange), jusqu'à amélioration de votre état (2 à 4 semaines).

Liez 2 c. à s. de **gélatine râpée**, ½ verre de **lait pasteurisé** réchauffé (mais pas très chaud), 1 verre de **kéfir de lait**, 1 **œuf** fouetté et 1 c. à s. de **miel** (préférablement de sarrasin). Mixez le mélange.

Posologie

Buvez-le 1 à 2 h avant le repas, 3 fois par jour. La cure dure 2 à 3 semaines.

…

ANGINE, MAL DE GORGE

Se rincer la gorge avec la **solution de champignon** de thé pendant 5 à 7 minutes, plusieurs fois par jour. Utilisez aussi une solution de champignon de thé avec un ajout de **fleurs de calendula** et de **plante mille pertuis.**

…

Il est conseillé de boire jusqu'à 3 verres de **kéfir de lait** réchauffé au bain-marie. Il faut aussi se rincer la gorge avec du kéfir de lait tiède 2 à 3 fois par jour. Prenez des mélanges de jus et de kéfir de lait, pour vaincre l'infection

…

Un mélange de jus de **carotte, d'épinard** et de **kéfir**, en proportions égales. Boire 2 à 3 c. à s. de ce mélange le matin et le soir, avant le repas.

…

Un mélange de jus de **carotte,** de **cornichon** et de **kéfir de lait** en proportions égales : ¼ verre, 1 fois par jour avant le repas.

…

Un mélange de jus de **carotte,** de **céleri vert**, de **persil**, d'**épinard** et de **kéfir de lait** en proportions égales : 1 c. à s. 2 fois par jour, avant le repas.

ANNEXITE DUE À UN REFROIDISSEMENT

Préparez du jus de **potiron** et mélangez-le avec une quantité égale de **kéfir de lait.**

Posologie

Boire entre ½ et 1 verre de ce mélange, 3 à 4 fois par jour, jusqu'à amélioration de votre état (plusieurs mois si nécessaire).

ARTHROSE

Mélangez le **lait caillé de Metchnikov** et des **coquilles d'œufs** broyés (en égal proportion). Appliquez ce mélange sur les articulations malades, mettez au-dessus un morceau de film ou de papier pour compresses. Emballez l'articulation avec une écharpe en laine ou un morceau de tissu épais en matière naturelle. Tenez le pansement pendant quelques heures.

Posologie

Faites cette application chaque soir (préférablement pour la nuit).
Dans les cas de stade léger de la maladie, effectuez une cure de 5 jours.
Si la maladie est déjà progressive, faites 5 jours de soin, suivis par 5 jours de repos, ensuite encore 5 jours d'application et 5 jours de repos. Continuez cette cure jusqu'au rétablissement.

Voir *Rhumatisme*, p. 234.

ARTICULATION ET PROCESSUS INFLAMMATOIRE

Faites une préparation avec 2-3 doses de **lait caillé de Metchnikov** pour 1 dose d'**absinthe** émincée. Effectuez les cataplasmes avec ce mélange sur les articulations douloureuses. Appliquez la préparation pour la nuit (une nuit sur deux), jusqu'à disparition des douleurs.

ASTHME BRONCHIQUE

Il faut inclure régulièrement une salade préparée avec du **chou blanc lacto-fermenté**, de l'**ail** et de l'**oignon** cru dans le menu pour soulager les crises d'asthme.

...

Durant une crise d'asthme bronchique, il faut boire ½ verre de **kéfir de lait** 2 à 3 fois par jour. Il aide à diluer les mucosités.

Ce n'est pas un remède puissant dans le sens du court terme, mais avec le temps le kéfir de lait agit positivement sur les organes respiratoires affaiblis. Plusieurs naturopathes conseillent aux malades souffrant de cette maladie de tenir une alimentation basée sur la consommation du kéfir de lait, ainsi que d'autres laitages fermentés.

BOUCHE (GINGIVITES ET STOMATITES…)

Mélangez 2 **gousses d'ail** écrasées avec 2 c. à c. de **lait caillé de Metchnikov**. Mettez ce mélange dans la bouche de telle manière à ce qu'il recouvre complètement les gencives et le palais malades. Tenez 5 à 10 minutes, puis crachez. Répétez la procédure 3 fois par jour.

...

Mélangez 2 **gousses d'ail** broyées avec 2 c. à c. de **yaourt nature** dans un récipient en verre ou en argile. Réchauffez le mélange légèrement au bain-marie.
Mettez le mélange dans la bouche et laissez agir jusqu'à avoir la sensation d'une légère brûlure. Puis crachez le mélange. À refaire une fois par jour, pendant 5 jours.

BRONCHITE CHRONIQUE: TOUX, RHUME, REFROIDISSEMENT, MAUX DE DOS (AU NIVEAU DES REINS), MAUX AUX ARTICULATIONS

Réalisez un cataplasme
Mélangez 100 ml d'**huile végétale non raffinée** (par exemple de l'huile d'olive), 100 ml de **vin rouge**, 100 ml de **vinaigre de cidre** et 1 verre de **kvas de pain** légèrement réchauffé au bain-marie.
Préparez un genre de pâte liquide, en y ajoutant un petit peu de farine de blé ou de seigle.

Posologie

Appliquez cette «pâte» sur la zone de la peau affectée par la maladie. Couvrez l'endroit avec une serviette en lin, puis emballez-le avec une écharpe ou un tissu en laine pour bien le réchauffer. Laissez agir pendant 2 h, préférablement le soir, avant le coucher. À répéter, selon les besoins durant les jours suivants.

BRÛLURE D'ESTOMAC (DUE À UN TAUX D'ACIDITÉ FAIBLE)

Mangez 2 à 3 c. à s. de **chou blanc lacto-fermenté** avant le repas (2 à 3 fois par jour).

BRÛLURES SUR LA PEAU, BLESSURE ET PIQÛRES D'INSECTES

Soignez les brûlures légères de premier stade avec la méthode suivante.
Réchauffez au bain-marie ½ verre de **kéfir de lait** et 1 **œuf**, en le mélangeant tout le temps. La préparation doit être chaude, mais pas bouillante. Laissez refroidir le remède jusqu'à température ambiante.

Posologie

Badigeonnez abondamment la brûlure avec le remède plusieurs fois par jour.

Mouillez une compresse stérilisée dans du **jus de chou blanc lacto-fermenté**, et fixez-la avec un sparadrap ou une bande. Laissez agir 30 à 60 minutes. Refaites la procédure 3 à 4 fois par jour.

Conseil

S'il y a une sensation de forte brûlure pendant le traitement causé par le jus, diluez-le avec de l'eau bouillie, puis refroidie (mélange en proportion égale ou 1 volume de jus de chou pour 2 volumes d'eau).

CALCULS BILIAIRES (PETITS), SABLE DANS LES CANAUX BILIAIRES

Buvez ½ à 1 verre de **jus de chou blanc lacto-fermenté**, 3 fois par jour, 30 minutes avant le repas. La cure dure 1,5 à 2 mois.

...

Si les calculs biliaires ne dépassent pas la taille d'un grain de maïs, vous pouvez les dissoudre, et ensuite les évacuer (sous la surveillance d'un médecin) et ceci sans grande douleur grâce la méthode suivante.

• Ne mangez rien durant une journée avant de commencer le traitement.

• Mélangez 1 l de jus de **chou blanc fermenté** avec 400 ml d'huile d'olive et le jus de 4 citrons jaunes.

Posologie

Buvez 100 ml de ce mélange chaque 30 minutes. Au début, il y aura des douleurs, des ballonnements, une diarrhée et d'autres sensations désagréables. Ensuite, les calculs biliaires seront évacués avec les selles. Cette procédure dure 4 à 5 h environ. Après la cure, mangez léger pendant 2 semaines, en éliminant tout ce qui est gras, grillé, trop sucré... Buvez aussi des infusions à la camomille et au fenouil vert (desséché).

...

Pour soulager les souffrances du malade durant la crise, la médecine douce propose au malade tout d'abord de prendre des laxatifs (des tisanes aux plantes médicinales qui purgent les intestins) et de ne boire que du **kéfir de lait** frais.

Posologie

3 verres par jour environ. Simultanément, il est nécessaire d'appliquer des compresses réchauffées (ou une bouillotte) pas trop chaudes, sur la zone du foie.

CALCULS RÉNAUX

Liez le jus d'un **radis noir moyen** (¼ de verre), d'une **betterave rouge de taille moyenne** (¼ de verre), 1 c. à s. de **miel** et 1 verre de **kéfir de lait** frais. Mixez la préparation.

Posologie

Buvez ½ verre de cette préparation, 3 fois par jour. Le lendemain, préparez à nouveau le mélange.
Suivez ce traitement jusqu'à l'évacuation complète des calculs rénaux.

CANCER

Il est connu que grâce à la consommation du **kéfir de lait**, on peut soulager l'état du malade souffrant d'un cancer et ce, quelle que soit sa forme.

Posologie

Il faut boire 3 à 4 verres par jour de **kéfir de lait,** maturé au réfrigérateur durant 2 à 3 jours.

CATARACTE, CARENCE EN VITAMINES

Mangez quotidiennement des salades préparées avec du **chou blanc fermenté**.
Il faut aussi boire un verre de **jus de chou blanc lacto-fermenté,** le matin à jeun, jusqu'à amélioration de votre état (environ 1 semaine).

CÉPHALÉE

Préparez une compresse avec une serviette en coton pliée, dans laquelle il faut mettre du **chou blanc fermenté.**

Posologie

Allongez-vous et appliquez la compresse sur la zone des tempes et derrière les oreilles, laissez agir pendant 20 à 30 minutes. Puis, rincez le visage et les zones derrière les oreilles avec de l'eau tiède. Séchez à l'aide d'une serviette.

Si les maux de tête sont persistants et permanents, buvez chaque matin 1 verre de **kéfir de lait** à jeun, ainsi que le soir, avant le coucher. Faites ce soin pendant 7 à 10 jours. Et n'oubliez pas de prendre l'air frais le plus souvent possible, préférablement dans la nature, dans un parc, en forêt, etc.

CŒUR

Pour les personnes souffrant de maladies du cœur, il faut boire 2 verres de **kéfir de lait** maigre par jour.

Les personnes souffrant d'athérosclérose doivent suivre un régime alimentaire, élaboré par leur diététicien. Il est recommandé aussi de manger 1 à 2 œufs crus, au moins 200 à 300 g de fruits et de légumes crus, ainsi que de boire jusqu'à 2 verres de kéfir de lait par jour. Vous pouvez ajouter des fruits et des baies dans le kéfir de lait et préparer des cocktails et des smoothies.

CONSTIPATION

Boire en moyenne 2 verres de **lait caillé de Metchnikov** fraîchement préparé par jour.

...

Buvez du **kéfir de lait** fraîchement préparé 2 à 3 fois par jour. Dans les cas de constipations de longue durée et persistantes, buvez 3 verres de **kéfir de lait** frais par jour et mangez des prunes ou (et) des pruneaux. Ou encore buvez 1 verre de kéfir 5 à 6 fois par jour, jusqu'à la stabilisation et la normalisation des selles.

CONTUSION (PETITE) SUR LA PEAU, ENTORSE, DISTENSION DES LIGAMENTS, HÉMATOMES (BLEUS)

Si la peau est touchée par l'un de ces types de trauma, s'il y a des blessures, des égratignures, dans un premier temps, traitez-les avec un antiseptique. Appliquez ensuite des compresses refroidissantes et curatives sur la zone en question, en évitant tout contact direct avec les blessures, les égratignures et les écorchures.

- Prenez 1 verre de **kéfir de lait** frais (en moyenne à 5 °C).
- Ajoutez-y 2 à 3 c. à c. de **menthol** (ou infusion forte de menthe). Mélangez bien.
- Mouillez un morceau de gaze pliée en quatre.

Posologie

- Appliquez la compresse sur la zone traumatisée.
- Au fur et à mesure du réchauffement de la compresse, changez-la par une autre.

DENTS

Pour que vos dents soient blanches et en bonne santé, faites des bains buccaux avec une **solution de champignon de thé** 3 fois par jour.

DIABÈTE

Le **jus de chou blanc fermenté**, en mélange avec une petite quantité de **jus de citron** fraîchement pressé, est curatif pour les diabétiques. Pour ces malades, surtout pour les insulinodépendants, il est préférable d'utiliser du chou blanc lacto-fermenté sans sucre.

Posologie

Il faut boire ½ verre de jus de chou blanc fermenté avec 1 c. à c. de jus de citron pressé, 2 à 4 fois par jour.

DIARRHÉE

Préparez un cocktail avec ½ verre de **jus de chou blanc fermenté** et ½ verre de **jus de tomate** fraîchement préparé (sans sel ni autres ajouts).

Posologie

Pour aider à soigner une diarrhée, il faut boire ce cocktail 1 à 2 fois par jour.

...

Broyez 200 g de **cerneaux de noix**, mélangez-les avec 3 verres environ de **«vieux» kéfir de lait**, maturé au réfrigérateur durant 3 jours, laissez fermenter le mélange durant trois jours.

Posologie

Buvez ½ verre de ce mélange 3 à 4 fois par jours, pendant quelques mois jusqu'à guérison.

DIGESTION DIFFICILE, VENTRE LOURD

Dans un premier temps, mangez équilibré et léger, en préférant des fruits, des légumes, des baies, des bouillons de légumes ou de champignons, du laitage fermenté sans trop de matières grasses.

Posologie

Consommez de ½ à ⅔ d'un verre de **kéfir de lait** en 1 seule fois, plusieurs fois par jour, jusqu'à amélioration de la digestion.

DYSENTERIE

Depuis la fin du XXe siècle, le **kéfir de lait** est l'un des remèdes naturels les plus efficaces pour se battre contre la dysenterie. Quotidiennement, pendant 5 à 12 jours, il ne faut boire que 2 à 3 verres de **«vieux» kéfir de lait**, maturé au réfrigérateur durant 3 jours, pour vaincre cette maladie infectieuse. Ce «régime de faim» ramène l'état de l'intestin à la normale et tue les agents pathogènes de la maladie.

Mis à part le kéfir de lait, le malade peut aussi consommer 100 g de fromage caillé dégraissé par jour. Pendant ce régime, il est strictement interdit de boire de l'eau du robinet ou de l'eau minérale non bouillie, du lait frais, du thé, du café, ainsi que les jus fraîchement pressés.
Bien évidemment, ce soin est à faire sous la surveillance d'un médecin.

ECZÉMA, ÉRUPTION CUTANÉE, FURONCULEUSE, LICHEN DE LA PEAU

Humidifiez les zones de la peau touchée par l'un de ce problème avec du **kvas de pain au levain**. Laissez agir 10 minutes, puis rincez à l'eau tiède.

Si l'eczéma est provoqué par une allergie alimentaire (par exemple, une surconsommation de fruits ou de baies), prenez un bain chaud avec de l'eau de cuisson de la plante *Bīdens tripartīta* (aussi appelé chanvre d'eau), et ce une fois par jour. Lubrifiez ensuite les endroits de la peau touchés par la maladie avec du kéfir de lait. Laissez sécher. Utilisez le même soin pour les personnes atteintes d'un lichen de la peau.

ÉNERGIE

Préparez le soin pour qu'il soit prêt le lendemain matin, pour le petit déjeuner.

- La veille, mélangez ½ verre d'**infusion de champignon de thé** avec 2 c. à s. de son de blé bio.
- Le matin, ajoutez-y 1 verre d'un **produit laitier fermenté contenant des bifidus**, 1 c. à s. de miel de votre choix (bio) et 1 c. à s. de levure de bière en poudre. Remuez bien et mangez-le comme un petit déjeuner.

Posologie

Vous pouvez manger cet élixir chaque matin ou faire une cure de quelques jours, voire de quelques mois.

Voir aussi *Jeunesse* p. 229.

ENFLURES ET HYDROPISIE

Les maladies des organes internes (par exemple, du cœur, du foie, des reins), conduisent parfois à des effets indésirables comme des enflures et de l'hydropisie. Tout d'abord, il faut suivre les conseils de votre médecin et consommer moins de liquide, ainsi que moins de sel.

...

Préparez un breuvage avec 2 à 3 c. à s. de **feuilles de fraises sauvages et 1,5 verre d'eau.** Mettez les feuilles de fraises sauvages dans un pot en verre, versez-y de l'eau bouillante. Filtrez la tisane, laissez refroidir et mélangez-la avec du **kéfir de lait**, légèrement réchauffé au bain-marie (en égales proportions).

Posologie

Buvez ce mélange 3 fois par jour, par portions de ½ verre, 15-20 minutes avant le repas. Ceci durant 25 jours.

EAU (RÉTENTION)

Si les enflures sont provoquées par une surconsommation de liquides et de stockage de l'eau dans l'organisme, essayez la méthode suivante :

- Mettez 2 c. à s. de **graines de melon** dans une casserole, versez-y 1 l d'**eau bouillante** et laissez frémir quelques secondes. Laissez infuser et refroidir la préparation. Puis filtrez.
- Mélangez ½ verre de cette préparation avec 1 verre de **kéfir de lait**.

Vous pouvez y ajouter 1 c. à c. de **jus de citron ou d'orange** fraîchement pressé.

Posologie

Buvez 2 c. à s. de ce mélange toutes les 2 à 3 h durant la journée.
Si les enflures ne vous laissent pas durant les jours chauds ou la canicule, par exemple, prenez ce soin durant 2 à 3 semaines, et vous pourrez oublier ce problème.

ÉPILEPSIE

Le **jus de chou blanc fermenté** est curatif pour les personnes souffrant d'épilepsie.

Posologie

Il faut le boire régulièrement : ½ verre, 1 à 3 fois par jour.

ESCARRES

Tournez périodiquement la personne malade de côté dans son lit.
Vous pouvez soigner les endroits touchés, avec une solution d'**eau** et de **vinaigre blanc ou de cidre** (pour 1 l d'eau prenez 1 c. à s. de vinaigre). Laissez sécher, puis appliquez une pommade préparée avec ¼ d'un verre (environ 50 ml) de **kéfir de lait** et ¼ d'un verre de graisse d'oie fondue.
Il faut réchauffer l'ensemble au bain-marie, puis laisser refroidir jusqu'à une température tiède et soigner les endroits malades.

ESSOUFFLEMENT, DIFFICULTÉS RESPIRATOIRES

Buvez ½ à 1 verre de **kéfir de lait** plusieurs fois par jour durant les crises d'essoufflement, et après amélioration de votre état, continuez à boire du kéfir de lait durant 3 à 4 jours, pour assurer le résultat du traitement. Par la suite, ne refusez pas de boire cette boisson curative ; consommez-la au moins une fois par jour, par exemple, 1 verre le soir, avant d'aller vous coucher.

FIÈVRE

Boire 1 à 2 verres de **jus de chou blanc lacto-fermenté** par jour.

FOIE

Dyskinésie de la vésicule biliaire, cholécystite

Préparez un cocktail avec ½ verre de **jus de chou blanc fermenté** et ½ verre de **jus de tomate** fraîchement préparé (sans sel ni autres ajouts).

Posologie

Il faut boire ce cocktail 3 à 4 fois par jour, après le repas, pendant quelques mois, jusqu'à atténuation des symptômes.

Parasites (lambliase)

Buvez ½ verre de **jus de chou blanc fermenté** 3 à 4 fois par jour, 30 minutes avant le repas.

Boisson purifiante pour le foie et les reins au kvas de betterave rouge

Pour 2 personnes

Mélangez 150 ml de **jus de carotte** fraîchement pressé, 150 ml de **jus de concombre** ou de cornichon fraîchement pressé et 150 ml de **kvas de betterave rouge**. Servez la boisson immédiatement.

Conseil

Vous pouvez ajouter 1 c. à s. de céleri vert mixé en purée.

Posologie

Buvez la boisson 1 à 2 fois par jour, durant la cure de détox.

FURONCULEUSE, ACNÉ, PLAIES, ECZÉMA, HÉMORROÏDES

Il faut faire des applications avec des morceaux de gaze stérilisée, mouillés dans le **kvas de malt d'orge**, légèrement réchauffé au bain-marie.

GASTRITE (HYPOACIDE)

Boire 100 à 200 ml de **kéfir de lait**, le matin, 30 minutes avant le petit déjeuner. Buvez la même quantité de kéfir le midi, 30 minutes à 1 h avant le repas. De même pour le soir, 1 h avant le dîner. Prendre ce traitement jusqu'à la guérison.

Il faut évidemment aussi suivre une diète adaptée à cette maladie.

Buvez un mélange de 100 ml de solution de **champignon de thé** et d'1 c. à c. de miel 3 fois par jour, 30 minutes avant le repas.

Suivez une diète spéciale pour les personnes souffrant de gastrite avec un taux d'acidité bas.

GUEULE DE BOIS

Mélangez 3 verres (600 ml environ) de **jus de chou blanc** fermenté avec 100 g de **purée d'oignon cru** fraîchement préparée, 1 c. à s. de **sauce tomate concentrée,** du **sel,** un petit peu de **sucre** et du **poivre moulu** selon votre goût. Vous pouvez ajouter de l'**eau** dans le mélange (elle ne doit pas dépasser ⅓ du contenu du mélange).

Posologie

Il faut boire ½ verre de cette préparation en une seule fois et ensuite, le reste petit à petit durant la journée.

HELMINTHES INTESTINAUX

Manger 100 à 200 g de **chou blanc lacto-fermenté** par jour, séparément des autres repas, 2 à 3 fois par jour.

HÉMORROÏDES

Pour soigner cette maladie, il faut suivre les conseils de votre médecin et respecter un régime alimentaire adapté.

Buvez du **kéfir de lait** fraîchement préparé avant le repas, en portion de ⅓ à ⅔ de verre, 3 fois par jour.
Vous pouvez ajouter un petit peu de **miel** dans le kéfir et mixer. Cette préparation favorise la guérison et la cicatrisation des ulcères et des petites blessures dans les organes internes.

•••

Pour l'application externe sur l'anus, exercez des applications préparées avec un mélange de ½ verre de **kéfir de lait** frais, ½ verre de miel et ½ verre d'**eau de cuisson de riz rond**. Cette préparation doit être d'une consistance assez épaisse.
La température de ces applications doit être relativement fraîche (entre 10 et 15 °C).

Posologie

Déposez le mélange sur une feuille de plantain fraîche, bien propre et sèche, appliquez-la sur l'anus. À mesure du réchauffement de la compresse, il faut la changer et en appliquer une autre. Cette procédure dure 1 heure. Effectuez les soins durant l'aggravation de la maladie, et ce pendant 7 à 15 jours, la durée du soin dépendra évidemment de la gravité de la maladie. Chaque jour, refaites des préparations fraîches.

Voir aussi *Gastrite* p. 225.

HERNIE OMBILICALE CHEZ LES ENFANTS

Mouillez un morceau de gaze dans du **jus de chou blanc lacto-fermenté**. Appliquez-la sur la zone de la hernie. Déposez au-dessus un **rond de pomme de terre crue.** Fixez le cataplasme à l'aide d'un bandage. Laissez agir 2 à 3 h. La durée du traitement est de 1 mois.

HERPÈS DES LÈVRES

Mélangez 1 c. à c. de **lait caillé de Metchnikov**, 1 c. à c. de **café soluble,** 2 gousses d'ail broyées,½ c. à c. de **miel** et ½ c. à c. de **farine de maïs.** Appliquez le remède sur l'herpès 1 à 2 fois par jour. Gardez le reste au réfrigérateur.

Remarque

Si vous ne disposez pas de **lait caillé de Metchnikov**, utilisez du **lait d'acidophilus**. Évidemment, les laits caillés (fermentés) aux probiotiques possèdent plus de «force» curative que le lait caillé habituel.

HYPERTENSION

Il est conseillé de suivre un régime alimentaire pour les malades souffrant d'hypertension.
Il existe des méthodes d'une journée, aidant à baisser la tension artérielle. Pendant ce jour il n'est autorisé de boire que du **kéfir de lait** jusqu'à 3 verres durant la journée et de la tisane d'aubépine. Ne mangez rien.
Il est recommandé de pratiquer ce régime « d'une journée » une fois sur 5-7 jours, durant les périodes de crises, et puis une fois par 10-12 jours, en tant que prévention.

...

Mixez ensemble 170 ml de **kvas de betterave** rouge et 1 c. à s. d'airelles de marais pendant 1 minute. Servez.

Conseil

Vous pouvez ajouter 1 c. à c. de miel si vous préférez un goût plus sucré.

Posologie

Buvez cette boisson 2 à 4 fois par jour, durant les crises d'hypertension et régulièrement en cas d'hypertension chronique.

INSOMNIE

Préparez des compresses possédant des vertus apaisantes et calmantes pour le système nerveux central :
Broyez **½ cornichon moyen** ou une grosse rondelle de concombre dans une jatte en matière naturelle (terre, argile, verre). Mélangez-le avec la **mie d'une tranche de pain de seigle** et 1 c. à s. d'**argile blanche.** Versez-y 1 verre (environ 200 ml) de **kéfir de lait**. Remuez.
Laissez reposer 10 à 15 minutes. Badigeonnez bien une serviette en coton ou en lin avec le remède, et appliquez cette compresse sur le front du patient allongé.
Laissez agir 20 à 30 minutes.

Posologie

Effectuez la procédure 3 fois par jour, le matin, le midi et le soir, avant le coucher.

Voir aussi *Surmenage* p. 234.

JEUNESSE

Contre le vieillissement et une fatigue persistante il existe un remède naturel très efficace.
Mélangez le jus de 10 **citrons jaunes** avec 4 à 5 **gousses d'ail** broyées. Versez le mélange dans un pot en verre, couvrez-le avec une double couche de gaze, et laissez infuser à température ambiante pendant une journée.

Posologie

Prenez 1 à 2 c. à c. de ce remède 1 fois par jour, avant le coucher, en buvant juste après 1 verre de **kéfir de lait**.
Gardez le reste de la préparation au réfrigérateur. Au bout de 12-14 jours, vous vous sentirez plus énergique, rafraîchi et rajeuni.

NAUSÉE, VOMISSEMENT

Il est conseillé de manger du **chou blanc fermenté** et de boire son jus.
Attention de ne pas en abuser, car la surconsommation de ces produits peut provoquer des saignements chez les femmes !

•••

Buvez 2 à 3 cuillères à soupe de **kéfir de lait** chaque 20-30 minutes durant 1 à 2 heures. Ce soin peut durer 3-5 jours.
S'il n'y a pas d'amélioration, faites une pause de 1 à 2 jours et recommencez le soin.

ONGLES

Mycose des ongles des pieds

Mouillez un morceau de gaze dans une **solution de champignon de thé**, mettez-le sur le doigt de pied malade.
Appliquez du film alimentaire au-dessus, mettez des chaussettes en coton. Effectuez le soin pour la nuit. Le matin, retirez l'application, lavez-vous les pieds dans de l'eau chaude, et soignez les ongles touchés par la mycose avec un désinfectant médical.
La première fois, la réaction peut être douloureuse, mais il faut patienter. Répétez la procédure après 1 jour. Habituellement, il faut de 6 à 8 procédures de soin.
Lorsque les ongles seront guéris, vous pouvez refaire le soin dans le cadre d'une prévention.

Ongles des pieds incarnés

Pour retirer l'ongle malade, sans intervention chirurgicale : détachez par couche un **morceau de champignon de thé**, mettez-le sur le doigt de pied malade.

Emballez le doigt avec un morceau de film alimentaire. Puis mettez une chaussette en coton et ensuite, une chaussette en laine. Laissez agir pendant quelques heures. Trois applications suffiront pour que l'ongle malade se détache tout seul.

PANCRÉATITE

Il est impératif de suivre un régime alimentaire recommandé par votre diététicien, ainsi que d'appliquer des cataplasmes en lin, mouillés au **lait caillé de Metchnikov** légèrement réchauffé au bain-marie. La surface de l'application doit être de 12 à 15 cm, sur la zone du pancréas, à gauche sur la frontière avec les côtes. Mettez par-dessus un film ou un morceau de papier pour compresses, fixez avec une écharpe en laine ou d'une autre matière naturelle. Faites ces applications pour la nuit.

PANCRÉATITE AIGUË ET CHRONIQUE, DIABÈTE

Bien que le kéfir de lait, dans sa forme brute, soit déconseillé aux personnes souffrant de pancréatite, néanmoins, la médicine traditionnelle soigne avec succès cette glande très importante à l'aide de ce laitage et de **graines de sarrasin.**

Lavez 1 verre de graines de sarrasin, mettez-les dans un pot en verre, versez-y ½ l de **kéfir de lait** fraîchement préparé et refroidi. Laissez macérer le mélange pendant 12 h (une nuit, par exemple) à température ambiante.

Les graines de sarrasin deviendront molles.

Posologie

Mangez la moitié de cette préparation le matin en tant que petit déjeuner (gardez le reste au réfrigérateur), et le soir, mangez le reste (la température de la préparation doit être ambiante, donc retirez-la du réfrigérateur en avance). La cure de soin de la pancréatite dure 10 jours.

Si la personne malade réalise ce soin chaque 3 mois, les douleurs et les ballonnements au ventre disparaîtront complètement au fil du temps. À part le pancréas, cette méthode aide aussi à soigner et à purger d'autres organes. Utilisez aussi des infusions de plantes médicinales pour soigner la pancréatite (par exemple : de la menthe, des graines d'aneth, du mille pertuis, des feuilles de coriandre, de camomille, d'immortelle et d'autres).

Remarque

Vous pouvez utiliser de la farine de sarrasin à la place des graines de sarrasin. Appliquez la recette suivante : prenez 1 c. à s. de **farine** pour 1 verre de **kéfir de lait** fraîchement préparé et refroidi. Laissez macérer durant 7 à 8 h. L'emploi de cette recette est identique à celle de préparation aux graines de sarrasin.

Les diabétiques

Ils peuvent prendre ce mélange chaque matin, pendant des mois, voire pendant même plusieurs années.

PEAU

Contre les effets néfastes du soleil et du vent (chaud ou froid) sur la peau

Pour protéger votre peau, vous pouvez utiliser le soin suivant.
Pliez un morceau de matière de type gaze en quatre, et déposez-le au fond d'un tamis. Filtrez-y 1 verre de **kéfir de lait** demi-écrémé. Avec ce qu'il reste dans le fond (une masse lacto-fermentée), badigeonnez les zones de la peau exposée au soleil, au vent (le visage, le cou, les mains…).
Laissez agir 2 à 3 minutes. Enlevez soigneusement le reste avec des disques à démaquiller ou une serviette sèche. Rincez la peau. À refaire, si nécessaire, 2 à 4 fois par semaine.
Bientôt, vous pourrez oublier le dessèchement, les rougeurs et les irritations de la peau.

Coups de soleil

Si vous avez des rougeurs sur la peau dues aux « morsures » du soleil, appliquez du **yaourt nature** sur les zones touchées. Ce remède adoucit et rafraîchit la peau, en atténuant la sensation de brûlure et de démangeaison.
Vous pouvez remplacer le yaourt par du kéfir de lait, de la crème fraîche,

ou par un mélange de **fromage frais fermier** et de **babeurre**.
N'utilisez pas cette méthode de soin si la peau présente des cloques fermées ou ouvertes.

Crevasses (dues à l'asséchement de la peau)

Faites des bains locaux à base de **lait caillé de Metchnikov** durant 30 minutes, tous les jours, jusqu'au rétablissement.

PNEUMONIE

Dès les premiers symptômes de cette maladie, il faut immédiatement s'adresser à un médecin. On peut soulager l'état du malade, si la maladie n'a pas encore atteint un stade avancé, et ce en utilisant une compresse réchauffante, préparée avec 150 g de **fromage frais fermier** et ½ l de **kéfir de lait** (le mélange est réchauffé au bain-marie jusqu'à une température moyennement chaude). Badigeonnez une serviette en lin avec cette préparation, il faut y mettre une couche de l'épaisseur d'un doigt. Déposez cette compresse sur la poitrine du malade, en mettant au-dessus une autre serviette épaisse et sèche en coton, en laine, ou en lin. Lorsque le contenu de la première serviette deviendra tiède, changez-la, en y remettant la même préparation. Refaites le soin une troisième fois, si vous le désirez.

Voir aussi *Refroidissement, trachéites, bronchites, pneumonie* p. 233.

PODAGRE, GOUTTE

Équeutez et lavez 2 verres de **fraises,** broyez-les. Passez la purée ainsi préparée par un tamis. Mélangez le jus de fraises reçu avec ½ l de **kéfir de lait**, ajoutez-y 2 à 3 c. à s. de **jus de citron** fraîchement pressé. Mixez la préparation.

Posologie

Buvez ½ verre de ce mélange 4 à 5 fois par jour. Vous pouvez ajouter une poignée de groseilles vertes broyées dans le mélange.

PSORIASIS

Incorporez dans votre menu des produits riches en vitamine D (foie de morue, sardines, **kéfir de lait**, épinards, choux, carottes, blé germé, etc.).

Buvez du **kéfir de lait** plusieurs fois par jour (au minimum 2 fois).
Lubrifiez les endroits de la peau touchés par le psoriasis avec du kéfir de lait 2 à 3 fois par jour.

PUISSANCE MASCULINE

Pour l'augmenter : mixez 200 g d'un mélange de **pruneaux,** de **raisins secs** et de **figues** (en égales proportions) avec 15 **cerneaux de noix** broyés. Prenez 1 c. à s. de mélange le matin et le soir, en buvant juste après un verre de **kéfir de lait**.

REFROIDISSEMENT, TRACHÉITES, BRONCHITES, PNEUMONIE

Préparez une solution avec ½ verre de **jus de chou blanc lacto-fermenté** et ½ verre d'eau bouillie et refroidie jusqu'à une température légèrement chaude.

Posologie

Il faut boire 2 à 3 verres de cette préparation par jour.

...

Dans un pot en verre, mélangez ½ verre d'**eau minérale plate** avec ½ verre de **kéfir de lait**, 2 c. à c. de **miel,** 2 c. à c. de **jus de citron** fraîchement pressé.

Posologie

Consommez ce remède 4 fois par jour environ. Réchauffez un petit peu la préparation au bain-marie avant de la consommer.

...

Mouillez des tampons en coton dans du **kéfir de lait**, légèrement réchauffé au bain-marie et mettez-les dans chaque narine. Allongez-vous et laissez agir durant 30 minutes. Faites une pause de 30 minutes, puis refaites le soin.

RHUMATISME, ARTHROSE ET ARTHRITE

Préparez une pommade.
Dissolvez 2 c. à s. d'**huile de camphre** et 2 c. à s. de **moutarde en poudre** dans ½ verre d'**alcool médical 70 % pur** (ou de vodka 40°). Battez 3 à 4 **jaunes d'œufs** en mousse, ajoutez-les dans la préparation, en remuant avec douceur. Incorporez-y ½ verre de **kéfir de lait** avec prudence. Vous obtiendrez un genre de pommade.

Posologie

Appliquez cette pommade sur les articulations malades, en massant avec délicatesse, pour que la pommade pénètre dans la peau, mais pas complètement. Après 15-20 minutes, enlevez l'excès de pommade à l'aide d'une serviette en coton.

SURMENAGE, FATIGUE, FAIBLESSE DU CORPS, INSOMNIE

Liez ½ tasse de **thé de kéfir de lait** avec 3 c. à s. de **miel** dans un pot en verre.

Posologie

Prenez 2 c. à s. de ce mélange avant le coucher avec une tisane relaxante.

...

Boire 1 verre de **kéfir de lait** chaque matin à jeun, 15-30 minutes avant le repas, ceci pendant 1 mois.

TOUX

2 c. à s. d'**oignon** mélangé avec 3 c. à s. de **kéfir de lait** et 2 à 3 c. à s. de miel, ajoutez-y de l'**eau** (2 à 3 c. à s.). Laissez cuire à feu très doux pendant 20 à 30 minutes, en remuant tout le temps.

Quand le remède sera refroidi, versez-le dans un pot en verre et fermez-le hermétiquement.

Posologie

Prenez 1 c. à c. de ce remède 5 à 6 fois par jour.

TUBERCULOSE DES POUMONS

Le kéfir de lait est très curatif pour vaincre cette maladie grave. Ses vertus anti-tuberculeuses sont connues depuis toujours dans le Caucase du Nord et en Russie.

Pour se protéger de cette maladie, et même pour soigner la tuberculose de premier stade, il faut boire quotidiennement 2 à 3 verres de **kéfir de lait** maturé au réfrigérateur durant 2 à 3 jours. Le kéfir doit être à température ambiante et être consommé par petites gorgées.

...

Après chaque repas, il faut boire un mélange préparé avec 1 **œuf** fouetté, 1 c. à s. de **jus de citron** fraîchement pressé et 3 c. à s. de **kéfir de lait** maturé de 2 à 3 jours.

ULCÈRE DE L'ESTOMAC OU DE DUODÉNUM (TAUX D'ACIDITÉ ÉLEVÉ)

Dissoudre 1 c. à s. d'**huile végétale non raffinée** (huile de colza, d'olive, de maïs) dans 1 verre de **kéfir de lait** fraîchement préparé. Boire ce breuvage chaque soir, avant le coucher, ceci pendant 1,5 à 3 mois.

VAGIN (CANDIDOSE, MYCOSE VAGINALE)

Il est impératif d'être suivie par un gynécologue dans le cas de problème de candidose vaginale. - Mangez 250 g de **yaourt nature** aux *Lactobacillus acidophilus* tous les jours.
- Il est aussi conseillé de mettre des tampons humidifiés avec de l'**eau de source plate** et le contenu d'un sachet de **lactobacilles destinées à la préparation de yaourts** (il est préférable de choisir les *Lactobacillus acidophilus*, ils sont les plus efficaces pour lutter contre la mycose vaginale). Procédez ainsi 1 à 2 fois par jour, jusqu'à disparition complète des symptômes.

YEUX

Diverses maladies des yeux (cataracte, glaucome, atrophie du nerf optique, décollement de la rétine, myopie, et d'autres), troubles de la circulation coronaire, athérosclérose, thrombophlébite, varice, il est recommandé de boire 1 verre de **kvas de pain frais** le matin, tout de suite après le réveil.

Recettes cosmétiques

Soins des cheveux

À BASE DE CHAMPIGNONS DE THÉ

Soin fortifiant

Réchauffez dans une casserole un petit peu de **solution de champignon de thé** maturé pendant 1 mois au réfrigérateur. Diluez-y 1 c. à s. de **miel.** Répartissez le soin de la racine jusqu'aux pointes.
Mettez une charlotte et une serviette.
Laissez agir pendant 30 à 40 minutes, lavez les cheveux à l'eau chaude.
Faites ce masque 1 à 2 fois par semaines

Si vous désirez éclaircir un petit peu vos cheveux

Ajoutez 1 verre d'infusion de camomille dans la préparation de champignon de thé.
Rincez les cheveux avec cette solution 1 à 2 fois par semaine.

Pour donner plus de nuance rousse à vos cheveux

Portez à ébullition un mélange de **henné** (1 c. à s.) et d'**eau** (1 verre); laissez refroidir jusqu'à une température tiède. Liez ce mélange à la **solution de champignon de thé** (1 verre), appliquez sur les racines et sur les longueurs.
Mettez une charlotte, laissez agir 20 minutes, et rincez les cheveux à l'eau chaude.
Faites ces soins des cheveux 1 fois par semaine environ.

À BASE DE KVAS (KVASS, KWAS, KWASS) DE PAIN AU LEVAIN

Masque fortifiant

Appliquez le **kvas** (1 à 2 verres) sur les racines et les longueurs. Mettez un bonnet de bain et laissez agir pendant 20 à 30 minutes.
Rincez les cheveux avec de l'eau chaude.
Utilisez ce soin 1 à 2 fois par semaine.

Masque, antichute de cheveux

Mélangez ½ verre de **kvas** avec 1 **jaune d'œuf** et 2 c. à s. de **miel**. Appliquez le masque sur le cuir chevelu. Mettez une charlotte et une serviette au-dessus pour bien réchauffer l'ensemble des cheveux. Laissez agir pendant 1h environ. Lavez les cheveux à l'eau chaude,

en utilisant un shampoing.
À refaire 1 à 2 fois par semaine.

Masque curatif

Mélangez le **kvas** (entre ½ et 2 verres, cela dépend de la longueur des cheveux) avec 2 à 3 c. à s. d'**argile curative** (rouge, bleue, rose, ou blanche). Appliquez le masque sur le cuir chevelu et les longueurs. Mettez une charlotte et une serviette. Laissez agir 15 à 20 minutes. Lavez les cheveux à l'eau chaude. *Faites ce masque 1 fois par semaine.*

Masque pour les cheveux ternes, crépus, défrisés

Mélangez environ 50 ml de **kvas** avec 2 c. à s. d'**huile d'olive, 1 jaune d'œuf** et ½ c. à s. de **jus de citron** fraîchement pressé. Appliquez le masque sur les racines des cheveux. Mettez une charlotte et une serviette. Laissez agir pendant 30 à 45 minutes. Lavez les cheveux à l'eau chaude, en utilisant un shampoing.
À refaire une fois par semaine.

À BASE DE YAOURT

Les masques à base de yaourt nature possèdent des vertus anti-inflammatoires, ils soulagent des démangeaisons, aident à se débarrasser des pellicules. Ils rendent les cheveux plus forts, brillants, sains et beaux. Pour que les masques fassent correctement effets, faites-les 1 à 2 fois par semaine.

Masque pour le soin général des cheveux à base de yaourt demi-écrémé (convient à tous les types de cheveux)

Appliquez du **yaourt nature** (il vous faut environ 1 verre de yaourt) sur les racines et la longueur des cheveux. Mettez une charlotte et une serviette sur les cheveux pour que le cuir chevelu se réchauffe. Laissez agir 40 à 50 minutes, puis rincez à l'eau tiède en utilisant le shampoing de votre choix.

Masque pour cheveux gras au yaourt et au cognac

Mélangez 2 à 3 c. à s. de **yaourt**, 3 c. à s. de **cognac** et 1 c.s. de **miel.** Appliquez sur le cuir chevelu et laissez agir pendant 15 à 20 minutes. Rincez à l'eau tiède, en utilisant un shampoing.

Masque contre la chute des cheveux
Mélangez 4 c. à s. de **yaourt** avec 2 à 3 c. à s. de **levure de bière** en poudre. Appliquez le soin sur les racines des cheveux. Mettez une charlotte par-dessus. Laissez agir 30 à 50 minutes. Lavez les cheveux à l'eau tiède, en utilisant un shampoing fortifiant à base de plantes médicinales.

Remarque
Vous pouvez utiliser de la mie de pain de seigle à place de la levure de bière. Émiettez une poignée de la mie de pain dans ½ verre de yaourt, laissez reposer pour que le pain s'impreigne et gonfle, ensuite, utilisez ce masque comme le masque à la levure de bière.

Soins des mains

À BASE DE CHAMPIGNONS DE THÉ

Soin pour la peau des mains sèche, irritée, fortifiant pour les ongles
Mélangez 2 verres de **solution de champignon de thé** maturé pendant un mois au réfrigérateur avec 1 verre d'**huile d'olive.** Plongez-y les mains propres et laissez agir pendant 30 minutes. Essuyez les mains avec une serviette.
Répétez 2 fois par semaine.

Soin fortifiant pour les ongles (avant la pose d'un vernis)
Appliquez un petit peu de **solution de champignon de thé** sur les ongles à l'aide d'un disque à démaquiller. Vos ongles seront plus sains, moins cassants, et grâce à ce soin, ils seront dégraissés ce qui permet au vernis de tenir plus de temps.

À BASE DE CHOU BLANC FERMENTÉ

Soin contre la sècheresse de la peau, les irritations et les rougeurs
Versez 1 verre de **jus de chou blanc fermenté** dans un saladier large, mettez-y les mains propres et laissez agir 10 à 20 minutes. Rincez les mains à l'eau chaude, essuyez-les et appliquez de la crème nourrissante.

Soins du corps

À BASE DE CHAMPIGNONS DE THÉ

Bain tonifiant pour le corps (peau « fatiguée », vieillissante)
Remplissez le bain avec de l'**eau chaude,** versez-y ½ à 1 l de **solution de méduse de thé** maturée pendant 1 mois au réfrigérateur. Prenez ce bain pendant 15 à 20 minutes.
À refaire 1 fois par semaine.

Déodorant naturel
Prenez une douche ou un bain, essuyez-vous avec une serviette. Mouillez une petite serviette dans une **solution de champignon de thé** et essuyez les aisselles avec cette serviette. Laissez sécher la peau. Ce déodorant élimine efficacement les bactéries qui provoquent les mauvaises odeurs de transpiration, sans perturber l'ambiance acide naturelle de la peau et sans l'irriter.
À refaire régulièrement.

À BASE DE KVAS (KVASS, KWAS, KWASS) DE PAIN AU LEVAIN

Bain hydratant et tonifiant
Remplissez le bain avec de l'eau à la température de 37 °C. Versez-y 1 l de **kvas.** Prenez votre bain pendant 15 à 20 minutes, puis essuyez-vous avec une serviette.
Prenez ce bain 1 fois par semaine.

Soin fortifiant des ongles
Mélangez 1 c.s. de **kvas** avec ½ c. à s. de **miel** et ½ c. à c. de **jus de citron** fraîchement pressé. Appliquez le soin sur les ongles, en les massant pendant 10 à 15 minutes. Rincez-vous les mains à l'eau tiède. La cure dure 2 à 4 semaines.

À BASE DE YAOURT

Masque pour hydrater

Prenez 1 verre de **yaourt nature** et appliquez-le sur la peau propre, lavée à l'eau chaude. Massez bien la peau pour que le yaourt pénètre. Surtout mettez l'accent sur les zones disposées à la sécheresse : les coudes, les genoux, les talons. Laissez agir 10 à 15 minutes, et ensuite, rincez à l'eau tiède. Vous pouvez ajouter du miel dans le masque (prenez 3 c. à s. de miel pour 1 verre de yaourt). Laissez ce masque pendant 15 minutes sur la peau, et puis rincez à l'eau légèrement fraîche.

Masque pour tonifier

Mélangez 1 verre de **yaourt** avec le **jus et la pulpe d'une orange.** Vous pouvez aussi utiliser le **jus de deux mandarines** ou de **deux clémentines,** ou encore le jus d'un **pomelos rose.** Appliquez le soin sur la peau propre et laissez agir pendant 10 à 15 minutes. Rincez à l'eau légèrement fraîche.

Refaire les soins du corps 1 fois par semaine.

Soins du visage

À BASE DE CHAMPIGNONS DE THÉ

Nettoyage du visage (convient à tous les types de peau)

Tout d'abord, nettoyez la peau du visage avec un lait démaquillant. Puis humidifiez une petite serviette-éponge sous l'eau chaude et appliquez-la sur le visage pendant 1 à 2 minutes. Cette procédure réchauffe la peau et favorise l'ouverture des pores. Trempez une serviette en lin ou en coton dans une **solution de champignon de thé** tiède maturée pendant 1 mois au réfrigérateur. Appliquez cette serviette sur le visage et mettez au-dessus la serviette-éponge réchauffée à l'eau chaude (essorée, bien sûr). Retirez les serviettes au bout de 5 minutes. Rincez le visage à l'eau chaude et faites un massage du visage avec le bout des doigts.

Effectuez ce soin 1 fois par semaine, le soir.

Soin anti-comédons, contre l'acné

Prenez 1 bonne poignée de **fleurs de lavande** desséchées, mettez-les dans un bocal avec 250 ml de **solution de champignon de thé.** Fermez bien le bocal et installez-le dans un endroit frais pendant 3 semaines. Filtrez la préparation.

Si c'est pour le visage, diluez avant utilisation : 1 c. à s. de solution dans 1 verre d'**eau.** *Nettoyer le visage 1 à 2 fois par semaine avec.*

Si c'est pour le corps, mettez cette solution (environ 250 ml) dans un bain chaud. *Prenez des bains curatifs 1 à 2 fois par semaine.*

À BASE DE CHOU BLANC FERMENTÉ

Masque universel

Nettoyez le visage avec un soin cosmétique. Allongez-vous et mettez du **chou blanc lacto-fermenté** émincé un petit peu partout sur le visage. Déposez un morceau de gaze au-dessus. Laissez agir 15 minutes, ôtez le chou blanc fermenté et rincez le visage à l'eau tiède. *Effectuez ce masque 1 fois par semaine.*

Masque unifiant pour les peaux grasses (contre des taches de soleil, les petites imperfections)

Mélangez 2 c. à s. de **jus de chou blanc fermenté** avec ½ c. à s. de **jus de citron** et 1 c. à s. de **lait caillé.** Appliquez sur le visage préalablement lavé, attendez 7 à 10 minutes (pas plus) et rincez le visage à l'eau tiède. *Répétez une à deux fois par semaine.*

Masque pour peau grasse

Liez 4 c. à s. de **chou blanc fermenté** haché (ou 3 c. à s. de **jus de chou blanc lacto-fermenté)**, 1 **blanc d'œuf** et une pincée de **farine d'avoine.** Appliquez le masque sur le visage préalablement nettoyé et laissez agir 15 à 20 minutes. Rincez à l'eau tiède. *Répétez 1 à 2 fois par semaine.*

Masque purifiant, éclat

Mixez 1 c. à s. de **chou blanc lacto-fermenté,** mélangez-le avec ½ c. à c. de jus de citron fraîchement pressé et 1 c. à s. de **crème fraîche grasse.** Appliquez sur la peau du visage et du cou préalablement nettoyée, et laissez agir 15 minutes. Rincez avec du thé vert légèrement chaud. Massez un petit peu la peau du visage avec un glaçon. Épongez le visage et appliquez de la crème hydratante. *Répétez 1 à 2 fois par semaine.*

Masque nourrissant et adoucissant pour tous les types de peau
Mélangez 1 c. à s. de **chou blanc fermenté** haché, 1 c. à s. de **crème fraîche épaisse** et 1 c. à s. de **fromage frais fermier.** Nettoyez la peau du visage et appliquez le masque, laissez agir 15 à 20 minutes. Lavez le visage à l'eau chaude, puis rincez-le à l'eau fraîche. Répétez 1 à 2 fois par semaine.

Masque pour les peaux sèche et normale
Mélangez 1 c. à s. de **jus de chou blanc lacto-fermenté,** 1 **jaune d'œuf** et 1 c. à c. d'**huile d'olive.** Appliquez le masque sur le visage préalablement nettoyé et laissez agir 15 minutes environ. Enlevez le masque à l'eau chaude.
Faites le masque 1 fois par semaine.

Masque anti-âge
Prenez 2 c. à s. de jus de chou blanc fermenté et 1 c. à s. de farine d'avoine, mélangez-les et laissez reposer pendant 15 à 20 minutes. Puis ajoutez-y ½ c. à c. de crème grasse et autant de miel. Remuez bien. Appliquez le masque sur le visage préalablement nettoyé. Laissez agir 15 à 20 minutes et ôtez le masque à l'aide de disques à démaquiller, imbibés d'eau chaude.
À faire 1 fois par semaine.

À BASE DE CORNICHONS ET TOMATES FERMENTÉS

Lotion détox pour peau grasse
Chaque soir, nettoyez la peau du visage avec du **jus de cornichons lacto-fermentés.** Pour effectuer cela, lavez votre visage avec un produit nettoyant, puis mouillez un disque à démaquiller dans le jus de cornichons lacto-fermentés et nettoyez le visage avec le disque, en faisant des gestes doux. Ceci, pendant 1 minute environ. Rincez le visage à l'eau tiède.
Répétez chaque soir, ou 1 à 2 fois par semaine.

Masque purifiant pour peau grasse
Prenez une **petite tomate fraîche**, lavez et essuyez-la, retirez sa peau et broyez la tomate en purée. Ajoutez-y la **purée d'une petite tomate lacto-fermentée,** mélangez bien. Appliquez le masque sur le visage préalablement nettoyé. Laissez agir 10 à 15 minutes environ. Enlevez le masque avec de l'eau légèrement chaude. Séchez le visage avec une serviette et appliquez une crème hydratante.
Faites ce masque 1 fois toutes les 2 semaines.

Masque anti-oxydant et rafraîchissant
Retirez la peau d'une **tomate lacto-fermentée** moyenne. Mixez la tomate en purée. Appliquez le masque sur la peau du visage propre. Laissez agir 10 minutes, puis rincez le visage à l'eau tiède. Séchez le visage à l'aide d'une serviette. Ensuite, appliquez une crème hydratante ou un lait cosmétique. Il ne faut pas faire ce masque trop souvent, 2 fois par mois maximum.
Ce masque est déconseillé pour les personnes ayant une peau fine et sensible.

À BASE DE KVAS (KVASS, KWAS, KWASS) DE PAIN AU LEVAIN

Lotion nettoyante et rajeunissante
Diluez ½ de verre de **kvas** avec autant d'**eau plate.** Nettoyez le visage avec cette solution le matin et le soir. Rincez le visage à l'eau tiède.

Soin anti-rides (petites rides)
Pliez un grand morceau de gaze en quatre, mouillez-le dans du **kvas** et appliquez sur le visage propre. Laissez agir 15 à 20 minutes. Rincez le visage à l'eau tiède.
Répétez 1 à 2 fois par semaine.

Soin pour tous les types de peau
Prenez ½ de verre de **kvas,** ajoutez-y 1 c. à c. de **miel** et 1 c. à c. de **jus de pomme.** Mouillez une serviette fine en coton dans cette préparation et appliquez-la pendant 15 minutes sur le visage préalablement nettoyé. Rincez le visage avec de l'eau tiède.
Faites ce soin 1 à 2 fois par semaine.

À BASE DE YAOURT

Gommage pour le visage

Dans 2 c. à s. de **yaourt nature,** mettez 1 c. à s. d'**amande en poudre.** Mélangez, appliquez le gommage sur le visage, en évitant la zone autour des yeux, massez légèrement la peau pendant 1 à 2 minutes, puis rincez le visage à l'eau tiède.

Vous pouvez faire ce gommage 1 à 2 fois par semaine.

Pour atténuer les marques du stress, de la fatigue, des enflures

Prenez 2 c. à s. de **yaourt,** ajoutez-y 1 à 2 c. à s. d'**infusion de camomille** tiède, mélangez bien et faites une application, en évitant le contour des yeux. Attendez pendant 10 à 15 minutes, puis rincez le visage à l'eau fraîche ou tiède.

Ce masque est efficace même en usage unique. Vous pouvez le refaire 1 à 2 fois par semaine.

Masque pour peau normale

Mélangez 1 c. à s. de **yaourt nature** avec 1 **blanc d'œuf** fouetté et la **pulpe d'un abricot** broyée. Appliquez sur le visage propre, en évitant le contour des yeux. Laissez agir pendant 20 à 25 minutes. Retirez le masque à l'aide d'une serviette et puis rincez le visage à l'eau fraîche.

Faites ce masque 1 à 2 fois par semaine.

Masque pour peau grasse

Appliquez le **yaourt** sur la peau du visage propre, en évitant le contour des yeux. Laissez agir pendant 10 à 15 minutes, puis rincez la peau à l'eau tiède. Séchez la peau avec une serviette en coton.

Vous pouvez effectuer ce masque 2 fois par semaine.

Masque nettoyant (pour peau grasse)

Il vous faut la chair d'une **prune mûre** broyée, 10 ml de **yaourt nature,** 10 g de **farine d'avoine.** Mélangez les ingrédients. Appliquez le masque sur la peau propre, en évitant le contour des yeux, et laissez 30 minutes. Rincez à l'eau chaude, sans savon.

Vous pouvez refaire le soin 1 à 2 fois par semaine.

Masque pour peau grasse, au cornichon et à l'œuf

Il faut mélanger 1 c. à s. de **yaourt** avec 25 g de **cornichon** (ou de concombre), râpé finement. Ajoutez-y 1 **blanc d'œuf** fouetté. Mélangez bien. Appliquez le masque sur la peau du visage et du cou préalablement nettoyés (évitez le contour des yeux). Mettez au-dessus une serviette en tissu léger, légèrement humidifiée. Laissez agir 15 à 25 minutes. Rincez à l'eau froide. Ce masque rétracte

les pores, il rend la peau propre, blanche et soignée.
Faites le soin 1 à 3 fois par semaine.

Masque pour peau sèche, à base de yaourt gras

Prenez 1 c. à s. de **yaourt nature,** mettez-y 2 à 3 c. à c. de chair de **pêche** mixée, 1 c. à s. d'**huile d'olive** (ou d'amande). Mélangez bien. Appliquez le masque sur le visage propre, évitez le contour des yeux, et laissez agir pendant 10 à 15 minutes. Éliminez le masque à l'aide d'une serviette. Rincez le visage à l'eau tiède.
À refaire 1 à 2 fois par semaine.

Masque pour peau sèche

Mélangez 1 quartier de **pomme broyé** en purée avec 10 ml de **yaourt** et 1 **jaune d'œuf.** Appliquez le masque sur la peau du visage et du cou propre (évitez le contour des yeux). 15 minutes passées, rincez la peau à l'eau légèrement chaude.
Effectuez ce soin 1 à 2 fois par semaine.

Masque hydratant pour peau sèche

Mélangez 2 c. à s. de **yaourt** avec 1 c. à s. de **jus d'orange avec pulpe,** fraîchement pressé. Répartissez sur la peau du visage nettoyée (sauf le contour des yeux), attendez 10 à 15 minutes, puis rincez à l'eau tiède.

Attention ! L'orange peut provoquer des allergies cutanées.
À refaire 1 à 2 fois par semaine.

Masque anti-rides

Broyez 20 **baies de raisins frais** avec 25 ml de **yaourt nature.** Appliquez le soin sur la peau du visage et du cou propre, en évitant, bien sûr, le contour des yeux. Laissez agir 15 minutes, ensuite rincez à l'eau chaude.
Refaire le masque 1 à 2 fois par semaine.

Masque unifiant pour peau mature

Mélangez 25 ml de **yaourt**, 1 c. à s. de **persil plat frais** émincé finement, 10 ml d'**huile d'olive** (ou d'amande), et 10 gouttes de **vitamine A** (achetée en pharmacie). Répartissez le mélange sur le visage et le cou propres (en évitant le contour des yeux). Laissez agir 15 minutes puis, rincez à l'eau chaude.
À refaire 1 à 2 fois par semaine.

Nettoyage du visage

Mettez un petit peu de **yaourt** sur un disque à démaquiller et nettoyez la peau en faisant des gestes doux. Rincez le visage à l'eau tiède et épongez-le à l'aide d'une serviette en coton.

INDEX

INDEX DES PROBIOTIQUES

INDEX DES SOINS
(PAR SYMPTÔME OU ORGANE)

INDEX DES COSMÉTIQUES
(PAR BIENFAIT)

INDEX DES RECETTES
(PRÉPARATIONS ARTISANALES OU CULINAIRES)

BIBLIOGRAPHIE

Bolotov B., *Les pas vers la longévité*, Piter, 2000.

Bolotov B., Pogogev G., *La pharmacie de la santé par Bolotov*, Piter, 2012.

Bolotov B., Pogogev G., *L'immortalité par Bolotov*, Piter, 2007.

Bolotov B., Pogogev G., *La santé humaine dans un monde malsain*, Piter, 2011.

Boutenko V., *12 étapes pour commencer à manger cru*, Piter, 2014.

Boutenko V., *La verdure pour la vie*, Piter, 2016.

Chtcheglova A., *Le champignon de thé. Un guérisseur miraculeux en pot*, RIPOL classique, 2005.

Dr David Perlmutter, *Kristin Loberg L'intestin au secours du cerveau*, Marabout, 2016.

Dribnochod J., *Des meilleures recettes de soin esthétique maison*, Olma Média Groupe Prosvetchenie, 2011.

Faléev A., *L'école de notre corps*, Phenix, 2004.

Fomina O., *Le lait et les produits laitiers. L'encyclopédie des standards mondiaux*, Protecteur, 2011.

Garbousov G., *Le champignon de thé et les graines de kéfir de lait du Tibet : le soin et le nettoyage de l'organisme*, Piter, 2010.

Isaéva E., *Le soin des maladies des gencives et des dents par des méthodes traditionnelles et non traditionnelles*, Ozon, 2010.

Jalpanova L., *Le chou fermenté et d'autres plats pour le carême*, Eksmo, 2010.

Jalpanova L., Le *chou lactofermenté – des recettes de santé et de beauté*, RIPOL classique, 2007.

Kachin S., *Approvisionnement. Salaisons, fermentation, macération*, Litagent RIPOL, 2014.

Kayros N., *Probiotiques et ferments – superfood du XXIe siècle*, Piter, 2013.

Kouguenev P., *Affaire laitière*, Kolos, 1974

Krasitchkova N., *Régime alimentaire moderne basé sur le yaourt. Une méthode facile pour perdre du poids avec un bienfait pour l'organisme*, RIPOL classique, 2015.

Litvinova T., *Le kvas - est le guérisseur de 100 maladies. Plus de 50 recettes curatives*, Astrel, 2012.

Machno.V., *Régimes alimentaires*, Slovo, 2002.

Malovitchko A., *Le nettoyage de l'organisme. La purgation complète de l'organisme des toxines et de l'impureté*, Evroznak, 2004.

Moguilny N., Trouchkina L., *Tout sur le lait, Interexporte*, 1989.

Néumivakin I., *Le champignon de thé - un guérisseur de la nature. Les mythes et la réalité*, Dilia, 2017.

Nikolaéva J., *Le chou fermenté, la peau de l'oignon, le raifort. Des recettes simples et accessibles pour la santé et la beauté*, RIPOL classique, 2011.

Oujegov G., *La médecine traditionnelle. L'encyclopédie la plus complète*, Eksmo, 2016.

Tréphilova E., *On fait du fromage frais fermier, du yaourt, du kéfir de lait, de la riagénka, du koumis, de la gouslianka à la maison*, Club de loisir familial, 2017.

Ulibina J., *Régimes à base de kéfir de lait et de lait caillé*, RIPOL classique, 2007.

Vasilenko M., *Le régime alcalin. L'amaigrissement et la purgation efficaces*, Phénix, 2015.

Zakrevsky V., *Le lait et les produits laitiers*, Amphora, 2010.